# 代謝ナビゲーション
## ミトコンドリアを中心とする代謝ネットワーク
### NAVIGATING METABOLISM

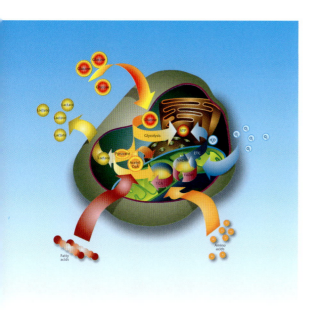

著
**Navdeep S. Chandel**
Northwestern University
Feinberg School of Medicine

イラスト
**Pete Jeffs**

監訳
**大竹 明**
埼玉医科大学病院小児科・難病センター 教授

**岡崎康司**
順天堂大学難病の診断と治療研究センター センター長

**村山 圭**
千葉県こども病院代謝科 部長

メディカル・サイエンス・インターナショナル

Originally published in English as *Navigating Metabolism* by Navdeep S. Chandel
© 2015 Cold Spring Harbor Laboratory Press, Cold Spring Harbor, New York, USA

© First Japanese Edition 2017 by Medical Sciences International, Ltd., Tokyo

Authorized Japanese translation of the English edition © 2015 Cold Spring Harbor Laboratory Press. This translation is published and sold by permission of Cold Spring Harbor Laboratory Press, the owner of all rights and/or legal authority to license, publish and sell the same.

Printed and Bound in Japan

# 監訳者・訳者一覧

**監訳者**

| | |
|---|---|
| 大竹　明 | 埼玉医科大学病院小児科・難病センター　教授 |
| 岡崎康司 | 順天堂大学難病の診断と治療研究センター　センター長 |
| 村山　圭 | 千葉県こども病院代謝科　部長 |

**訳者**（翻訳順）

| | |
|---|---|
| 大竹　明（1,2章,付録） | 埼玉医科大学病院小児科・難病センター　教授 |
| 村山　圭（3,5,6章） | 千葉県こども病院代謝科　部長 |
| 岡崎敦子（4章） | 大阪大学大学院医学系研究科循環器内科学 |
| 田鹿牧子（7,8章） | 千葉県こども病院代謝科 |
| 市本景子（7,9章） | 千葉県こども病院代謝科 |
| 志村　優（10章） | 千葉県こども病院代謝科 |
| 伏見拓矢（11章） | 千葉県こども病院代謝科 |
| 鶴岡智子（12章） | 千葉県こども病院新生児・未熟児科 |

**翻訳協力**

| | |
|---|---|
| 大竹　悠（付録） | 練馬区立美術館 |
| 藤川一穂（付録） | 日本大学病院皮膚科 |

# 日本語版監訳者の序

　ほとんどの医学・生物学系の大学で学ぶ学生や大学院生あるいは医師にとって，代謝という言葉を聞くと生化学の授業をイメージして，難しく複雑であるというイメージをもっているのではないでしょうか？
　著者も序文で述べられているように，代謝学研究の黄金時代は1960年頃までであり，古典的学問として認識され，1980年代以降は分子生物学やゲノム的手法を用いて生命を解明する研究が一気に進んできました。しかし，ここ十数年は，生命現象や病気の理解のためには，やはり代謝との関わりをみることが重要であるということが再認識されるようになってきました。
　われわれも，ミトコンドリア病患者の生化学診断および原因遺伝子の解明と，その遺伝子の異常によって起こる病態を解明する研究を進める中で，代謝の重要性を再認識して既存の生化学の教科書を読むのですが，どうもしっくりとこない部分がありました。そういった状況の中で，このCold Spring Harbor Laboratory Pressの"*Navigating Metabolism*"を手にして読んだところ，「代謝学」はこんなにもおもしろくて，分かりやすいものなのだと教えられ，まさに"目からうろこ"の状態で，是非ともこの書を翻訳して広く医学生物系の学生や大学院生，医師に読んでもらいたいということで意見が一致しました。
　どんな点がわかりやすいかというと，代謝回路を構成する化合物の構造や反応を1つ1つ解説するのではなく，回路と回路がどこでつながって，最終的にどこに行くかということが概念的に明確に提示されていることです。例えば，従来の教科書の多くは，山手線，中央線，京葉線などの各線の駅名を覚えるような解説が多かったのに対し，本書では渋谷から御茶ノ水に行くのに，何線を使って何駅で乗り換えるかが分かりやすく示されているのです。
　ではなぜそんなに分かりやすく解説できるかというと，本書の最大の特長として，ミトコンドリアをハブにして，回路と回路をつなげる見方をしているからでしょう。解糖系も，糖新生も，脂質代謝も，アミノ酸代謝も，シグナル伝達も，がんも，すべてがミトコンドリアを中心にして書かれているのです。よく考えて生化学を思い起こせば当然のことですが，ここまですべての代謝経路について，ミトコンドリアでの代謝を中心において解説したものはなかったと思います。また，ミトコンドリアがハブになっていることを説明する図が非常にきれいでわかりやすく，かつ魅力的に描かれており，図をみているだけで楽しくなってきます。
　著者も述べられているように，本書は，代謝経路の概念的枠組みと生物学の他分野との関連性をテーマとした簡単な入門書としての役割が大きく，既存のすばらしい生化学の教科書の代わりとはなりませんが，生化学という学問と生物学，生理学，疾患と代謝とのつながりを説明することで教科書を補完できるようになっています。また12章では，近年の代謝学問の再活性化に寄与してきた第一線の研

究者達が，細胞・生体の代謝の変化が糖尿病，がん，神経変性を含めた疾患の発症機序に寄与するかということが，どのような経緯で注目されるに至ったかについて説得力のある例をあげて解説してくれており，これから自分で研究を志そうとする者にとって非常に有用な道標となっています。

　以上のような理由で，この本は，代謝の新しい見方が書いてある，非常に素晴らしい本です．生化学が嫌いという人たちには，この本も同じように見えるかも知れませんが，われわれにとっては，生化学をこのような形でとらえて教えてくれていたら，学生のときにもっと興味をもって勉強できたなあと思える本で，医学・生物学系の大学生，大学院生をはじめとして，代謝異常症，糖尿病，がんをはじめとする様々な病気を扱う医師にとっても非常に有用な書となることは間違いないと確信しています．

　最後になりましたが，今回本書を翻訳するにあたって，忙しい業務の合間をぬって翻訳に携わってくださった方々に感謝するとともに，ともすれば原稿が遅れがちなわれわれを叱咤激励してタイムキーパーの役割を果たし，また懇切丁寧に校正の労をおとりくださった，メディカル・サイエンス・インターナショナル社の藤川良子様，久保苑加様，星山大介様に感謝の意を表します．

平成29年9月

大竹　明
岡﨑康司
村山　圭

# 発刊に寄せて

　20世紀において，細胞と生体の代謝についての研究は，生命維持レベルのATPをつくるために中間代謝とTCA回路に関連する酵素群の活性が組み合わさってどのように栄養が細胞内で分解されるか，という描写へと発展した。しかし，代謝の黄金時代は1960年代にPeter Mitchellによるミトコンドリアの酸化的リン酸化の発見によって終わりを迎えた。ATP生成の解明は，現代科学における偉業の1つであり，今も高校生，学部生，大学院生向けのすべての生化学の教科書の土台となっている。しかし，Mitchellがノーベル賞を受賞した1978年には，生物学者たちは分子生物学というツールによって遺伝子発現，シグナル伝達，細胞分裂，細胞分化を研究するようになっていた。これらのプロセスのすべてに同化作用があり，資源消費的であるという事実はほとんど無視されていた。

　代謝が高分子合成と細胞・生命体の成長を助けるため，どのように再プログラムされるのか，ということを前世紀の有名な科学者たちが解明していないことが表面化したのは，21世紀初頭になってからであった。科学者たちが個々に核酸，脂質，アミノ酸が合成される方法を明確にしたことは知られていた。しかし，その明確にされた経路は，一定となるように調節される，従来の中間代謝の枝葉として認識されていた。

　過去15年の間，栄養の吸収と代謝が細胞自律的な恒常性維持機能によって調節されるという見解は，シグナル伝達が栄養の吸収に直接影響を及ぼす，という発見によって疑問を投げかけれている。例えば，受容体活性化キナーゼは栄養の吸収と代謝を直接誘導することが示された。さらに，栄養の吸収の影響と遺伝子発現の有効性についての後の研究では，中間代謝物レベルが今度はクロマチン形成，遺伝子発現，タンパク質翻訳を調節できることが明らかになった。同様に，シグナル伝達によって開始され，転写によって誘導された酵素発現レベルの変化が，細胞内代謝フラックスが同化方向に進むか異化方向に進むかという結果に影響する，という説も広まりつつある。

　シグナル伝達と遺伝子発現における同化代謝の役割の統合は，まだ初期段階にある。"*Navigating Metabolism*"で，Navdeep Chandelは読者に代謝生化学を再構成・再活性化している新たな概念の理解を助ける枠組みを提供している。Chandelは，代謝について新鮮な視点を与えてくれるが，彼は従来の生化学，生体エネルギー論，分子生物学，シグナル伝達についても詳しい。さらに，本書はChandelと（第12章の）他の科学者たちがこれらの分野において細胞・生体の代謝の変化が糖尿病，がん，神経変性を含めた疾患の発症機序にどのように寄与するのか，ということを再び研究するようになった経緯について，説得力のある例をあげている。"*Navigating Metabolism*"は既存の生化学の教科書の代わりではなく，代謝がどのように近代生物学の他分野に統合されたか，という近年注目

されている概念に関心のあるすべての人に最新の情報を提供し，さらに注目を高めるために書かれたものである．

スローン–ケタリング記念がんセンター<br>
Craig B. Thompson

# 序文

今日，代謝研究はルネサンス期にある。若い読者の中にはピンと来ない人もいるかもしれないが，代謝は最近まで自然科学分野の研究においては影が薄い存在だった。では，どのようにして復活を遂げたのか？　多くの科学者たちがどのようにして代謝にふたたび関心を抱き，研究するようになったのか，私には個人的な経験から想像してお伝えすることしかできない。1989 年，私はシカゴ大学で学部生として数学を学んでいた。夏の間，シカゴでの生活費を稼ぐために，生物学研究室に参加した。「3-ホスホグリセリン酸が低酸素応答性細胞死を予防できるか」というのがそこで担当した研究課題であった。代謝経路には，熱力学によって決まる固有の論理があることから，数学者である自分にとって代謝はとても魅力的に感じられた。大学院生になってからも Paul Schumacker の研究室で代謝の研究を続け，そのときの論文のテーマは「低酸素状態がミトコンドリア酵素であるシトクロム $c$ オキシダーゼの動力学に与える影響について」であった。

1990 年代半ばには，同僚の大半が明らかに代謝や私の研究内容についてほとんど関心のないことがわかった。当時の修士の学生やポスドクは，遺伝学，分子生物学，シグナル伝達に夢中だった。しかし，そんななか，私は代謝と他分野の生物学とをつなげるきっかけとなる 2 つの見解と出会った。1 つ目は，サッカーの練習中に知り合った Craig Thompson が教えてくれた。それは，Xiaodong Wang の研究室による「ミトコンドリアからのシトクロム $c$ の放出は，カスパーゼの活性化による哺乳類細胞の死滅に必須である」というわくわくする発見についてである。Craig の研究室ではすでにアポトーシスの増殖因子の制御と関連して代謝を研究しており，Xiaodong の研究結果によりさらに活気づいていた。これをはじめて聞いたとき，私はミトコンドリアからのシトクロム $c$ の放出はアーチファクトであると考えた。シトクロム $c$ がシトクロム $c$ オキシダーゼの基質以外の役割を担うということは想像しがたかった。細胞死を遂行する鍵となる信号として，シトクロム $c$ がミトコンドリア以外で機能するとはとても想像できなかったのである。もちろん，Craig はすでにアポトーシスという枠組みを超えて，代謝が生物学と広くつながっていることを認識していた。Craig の研究室に在籍する有能な大学院生である Matthew Vander Heiden と活動していくなかで，私は代謝と生物学とをつなぐ Craig の世界にすぐに夢中になった。Matt がアポトーシスについて細かに説明してくれ，私たちはアポトーシスと代謝の相互干渉について日常的に話すようになった。振り返ってみると，このときのやりとりが，代謝は決して孤立した分野ではなく，「生か死か」のような細胞の根本的な決定につながる，という私の代謝に関する見方を形作っていった。

私の代謝に対する限定的な見方を，生化学的経路から生物学の他分野との活発な交流へと向かせてくれた 2 つ目の見解は，故 Eugene Goldwasser による低酸

素遺伝子発現入門であった．幸運にも，低酸素遺伝子の導入に必須の低酸素誘導因子（HIF）の最初のノックアウトに携わっていたのは，サッカー友達でCeleste Simonの研究室で大学院生だったEmin Maltepeであった．Eminが私にHIFの重要性について語ると，まもなくPaul，Emin，Celeste，Eugeneと私とでミトコンドリアとHIFとの関連性について研究するようになった．ミトコンドリアが遺伝子発現を調節することができるという考えは，代謝と細胞生物学の他分野との関係を追求したい，という私の関心をいっそう強くした．1999年末にポスドクを終え，2000年1月に自分自身の研究室を開いたときには，代謝と生物学，生理学，疾患とを統合することこそ，私が代謝研究でおもに追及したいことである，ということがはっきりとわかった．ミトコンドリアは，今や生体エネルギーや生合成の細胞小器官以上の存在，つまりシグナル伝達の細胞小器官となっていたのである！このように，代謝と生物学との関係性は，大昔の学問をふたたび活気づけたのである．

　過去10年の間に，代謝の調査とそれとかかわる多くの生物学的産物は，経験豊かな研究者たちだけでなく，若い世代の学生やポスドクたちの興味を刺激してきた．しかし，ほとんどの人が改めて生化学の教科書を開くのを怖がってしまう．そこで，私は代謝経路の概念的枠組みと生物学の他分野との関連性をテーマとした簡単な入門書を書くことを思いついた．本書は，既存のすばらしい生化学の教科書の代わりとはならないが，生化学という学問と生物学，生理学，疾患と代謝とのつながりを説明することで教科書を補完できるようになっている．しかし，単著は書かない，というのはリサーチ・サイエンティストとして宣言しておきたいことの1つである．研究助成を得ること，発表すること，革新的な研究をすること，と日々のプレッシャーだけで苦労は十分だ．だから，Doug Greenにくっついていって，Cold Spring Harbor Laboratory PressのAssistant DirectorでAcquisition EditorでもあるRichard Severと知り合えたのは幸運にほかならなかった．Richardは私とよく似た構想をずっと前から考えていたといい，すぐに私ははじめての本を書くことになったのだから！　はじめから最後まで書きあげるのは容易なことではなかった．幸い，編集を担当してくれたJudy Cuddihyは出版経験が豊富であり，本書を仕上げるのにとても貢献してくれた．ときにコーチ，ときにファンとして，本が完成に至るまでずっと応援してくれた．本書のイラストは代謝を魅力的に見せるために欠くことができないが，すばらしいイラストを提供してくれたPete Jeffsに感謝したい．"*Navigating Metabolism*"はJudy，Pete，私の3人全員でつくりあげた本だ．Cold Spring Harbor Laboratory Pressのスタッフ，特にProject ManagerのInez SialianoとSenior Production EditorのKathleen Bubbeoに感謝を述べたい．読者の中には，一部のトピックが除外されていたり，詳細を欠いていることに不満をもつ人もいるかもしれない．だが，この本は，幅広い読者がふたたび代謝に関心をもてるような入門書をめざしている，ということをお伝えしたい．

　最後に，多岐にわたる方面でこの本に貢献した人々を紹介したい．友人であり，同僚でもあるRalph DeBerardinisはメタボロミクスについてすばらしい付録を執

筆してくれた。また，昨年1年間にわたりとてもお世話になった。校正にあたり，研究室の現メンバー，過去のメンバーまでもがアイデアをもちより，助けてくれた。David Sabatini には，私の考えていた元のタイトルがいまいちだと意見してくれたことに，Gerard Evan には "*Navigating Metabolism*" という賢明なタイトルを考えてくれたことに感謝したい。第12章 "代謝研究への展望" に貢献してくれた11名の執筆者にはたいへんお世話になった。第12章は，代謝が生物学にどのようにしてつながりをもつか，まだ大いに研究の余地があることを伝えている。長きにわたる制作期間中ずっと支え続けてくれた，娘の Anjali と妻の Evangelina には誰よりも感謝したい。本の完成を日々心待ちにしていた Anjali の存在は，完成させるためのよいプレッシャーとなった。Evangelina は，「来月にはきっと終わる」といく度となく言い続けた私を辛抱強く待っていてくれた。2人に愛を込めて。ついに完成したこの本を，私の同僚，友人，家族，そして読者の皆さまが楽しんでくれることを願っている！

2014年8月

Navdeep S. Chandel

# 概略目次

| | | |
|---|---|---|
| 第 1 章 | 代謝入門 | 1 |
| 第 2 章 | 代謝の基礎 | 7 |
| 第 3 章 | 解糖系 | 21 |
| 第 4 章 | ミトコンドリア | 35 |
| 第 5 章 | NADPH：忘れられた還元当量 | 63 |
| 第 6 章 | 糖質 | 83 |
| 第 7 章 | 脂質 | 103 |
| 第 8 章 | アミノ酸 | 127 |
| 第 9 章 | ヌクレオチド | 147 |
| 第 10 章 | シグナル伝達と代謝 | 167 |
| 第 11 章 | 増殖細胞の代謝 | 189 |
| 第 12 章 | 代謝研究への展望 | 211 |
| 付録 | 生物システムにおける代謝の解析 | 223 |

索引　233

# 詳細目次

## 第1章 代謝入門 ……………………………………………… 1
代謝とは ……………………………………………………… 1
なぜ代謝を学ぶ必要があるのか？ ……………………………… 1
どのようにして代謝を学ぶか？ ………………………………… 5
この本はどのように構成されているのか？ …………………… 6

## 第2章 代謝の基礎 …………………………………………… 7
熱力学の基礎 ………………………………………………… 8
エネルギーが必要な反応かそれを放出する反応かを決めるものは何か ……… 10
質量作用の法則の結果，生成物と反応物の濃度により $\Delta G$ が決まる ……… 12
平衡状態において吸エルゴンの反応を，
どうやったら発エルゴン反応に変えられるか ……………… 13
エネルギー充足率は細胞のエネルギー状態を定量化する ……… 14
酵素が触媒する代謝経路 …………………………………… 16
酵素の制御が触媒活性を左右する ………………………… 18
仮想的な代謝経路におけるフラックス制御の図 ……………… 19
経路の代謝フラックスを決めるものは何か？ ………………… 20

## 第3章 解糖系 ………………………………………………… 21
解糖系には3つの主要な特徴がある ……………………… 21
解糖系のエネルギー産生能力のクイックガイド ……………… 22
解糖中間体の生合成能力のクイックガイド ………………… 24
解糖系の10の反応を進めているものは何か？ ……………… 24
ATPをつくるためになぜATPを使うのか？ ………………… 27
解糖系において産生されたNADHとピルビン酸に何が起きるか？ ……… 28
何が調節の鍵となるステップになるのか？ ………………… 29
好気的解糖——ワールブルク効果——とがん ……………… 32

## 第4章 ミトコンドリア ……………………………………… 35
真核生物のミトコンドリアの本質的な性質 ………………… 36
ミトコンドリアのエネルギー産生能力についてのクイックガイド ……… 36

TCA 回路はエネルギー産生経路である ……………………………………… 37
TCA 回路は生合成のハブである ………………………………………… 40
TCA 回路の調節 …………………………………………………………… 43
酸化的リン酸化の基本的側面 ……………………………………………… 44
電子伝達系は活性酸素種を産生する ……………………………………… 50
代謝物をミトコンドリア内外に輸送する輸送体 ………………………… 51
解糖とミトコンドリアでのグルコースの完全酸化により
32 分子の ATP が産生される …………………………………………… 53
複数の要因が細胞呼吸を調節する ………………………………………… 55
ミトコンドリアがカルシウムの恒常性を調節する ……………………… 56
ミトコンドリアの生合成活性は ATP 産生能力と分離される …………… 58
ミトコンドリアはシグナル伝達を行う細胞小器官である ……………… 58
ミトコンドリアと疾患 ……………………………………………………… 60

## 第 5 章　NADPH：忘れられた還元当量 ……………………………… 63
NADPH のクイックガイド ………………………………………………… 63
解糖系の中間体は，ペントースリン酸経路を通じて
細胞質の NADPH を産生する …………………………………………… 64
TCA 回路の中間体は細胞質およびミトコンドリア内の NADPH を産生する ……… 66
細胞質とミトコンドリアの一炭素代謝は NADPH を産生する ………… 70
チオール依存性のレドックスシグナル伝達 ……………………………… 72
NADPH は ROS の解毒に使われる ……………………………………… 78
ROS の上昇は病態の原因か，それとも結果か？ ………………………… 80

## 第 6 章　糖質 ……………………………………………………………… 83
糖質のクイックガイド ……………………………………………………… 83
単純糖質の代謝 ……………………………………………………………… 85
糖新生は血糖値を維持する ………………………………………………… 88
糖新生の調節 ………………………………………………………………… 93
グリコーゲンの合成と分解はグルコース恒常性を維持する …………… 95
糖質とシグナル伝達の接点 ………………………………………………… 97

## 第 7 章　脂質 ……………………………………………………………… 103
脂質のクイックガイド ……………………………………………………… 103
解糖系およびミトコンドリア代謝による脂質の生成 …………………… 105

脂質の異化は ATP を生成する ……………………………………………………… 110
　　脂肪酸の同化と異化の調節 ……………………………………………………… 113
　　脂質は細胞のシグナル伝達経路を活性化させる ……………………………… 117
　　コレステロールの合成と調節 …………………………………………………… 120
　　複数のメカニズムが細胞のコレステロール値を調節する …………………… 122

### 第 8 章　アミノ酸 …………………………………………………………………… 127
　　アミノ酸のクイックガイド ……………………………………………………… 127
　　非必須アミノ酸を産生する代謝経路 …………………………………………… 129
　　尿素回路はアミノ酸分解のために必要である ………………………………… 132
　　高分子の生合成およびエネルギー産生以外のアミノ酸の役割 ……………… 138
　　アミノ酸は神経伝達のために必要である ……………………………………… 138
　　チロシンの代謝によりカテコールアミン神経伝達物質および
　　メラニンが生成される …………………………………………………………… 140
　　メチオニン代謝はエピジェネティクスの調節および
　　システイン生成のために必要である …………………………………………… 142
　　アルギニン代謝は NO を生成する ……………………………………………… 144

### 第 9 章　ヌクレオチド ……………………………………………………………… 147
　　ヌクレオチドのクイックガイド ………………………………………………… 148
　　窒素塩基，ヌクレオシド，ヌクレオチド ……………………………………… 148
　　デオキシヌクレオチド …………………………………………………………… 150
　　プリンヌクレオチドの生合成 …………………………………………………… 152
　　プリンヌクレオチドの分解 ……………………………………………………… 152
　　プリンヌクレオチドの再利用経路 ……………………………………………… 155
　　ピリミジンヌクレオチドの生合成 ……………………………………………… 159
　　ピリミジンヌクレオチドの異化 ………………………………………………… 162
　　ヌクレオチドとシグナル伝達 …………………………………………………… 163

### 第 10 章　シグナル伝達と代謝 ……………………………………………………… 167
　　シグナル伝達による栄養の取り込みと利用の調節 …………………………… 168
　　mTOR による栄養供給と増殖因子シグナルの統合 …………………………… 169
　　AMPK による異化の誘導 ………………………………………………………… 172
　　オートファジーは生存を維持する異化プログラムである …………………… 173
　　酸素とグルコースによる転写ネットワークの調節 …………………………… 176

細胞内の代謝物によるシグナル伝達の調節 …………………………………… 181

**第 11 章　増殖細胞の代謝** ………………………………………………………… 189
　　解糖およびミトコンドリアの代謝は細胞増殖を支持する中枢経路である ………… 190
　　NADPH は同化作用を促進し，増殖細胞における酸化還元バランスを維持する… 193
　　輸送体を介した栄養素の吸収は増殖に不可欠である ……………………………… 194
　　T 細胞の代謝は正常な増殖細胞の例である ………………………………………… 195
　　シグナル伝達経路の異常な活性化により増殖がん細胞の同化代謝が増強される… 197
　　特定の代謝酵素における遺伝子変異が腫瘍形成を促進する ……………………… 202
　　代謝はがん治療の標的となる ………………………………………………………… 205

**第 12 章　代謝研究への展望** ……………………………………………………… 211
　　食事および環境と代謝との統合 ……………………………………………………… 211
　　代謝と老化 ……………………………………………………………………………… 212
　　細胞運命と機能のプログラミングにおける炭素基質の選択 ……………………… 213
　　がん代謝の将来の展望 ………………………………………………………………… 213
　　電子の動きを追え！ …………………………………………………………………… 214
　　代謝は免疫と炎症に関連している …………………………………………………… 215
　　主人と使用人：代謝と細胞決定の相互調節 ………………………………………… 216
　　栄養センシング ………………………………………………………………………… 216
　　ミトコンドリアの代謝シグナルが核遺伝子発現を調節する ……………………… 217
　　がん代謝の再生：次の 10 年 ………………………………………………………… 218
　　細胞代謝の現代的な理解をめざして ………………………………………………… 219
　　がんの治療標的としての代謝 ………………………………………………………… 221

**付録　生物システムにおける代謝の解析** ……………………………………… 223
　　代謝研究に広く使われている 2 つの手法 …………………………………………… 224
　　代謝物の存在量の測定 ………………………………………………………………… 225
　　代謝経路の追跡 ………………………………………………………………………… 226
　　同位体トレーサーを用いた代謝フラックスの定量 ………………………………… 229
　　メタボローム解析の将来 ……………………………………………………………… 231

**索引** ………………………………………………………………………………………… 233

# BOX 目次

| | | |
|---|---|---|
| BOX 1.1 | 代謝経路の重要な発見に与えられたノーベル賞 | 3 |
| BOX 2.1 | 共役レドックス反応 | 15 |
| BOX 3.1 | Otto Fritz Meyerhof と細胞におけるエネルギー変換 | 22 |
| BOX 4.1 | Peter Mitchell の非凡なる才能を祝福する | 46 |
| BOX 4.2 | 細胞の酸素消費速度の測定 | 48 |
| BOX 5.1 | グルコース-6-リン酸デヒドロゲナーゼ（G6PD）のいまむかし | 68 |
| BOX 5.2 | 老化のフリーラジカル説 | 81 |
| BOX 6.1 | Cori 研究室が遺したもの | 90 |
| BOX 6.2 | 摂食-絶食サイクルにおけるグルコース恒常性の維持 | 95 |
| BOX 6.3 | フルクトースは新しいタバコか？ | 99 |
| BOX 7.1 | 絶食はケトン体を産生する | 116 |
| BOX 7.2 | 忘れられた細胞小器官であるペルオキシソームは脂肪酸酸化も管理する | 118 |
| BOX 7.3 | コレステロール降下薬であるスタチン系薬物のお話 | 121 |
| BOX 8.1 | Hans Krebs と尿素回路 | 135 |
| BOX 9.1 | 痛風 | 157 |
| BOX 9.2 | カフェイン | 165 |
| BOX 10.1 | mTOR とイースター島 | 171 |
| BOX 11.1 | メトホルミン：抗がん薬としても使用される抗糖尿病薬 | 206 |

# 1 代謝入門

## 代謝とは？

　もしあなたが私の娘の Anjali に「代謝って何？」とたずねたら，彼女はきっと「食べ物を材料に筋肉をつくることだよ」と答えるだろう．この答えは一見正しそうである．生体を構成する高分子を構築したり分解する反応系の総称が代謝である．これらの高分子には，タンパク質，脂質，核酸〔デオキシリボ核酸（DNA）とリボ核酸（RNA）〕，糖質があり，これらの合成反応は同化といわれる．反対に，これらの高分子は分解され，アミノ酸，脂肪酸，ヌクレオチド，糖になるが，この分解反応を異化という．異化では生体が生きていくのに必要なエネルギーをアデノシン三リン酸（ATP）や他の還元当量〔還元型ニコチンアミドアデニンジヌクレオチド（NADH），還元型ニコチンアミドアデニンジヌクレオチドリン酸（NADPH），還元型フラビンアデニンジヌクレオチド（$FADH_2$）〕の形で作り出す（図 1.1）．反対に同化では，ATP や他の還元当量を用いて，異化でできた部品から高分子を再構築する．基本的な生体高分子，エネルギー産生と細胞成分を合成する代謝経路が各種の生物において高度に保存されているのは驚くべきことである．生物間においてこのようによく似た基礎的代謝経路が保存されていることは，すべての生物が 1 つの祖先から進化した何より大きな証拠である．

## なぜ代謝を学ぶ必要があるのか？

　20 世紀初頭の生物学は，同化と異化の経路を明らかにすることにその大部分が費やされた．実際，1960 年代までのノーベル生理学・医学賞，化学賞の多くは新しい代謝経路の発見者に与えられている（BOX 1.1 参照）．20 世紀半ばの DNA やタンパク質リン酸化についての発見の後，生物学は遺伝子制御とシグナル伝達経路を理解する新しい時代に入った．その結果，代謝はシグナル伝達経路や遺伝子発現の変化の結果にすぎないと考えられてきた．言い換えれば，細胞や生物の表現型の変化が代謝に影響し，その結果生きるために必要な代謝物やエネルギー

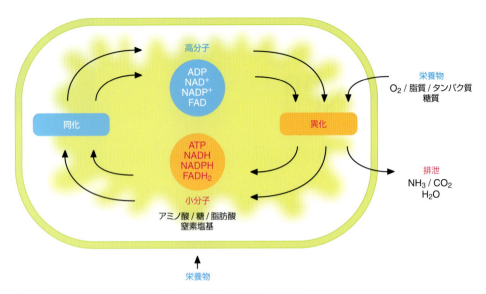

**図 1.1　代謝とは同化と異化の 2 つの顔をもった"流れ"である。**
$NAD^+$：酸化型ニコチンアミドアデニンジヌクレオチド，$NADP^+$：酸化型ニコチンアミドアデニンジヌクレオチドリン酸

　を獲得するとする考えである．しかしながらこの 20 年間で，逆に，代謝がシグナル伝達経路や遺伝子発現を制御できることがわかってきた．つまり，細胞増殖，細胞死，細胞分化，遺伝子発現，ストレスへの適応のような多岐にわたる生物の反応を代謝が指揮しているのである．代謝が表現型を支配する，つまり代謝の変化が糖尿病，神経変性疾患，がん，肝毒性，心血管疾患，炎症性疾患などを引き起こすのである（図 1.2）．世界で広く使われているスタチンがコレステロール代謝経路阻害薬として機能し，その結果心血管疾患のリスクを軽減することは，代謝経路の理解がいかに病気の予防に重要であるかというよい例である（第 7 章参照）．抗炎症薬であるアスピリン，抗糖尿病薬であるメトホルミンが，それぞれアデノシン一リン酸（AMP）活性化プロテインキナーゼ（AMPK）とミトコンドリア呼吸鎖の複合体（complex）I を標的とすることがわかってきた．代謝経路への介入で患者が救われる可能性があるかどうかを科学者たちが，期待をもって調べているところである．

　代謝とシグナル伝達，さらには遺伝子発現との関係がしだいに明らかになりつつある（第 10 章参照）．例えばタンパク質のリシン残基のアセチル化，システイン残基の酸化は，細胞内シグナル伝達経路の重要な調節因子である．アセチル化には基質としてアセチル CoA が，酸化には活性酸素種（ROS）が必要である．代謝はアセチル CoA や ROS のタンパク質の修飾に使える量を調節する．逆にいうと，シグナル伝達経路が代謝を制御していることにもなる．特に，細胞や臓器の成長に加えてがんの成長や老化にも関与することが知られているキナーゼの mTOR（mechanistic target of rapamycin）は，栄養の有無に応じて細胞の同化と異化のバランスをとる役割をもち，それゆえに重要な治療標的となっている．

## BOX 1.1　代謝経路の重要な発見に与えられたノーベル賞

| 年 | 受賞者 | ノーベル賞が与えられた業績 |
|---|---|---|
| **化学賞** | | |
| 1902 | Hermann Emil Fischer | 糖とプリン塩基の合成経路についての業績 |
| 1907 | Eduard Buchner | 無細胞的発酵についての生化学的研究と発見 |
| 1927 | Heinrich Otto Wieland | 胆汁酸とその関連物質の構造決定についての研究 |
| 1928 | Adolf Otto Reinhold Windaus | ステロールの構造決定とそのビタミンとの関係についての研究を通した功績 |
| 1929 | Arthur Harden, Hans Karl August Simon von Euler-Chelpin | 糖の発酵とそれにかかわる酵素群についての研究 |
| 1937 | Walter Norman Haworth | 糖質とビタミンCについての研究 |
|  | Paul Karrer | カロテノイド，フラビン，ビタミンAと$B_2$についての研究 |
| 1938 | Richard Kuhn | カロテノイドとビタミンについての業績 |
| 1970 | Luis F. Leloir | 糖ヌクレオチドとその糖質生合成における役割の発見 |
| 1978 | Peter D. Mitchell | 化学浸透圧説にもとづく生体内エネルギー輸送の理解への貢献 |
| 1997 | Paul D. Boyer, John E. Walker | ATP合成の基礎となる酵素反応機構の解明 |
| **生理学・医学賞** | | |
| 1922 | Otto Fritz Meyerhof | 筋肉における酸素消費量と乳酸代謝量の確かな関連性の発見 |
|  | Archibald Vivian Hill | 筋肉における熱産生に関連した発見 |
| 1923 | Frederick Grant Banting, John James Rickard Macleod | インスリンの発見 |
| 1929 | Christiaan Eijkman | 抗神経炎性ビタミンの発見 |
|  | Sir Frederick Gowland Hopkins | 成長を促進するビタミンの発見 |
| 1931 | Otto Heinrich Warburg | 呼吸酵素の性質と作用様式の発見 |
| 1937 | Albert Szent-Györgyi von Nagyrapolt | 特にビタミンCとフマル酸の触媒作用に関連した生体内燃焼過程に関する発見 |
| 1947 | Carl Ferdinand Cori, Gerty Theresa Cori（旧姓 Radnitz） | 触媒反応にもとづくグリコーゲンの転換経路の発見 |
|  | Bernardo Alberto Houssay | 糖代謝における下垂体前葉ホルモンの役割の発見 |
| 1953 | Sir Hans Adolf Krebs | TCA回路の発見 |
|  | Fritz Albert Lipmann | 補酵素Aの発見と中間代謝におけるその重要性の発見 |
| 1955 | Axel Hugo Theodor Theorell | 酸化酵素の性質と作用機序の発見 |
| 1964 | Konrad Bloch, Feodor Lynen | コレステロールと脂肪酸代謝のメカニズムとその調節に関する発見 |
| 1985 | Michael S. Brown, Joseph L. Goldstein | コレステロール代謝の調節に関する発見 |

　数十年前までは，遺伝子の誘導は転写因子のみによると考えられてきた。しかしこの20年のうちに，エピジェネティクスが遺伝子発現を制御する強力なメカニズムとして登場し，ここでも代謝が役割を果たしている。つまり，ヒストンやDNAのメチル化にはメチル基が必要であり，メチオニンから一炭素代謝経路を通して

供給される。脱メチルを起こす酵素は，α-ケトグルタル酸（2-オキソグルタル酸）依存性ジオキシゲナーゼファミリーに属する。

　過去数年の間にがんの代謝研究から多数の刺激的な事実がわかってきた（第11章参照）。2008〜2009年にかけて，いくつかの悪性グリオーマにおいて代謝酵素のイソクエン酸デヒドロゲナーゼ（IDH）1と2が，がん細胞の代謝をがんの遺伝学領域と結び付けていることがわかってきた。驚くべきことに，変異型IDHは代謝経路に大きな変化はもたらさないが，新たながん代謝物である2-ヒドロキシグルタル酸（2HG）を産生し，2HGはα-ケトグルタル酸依存性ジオキシゲナーゼファミリーに属する酵素である脱メチル酵素を阻害することによりエピジェネティクスを制御する。2HGの細胞内濃度は正常では極低値であるが，変異型IDHをもった腫瘍内では100倍以上に増加する。この変異型IDHは軟骨肉腫や急性骨髄性白血病（AML）でも多く発見されている。現在臨床試験中の薬物は，まず野生型と変異型のIDHを識別して，変異型IDHをもったがん患者にのみ投与される計画になっている。大規模な機能遺伝子スクリーニングで，変異していない野生型の代謝酵素がある種のがんの成長に必要なこともわかってきた。大規模バイオインフォマティクス解析で，多くのがん細胞で高頻度に発現している野生型代謝酵素の一覧が明らかになってきており，これらはがん治療の新規標的となるに違いない。

　生化学の教科書は，代謝経路やそれにかかわるタンパク質の発見だけでなく，代謝経路の調節様式の新発見に活気づけられてきた。例えば，ピルビン酸キナー

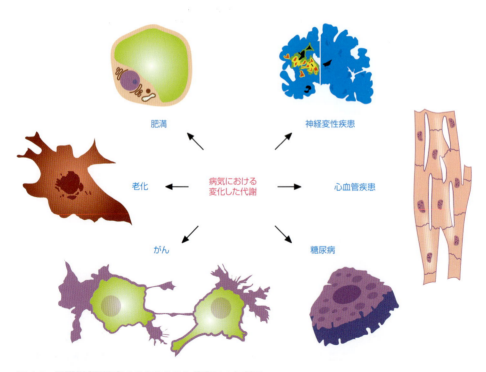

**図1.2　代謝の変調は多くのありふれた疾患につながる。**

ゼが解糖系を調節する大切な酵素の1つであることはわかっていた（第3章参照）。しかし，増殖する細胞が同化と異化の需要バランスに応じて解糖系を制御するために，いかにピルビン酸キナーゼ活性を調節しているのかは，最近になってわかった。さらに驚くべきことは，ピルビン酸がミトコンドリアで代謝されることは数十年前からの常識であったが，ミトコンドリア内への転送に必要な輸送体が発見されたのはつい最近のことなのである。

同位体炭素による標識技術（付録参照）の使用により，*in vitro*, *in vivo* ともに興味深い新規経路が発見された。例えば，アミノ酸であるグルタミンのTCA回路を介した代謝は数十年前からよく知られていた。しかしながら，ここ数年の同位体炭素による標識技術を使用した研究で，グルタミンは，時計回りの標準的なTCA回路のみならず，数カ所の逆反応経路を利用しても代謝されることがわかってきた。代謝の流れを制御する新規因子がメタボローム解析やコンピュータモデルで発見されている。代謝の中心的なハブであるミトコンドリアの概念は，長年信じられてきた細胞の"発電所"だけでなく，細胞の増殖から分化にわたる多方向に広がる生化学経路の制御にかかわる"シグナル小器官"へと変遷してきている。これからの数十年で，代謝がどのように細胞内の多種多様な生化学反応を統括しているのかについての知識がますます深まっていくことは間違いない。

## どのようにして代謝を学ぶか？

まず第1に，多くの人々は生体機能を遂行するための十分なエネルギーを生体が作り出す過程を理解することが，代謝経路の重要性を理解することにつながると考えるだろう。しかしながら，生体内の高分子合成へ向けてその中間体を作り出すことも同じくらい重要なのである（図1.3）。1953年にTCA回路の発見でノーベル生理学・医学賞を受賞したHans Krebsは受賞講演でつぎのように言っている。「多くの観察，特に同位体を用いた実験による観察の結果，ある種の微生物ではTCA回路は，エネルギーより中間体を供給することがおもな役割であるのに対し，動物やその他のほとんどの生物ではエネルギーと中間体の両方の供給を行っている」。この本全体を通して，代謝経路の働きとしてエネルギー産生と生合成の両面に気を配ろうと思う。そして，読者の迅速な理解の手助けのため，代謝経路を描いた図を数多く示す。

第2に，ある1つの反応がどちらか一方向に傾いている場合はその理由を検証することが必要である。代謝経路では，その方向性や反応速度を規定する論理がある。それゆえに，第3章で代謝経路の説明に入る前に，まず第2章で代謝反応の方向性や反応速度を規定する鍵となる要因を論ずる。それは，熱力学上の制約，酵素活性，反応物と生成物の量的関係などの基本的概念である。将来新しい代謝経路が発見されても，第2章で論ずる各種要因による制約を受ける可能性が高い。

第3に，代謝経路については，常に生物学的，生理学的な機能と関連づけて考えることがきわめて重要になる。細胞内の代謝経路は，増殖因子から摂取する栄養の変化や代謝経路自身の変化まで，外界からのさまざまな刺激に持続的に反応

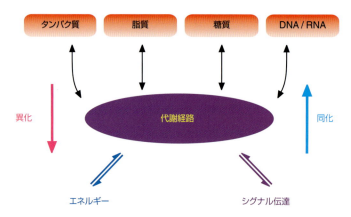

**図1.3 本書で扱う代謝経路の概観。**

し続けている。また，生物学的に生じる結果を決める重要な因子である。細胞は，生物学的機能を果たす前から，十分なエネルギーと生合成活性があるかどうかを情報伝達できるようにつくられている。この本全体を通して，代謝経路は生物学的，生理学的な機能と関連づけて論ずるようにする。

## この本はどのように構成されているのか？

本書は，すでに世にでている多くの優れた生化学の教科書の代わりになることを意図するものではない。*Merriam-Webster's Dictionary* では，"生化学"を生体の中で起こる化学物質とその反応系を扱う"化学"として定義している。われわれの多くは，生化学は代謝経路に代謝物がピンで止められて動かないものとしてとらえている。代謝反応は，これらの代謝物に命を与える。なぜなら代謝とは流れであり，また，取り入れられた栄養素，遺伝子とそのシグナル伝達がどのように経路を制御するのかということだからである。それゆえ，第2章では代謝経路を通して流れを制御する因子から話をはじめる。続いて第3，4章ではそれぞれ解糖系とミトコンドリア代謝について論ずるが，この2つの経路は炭素を扱う2大経路である。第5章ではNADPHについて論ずる。ATP生成にNADHが必要なことがよく知られているのに対して，NADPHは"忘れられた還元当量"といわれるが，NADPHは多くの同化を進める力をもっている。第6，7，8，9章では，それぞれ，糖質，脂質，アミノ酸，ヌクレオチドについて論ずる。この4つの章では似通ったテーマを扱う。すなわち，これら4種の要素の異化，同化，そしてシグナル伝達経路について論ずる。第10章では代謝経路を調節する細胞のシグナル伝達経路について論ずる。第11章では増殖細胞の代謝を例として取り上げ，それまでの10章で述べた事項を統合した概念をつくりあげる。最後に，第12章"代謝研究への展望"は，細胞代謝の研究に現在深くかかわっている科学者たちに書き下ろしてもらったショートエッセイ集である。

# 代謝の基礎

細胞にとって，代謝の基本的機能は4つある。
1. ATPを生成することにより，細胞機能を遂行するためのエネルギーを供給する。
2. 脂肪，タンパク質，糖などの栄養物を，より単純な構造体である脂肪酸，アミノ酸，グルコースにそれぞれ変換（異化）する。この過程でエネルギーを生成する。
3. 単純な構造体をヌクレオチド，脂質，タンパク質などの高分子に変換（同化）する。この過程ではエネルギーが必要とされる。
4. エネルギーの生成や同化，異化だけでなく，細胞のシグナル伝達や遺伝子の転写などにも役割を果たす。例えば，代謝物は，タンパク質の機能に変化を引き起こすような翻訳後修飾のための基質となったり，遺伝子発現に変化を引き起こすようなエピジェネティックな調節を行ったりする。

一例として，アセチルCoAの代謝はこの4つの機能をすべてあわせもつ（図2.1）。脂肪，タンパク質，スクロースは，より単純な構造体である脂肪酸，アミノ酸，グルコースにそれぞれ転換される（異化作用）。3つの産物はすべてアセチルCoAを生成し，アセチルCoAは，ミトコンドリア内のTCA回路（あるいはクエン酸回路，クレブス回路とも呼ばれる）を通じてATPを生成する（エネルギー産生）。アセチルCoAはまた，コレステロール，トリグリセリド，リン脂質を合成するために用いられる（同化作用）。アセチルCoAは，タンパク質アセチル化の基質にもなる。最近の研究により，タンパク質のアセチル化は，生物学的作用を変えるためのタンパク質機能の変更を行う強力な翻訳後修飾であることがわかってきた（シグナル伝達）。

代謝経路は，一連の連続する反応から形成されており，それらの反応は直線状であったり，環状であったり，二股に分かれていたりする。それらの反応が起こる場所は，ミトコンドリアや小胞体，細胞質といった細胞中のさまざまな部分である。また，これらの反応には代謝物，酵素，エネルギーが使われる。反応物あるいは生成物である小分子は代謝物と呼ばれ，反応物を生成物に変換する反応は，酵素と呼ばれる触媒により駆動される。反応は，エネルギーを必要とする（吸収する）ものもあれば，エネルギーを放出するものもある。代謝物の量と酵素，お

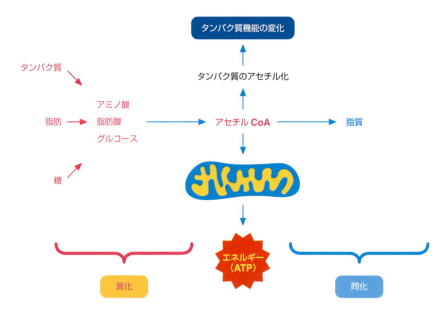

**図 2.1　アセチル CoA は代謝の 4 つの機能を併せもつ。**
(1) ATP 生成，(2) 異化，(3) 同化，(4) シグナル伝達。

よび利用可能なエネルギーが，代謝反応が進むかどうかに影響を与える。

$$反応物 \xrightarrow{酵素} 生成物（\Delta エネルギー）$$

　酵素が個々の反応の方向を決めるのではない，ということを理解しておくことは非常に重要である。酵素は触媒として働くタンパク質で，その役割は反応速度を増加させるだけであり，反応そのものには関与しない。酵素は基質に結合し，触媒回路を回して生成物を放出させる。酵素自身は反応中もそのままで，つぎの基質に結合していく。
　それでは，エネルギーを必要とする反応か産生する反応かはどこで決まるのだろうか？　そう，熱力学だ！　読者の中には熱力学と聞いただけで，ぞっとする人もいるかもしれない。しかし，基本的な熱力学の法則のいくつかを知っておくことは，最低限，代謝経路の方向を理解するうえで必須である。

## 熱力学の基礎

　熱力学はエネルギーについての学問であり，エネルギーとは仕事をする力と定義される。ポテンシャルエネルギーと運動エネルギーが，エネルギーの 2 つの基本である。簡単にいえば，運動エネルギーは動きにより生じるエネルギーであり，ポテンシャルエネルギーは蓄えられているエネルギーである。エネルギー保存の法則とは，エネルギーは増えもしなければ，減りもしないということを示した法則

である．この法則を熱力学にあてはめたのが熱力学の第1法則で，それによると，1つのシステム内の総エネルギー量は一定ということになる．ただし，エネルギーは形を変えることはできる．一例をあげると，細胞内呼吸は酸素の存在下にグルコースに蓄えられたエネルギーをATPに転換し，二酸化炭素と水が産物として生成される反応である．ATPは生物学的反応において必須とされるエネルギーの基本型である．ATPに蓄えられたポテンシャルエネルギーが，（筋肉の収縮などの）運動エネルギーに転換される．生物学では，ポテンシャルエネルギーの例として（原子の）結合エネルギーがあるが，これは化学結合を切断するために必要なエネルギー量として表される．

1870年代に米国の物理学者であるJosiah Willard Gibbsは，エネルギーを必要とする反応か，エネルギーを産生する反応かを決定する熱力学の概念を1つの反応式で表した．

$$\Delta G = \Delta H - T \Delta S$$

圧力と温度が一定のとき，ギブズの自由エネルギー変化$\Delta G$は，エンタルピー変化$\Delta H$とエントロピー変化$\Delta S$という2つの要素で表される．エンタルピーは熱含量の指標で，エントロピーは無秩序さの指標である．生物学的反応では，反応物と生成物のエンタルピーは，それぞれの物質のもつ分子内結合エネルギーに等しい．そして，その反応におけるエンタルピーの変化量$\Delta H$は，反応物と生成物の分子内結合エネルギーの差となる．現在のエンタルピーの測定単位は，国際単位ではジュール（J）である．だが，エネルギーの単位として代謝反応に関連した単位であるカロリーのほうに親しみをもつ読者も多いだろう．1カロリーとは，1気圧の下で1gの水の温度を1℃上昇させるのに必要な熱エネルギー量と定義される．1カロリーは4.184ジュールに相当する．エントロピー$S$は，あるシステムの無秩序さの指標である．熱力学の第2法則によれば，宇宙のすべての反応は，エネルギーの供給がない場合には，無秩序状態に向かう．したがって，無秩序さ・乱雑さへ向かう自然の摂理を避ける唯一の方法は，そのシステムにエネルギーを供給することである．生物は高度に秩序化された構造物で構成されており，無秩序さ・乱雑さへは向かいにくくできている．これは，無秩序さ・乱雑さに対抗するために，摂取した栄養素からエネルギーを作り出しているからであり，それによって命が支えられている．しかし，生物が栄養素の摂取をやめてエネルギー（ATP）の産生量が減少したとたん，無秩序さ（エントロピー）が増大し，やがて死に至る．ある反応のエントロピー変化$\Delta S$は，反応物と生成物の間の無秩序さの差である．細胞レベルでみると，デンプンのような高分子化合物が分解される異化作用では，エントロピーの増加（$\Delta S$は正）が起こり，コレステロールのような高分子化合物が合成される同化作用では，エントロピーの減少（$\Delta S$は負）が起こる．同化反応では，エントロピーに対抗して高分子化合物を合成するので，エネルギーが必要になる．

# エネルギーが必要な反応かそれを放出する反応かを決めるものは何か

　最初に考えるべきこととして，生成物のほうが反応物よりもたくさん作り出される反応の場合，エネルギーが放出されるという事実である。このような反応を発エルゴン（exergonic あるいは exoergic）反応と呼ぶ。反応物の結合エネルギーのほうが生成物のそれよりも大きく，したがってエンタルピー変化$\Delta H<0$ となる。このような反応では，生成物の乱雑さの度合いが反応物のそれよりも高い傾向にあり，その結果，反応が，無秩序さの高い状態（$\Delta S>0$）に向かって進む。温度$T$が一定のとき，負の$\Delta H$値と正の$\Delta S$値をギブズの自由エネルギー反応式に代入すると，$\Delta G$は負の値になる。$\Delta G$は生成物と反応物それぞれがもつギブズの自由エネルギー量の差として表現できる。

　　発エルゴン反応（エネルギーが放出される）：$\Delta G = G_{生成物} - G_{反応物} < 0$

　これとは反対に，反応物のほうが生成物よりもたくさん作り出される反応において，生成物のほうをたくさん得たい場合には，外部からのエネルギーが必要となる。このような反応を吸エルゴン（endergonic あるいは endoergic）反応と呼ぶ。反応物の結合エネルギーのほうが生成物のそれよりも小さく，したがってエンタルピー変化$\Delta H>0$ となる。このような反応では，生成物の乱雑さの度合いは反応物のそれよりも低い傾向にあり，その結果，反応は秩序ある状態（$\Delta S<0$）に向かうことになる。温度$T$が一定のとき，正の$\Delta H$値と負の$\Delta S$値をギブズの自由エネルギー反応式に代入すると，$\Delta G$は正の値になる。

　　吸エルゴン反応（エネルギーを必要とする）：$\Delta G = G_{生成物} - G_{反応物} > 0$

　正反応の速度と逆反応の速度が等しく，反応物と生成物の濃度が変化しないときには，$\Delta G$は0となり，反応が平衡状態にあると表現する。ギブズの自由エネルギーは図2.2のように図示される。生物学的反応におけるギブズの自由エネルギーは，kJ/molで表される。

　ギブズの自由エネルギーは反応にかかる時間を説明するのではなく，エネルギーを放出する反応か，吸収する反応かを規定する値だと知っておくことはきわめて重要である。反応速度はkJ/molで表される活性化エネルギー（$E_{act}$）によって決まる。$E_{act}$は，反応物を遷移状態として知られている活性化複合体（activated complex）にまで押しあげるのに必要なエネルギーである。つまり，活性化エネルギーは，反応物と活性化複合体の間のエネルギー較差のことである。反応の途中にあってエネルギーのピークにあたる遷移状態では，活性化複合体は反応物のほうに戻ることも，生成物のほうへ向かうことも可能である（図2.3）。この活性化エネルギーが反応速度を規定する。活性化エネルギーの小さい反応は大きい反応より速く進む。坂道でボールを転がして丘の頂まで運びあげることを想像して欲しい。低い丘のほうが高い丘よりもボールを運びあげるのに必要な時間は短く

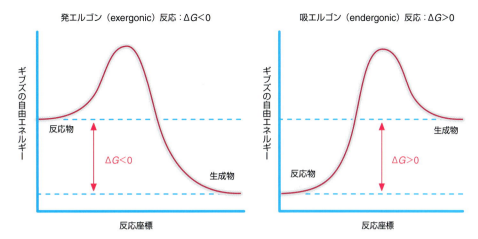

**図 2.2　発エルゴン（exergonic）反応と吸エルゴン（endergonic）反応。**
反応におけるギブズの自由エネルギー変化は，生成物と反応物のエネルギーの差である。発エルゴン（exergonic）反応では $\Delta G$ が負となり，エネルギーが放出される。吸エルゴン（endergonic）反応では，$\Delta G$ が正となり，エネルギーが必要となる。

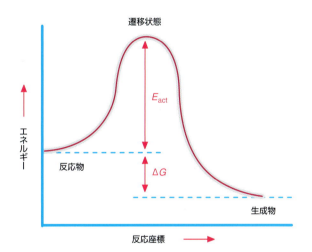

**図 2.3　遷移状態。**
遷移状態はエネルギーのピークにあたる状態で，活性化複合体は反応物のほうに戻ることも，生成物のほうへ向かうことも可能である。活性化エネルギー（$E_{act}$）とは，反応物と活性化複合体の間のエネルギー較差のことである。

てすむことは明らかだろう。後ほど学ぶが，酵素は触媒として活性化エネルギーを減少させることにより，反応速度を速める（図 2.4）。酵素は，ギブズの自由エネルギーを変化させるのではなく，反応速度を速めるのである。

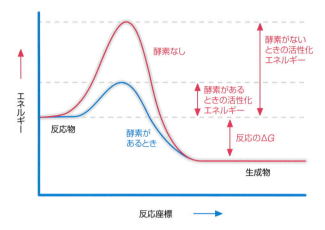

**図2.4** 酵素は，活性化エネルギーを減少させて反応速度を速めるが，ギブズの自由エネルギーは変化させない。

## 質量作用の法則の結果，生成物と反応物の濃度により $\Delta G$ が決まる

　質量作用の法則によると，反応の $\Delta G$ は，生成物と反応物に保存されているエネルギーの差とそれらの分子の濃度の差の両方に依存する。生成物と反応物が反応の起こりやすさにどのように影響するかを知るには，反応の平衡定数（$K_{eq}$）について知る必要がある。ほとんどの生物学的反応は可逆的で，正反応（$k_1$）と逆反応（$k_{-1}$）の速度定数をもっている。速度定数はその反応の速さを表す。1ステップの反応において，

$$A + B \underset{k_{-1}}{\overset{k_1}{\rightleftarrows}} C + D$$

[A]，[B]，[C]，[D] を，それぞれA，B，C，Dのモル濃度とする。正反応の速度はAとBの濃度の積に比例し，$k_1[A][B]$で表される。逆反応の速度はCとDの濃度の積に比例し，$k_{-1}[C][D]$で表される。

　平衡状態では，正反応の速度は逆反応の速度と等しい：

$$k_1[A][B] = k_{-1}[C][D]$$

平衡定数は

$$K_{eq} = k_1/k_{-1} = [C][D]/[A][B]$$

　平衡定数はルシャトリエの原理（Le Chatelier's principle；1884）として用いられることが多い。この原理は，平衡状態にある反応系のどんな因子でもそれが変化すると，その変化と"反対の"変化が起こるような方向に平衡が移動する，というものである。生物学的反応においては，平衡状態において生成物と反応物の濃度が変化すると，最初の濃度を回復させるような方向（変化を相殺する方向）

に向かって平衡は移動する。例えば，この反応系に反応物 A と B を加えると，反応は右に進む。逆に，生成物 C と D を加えると，反応は左に進む。

ある反応の実際の自由エネルギー変化 $\Delta G$（kJ/mol）は，標準自由エネルギー変化 $\Delta G°'$ と呼ばれ，生成物と反応物の結合エネルギーと乱雑さ，そして生成物と反応物の濃度に依存する。Gibbs はこの関係をつぎの式に表した。

$$\Delta G = \Delta G°' + RT \ln [C][D]/[A][B]$$

ここで，$R$ は気体定数で 8.314 J/mol/K，$T$ は絶対温度である。

$\Delta G°'$ は，標準的な生理学的条件下で，反応が平衡に達するようにしたときのすべての反応物と生成物の濃度を測定することで計算できる。実際の自由エネルギー変化は 0（$\Delta G=0$）であり，$\Delta G°'$ は $K_{eq}$ から直接計算できる。

$$0 = \Delta G°' + RT \ln [C][D]/[A][B]$$
$$\Delta G°' = -RT \ln [C][D]/[A][B]$$

## 平衡状態において吸エルゴンの反応を，どうやったら発エルゴン反応に変えられるか

まず，細胞において平衡に達した反応が吸エルゴン反応である場合（$\Delta G°' > 0$），反応物に比べて生成物の濃度が非常に低ければ，発エルゴン反応になることができる。この場合，質量作用比である［生成物］/［反応物］は<1 である。1 未満の数字の自然対数（ln）は負の値となり，その結果，実際のギブズ自由エネルギー変化 $\Delta G$ が負となる。もう 1 つの方法は，吸エルゴン反応を発エルゴン反応と共役させることである。ATP から ADP と $P_i$ への変換反応は起こりやすいので，起こりにくい反応を引き起こすときにしばしば使われる。ATP → ADP+$P_i$ の反応の例で，ATP/ADP の濃度比が，起こりにくい反応を引き起こすことが可能なギブズ自由エネルギーの大きさの違いにどう影響するかをみてみよう。

ATP の共役反応の例（図 2.5 もみよ）。

| | | | | $\Delta G°'$ (kJ/mol) |
|---|---|---|---|---|
| グルコース+$P_i$ → | グルコース 6-リン酸 | + | $H_2O$ | +13.8 |
| ATP+$H_2O$ → | ADP | + | $P_i$ | −30.5 |
| ATP+グルコース → | グルコース 6-リン酸 | + | ADP | −16.7 |

解糖系（第 3 章参照）の最初の反応はグルコースがこの代謝経路に入る反応で，非可逆的反応である。グルコースがグルコース 6-リン酸へと変換され，$\Delta G°' = +13.8$ である。しかし，この反応を ATP が ADP+$P_i$ へと変換される $\Delta G°' = -30.5$ の反応と共役させると，$\Delta G°' = -16.7$ の発エルゴン反応になるが，反応全体の $\Delta G$ は $\Delta G°'$ だけでなく生成物/反応物の比にも依存する。反応全体の $\Delta G$

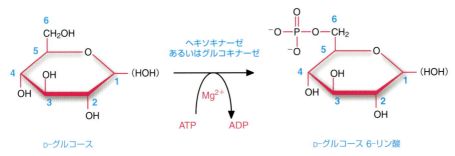

**図 2.5** ATP の共役反応の例として，解糖系の最初のステップを示す．

は，反応物（グルコースと ATP）が生成物（グルコース 6-リン酸と ADP）よりもずっと多く存在するので，さらに進みやすいものとなる．$\Delta G^{\circ\prime}$ と代謝物の濃度を求め，これらの値を $\Delta G = \Delta G^{\circ\prime} + RT \ln$（生成物 / 反応物）に代入する．赤血球で観察される生成物（グルコース 6-リン酸と ADP）と反応物（グルコースと ATP）の定常状態の濃度を用いると，式はつぎのようになる．

$$\Delta G = \Delta G^{\circ\prime} + RT \ln \frac{[\text{グルコース 6-リン酸}][\text{ADP}]}{[\text{グルコース}][\text{ATP}]}$$

$$\Delta G = -16.7 \text{ kJ/mol} + (8.314 \text{ J/mol/K})(310 \text{ K}) \ln \frac{[0.083][0.14]}{[5][1.85]}$$

$$\Delta G = -34 \text{ kJ/mol}$$

吸エルゴン反応は，NADH，$FADH_2$，NADPH がそれぞれ NAD，FAD，NADP に変換される発エルゴン反応とも共役しうる．共役した酸化還元の共役反応はレドックス反応とも呼ばれるが，1 分子が酸化され（電子を失う），もう 1 つの分子が還元される（電子を得る）．したがって，酸化反応では電子の喪失があり，還元反応では電子の獲得がある．レドックス反応の間に酸化剤は電子を獲得するので，還元される．逆に，還元剤はレドックス反応で電子を失うので，酸化される．共役レドックス反応の例は BOX 2.1 を参照のこと．

## エネルギー充足率は細胞のエネルギー状態を定量化する

細胞が ATP/ADP 比を適切な値に保つことは，生物学的反応を引き起こすのに必須である．生物学的反応から生じた ADP は通常，細胞質での解糖系（第 3 章）あるいはミトコンドリアでの酸化的リン酸化（第 4 章）により，ATP に戻される．これらの ATP 生産の反応が障害されると，アデニル酸キナーゼにより増加した ADP 2 分子が ATP と AMP に変換される．

## BOX 2.1　共役レドックス反応

　共役レドックス反応の例として，ピルビン酸から乳酸への変換反応がある。ピルビン酸から乳酸への変換は，乳酸デヒドロゲナーゼという酵素により触媒される反応である。この反応は，ピルビン酸が電子2つを獲得して乳酸へ還元される半反応式と，NADHが電子2つを失ってNADへ酸化される半反応式の2つから成り立っている。
　このレドックス反応はつぎの2つの半反応式から成り立っている。

　　ピルビン酸＋2H$^+$＋2e$^-$ → 乳酸　　　〔ピルビン酸はe$^-$を得る（還元の半反応式）〕
　　　　　　NADH＋H$^+$ → NAD$^+$＋2H$^+$＋2e$^-$〔NADHはe$^-$を失う（酸化の半反応式）〕
　　ピルビン酸＋NADH＋H$^+$ → 乳酸＋NAD$^+$　　　（正味の反応）

NADHは電子2つを与え（喪失し），酸化されてNADになる。NADHは還元剤である。ピルビン酸は電子2つを受け取り（獲得し），還元される。ピルビン酸は酸化剤である。これらの半反応式の電位差を測定したものがレドックス反応の酸化還元電位，$E^{\circ\prime}$である。酸化還元電位は，代謝物の電子の獲得しやすさを測定したものである。ピルビン酸から乳酸への変換の2つの半反応式の$E^{\circ\prime}$はつぎのようになる。

　　(1) ピルビン酸＋2H$^+$＋2e$^-$　→　乳酸，　　　$E^{\circ\prime}$＝−0.190 V
　　(2) NAD$^+$＋2H$^+$＋2e$^-$　　→　NADH＋H$^+$，$E^{\circ\prime}$＝−0.320 V

　$E^{\circ\prime}$が高いほど（負の値が小さいほど），電子の獲得が起こりやすい。ピルビン酸／乳酸のペアは，NAD/NADHのペアよりも$E^{\circ\prime}$が高いので，電子を受け取りやすいと考えられる。したがって，NAD$^+$の反応は方向が逆となり，酸化還元電位の符号も逆転する。

　　(2の逆反応) NADH＋H$^+$　→　NAD$^+$＋2H$^+$＋2e$^-$，$E^{\circ\prime}$＝0.320 V

　反応1と2の逆反応を合わせると，正味のレドックス反応となり，$E^{\circ\prime}$は最初の半反応式の酸化還元電位と2番目の半反応式の酸化還元電位を足すことで得られる。

| | | | |
|---|---|---|---|
| (1) | ピルビン酸＋2H$^+$＋2e$^-$ → 乳酸， | | $E^{\circ\prime}$＝−0.190 V |
| (2の逆反応) | NADH＋H$^+$ → NAD$^+$＋2H$^+$＋2e$^-$, | | $E^{\circ\prime}$＝0.320 V |
| (和) | ピルビン酸＋NADH＋H$^+$ → 乳酸＋NAD$^+$ | | $\Delta E^{\circ\prime}$＝0.130 V（和） |

　レドックス反応のこの$\Delta E^{\circ\prime}$は，$\Delta G^{\circ\prime}$に変換することができる。$n$が反応に含まれる電子の数，$F$がファラデー定数（96.5 kJ/V/mol）として，

$$\Delta G^{\circ\prime} = -nF\Delta E^{\circ\prime}$$

$\Delta E^{\circ\prime}$＝0.130 Vを上の式に代入すると，

$$\Delta G^{\circ\prime} = -2\,(96.5\text{ kJ/V/mol})(0.130\text{ V})$$

> $\Delta G°'= -25$ kJ/mol が得られる。$\Delta G°' < 0$ なので，これはエネルギーを放出する反応である。これらのレドックス反応は正の$\Delta E°'$値をもち，これは負の$\Delta G°'$値を意味することになる。上の式は標準状態を表している。前項で述べたように，実際の細胞内の$\Delta G$は反応物（ピルビン酸と NADH）と生成物（乳酸と $NAD^+$）の比で決められることを思い出すこと。反応物と生成物の濃度からレドックス反応の$\Delta E$を計算するためには，ネルンストの式を使う。
> 
> $$\Delta E = \Delta E°' - (RT/nF) \ln([生成物]/[反応物])$$
> 
> ここから，$-nF\Delta E$を計算することで$\Delta G$が求められる。

$$2ADP \longleftrightarrow AMP + ATP$$

　これにより ATP レベルの減少が緩和され，十分な ATP/ADP 比が維持される。この反応はまた，AMP レベルを増加させ，それが AMP キナーゼ（AMPK）の活性化の引き金となる。このキナーゼは AMP/ATP 比に敏感なので，代謝センサーといえるが，異化経路を活性化して ATP 生産を促進し，同化経路を抑制して ATP 消費を防ぐように働く。さらに，AMP の量が多いときは ATP 生産が含まれる代謝反応が活性化され，ATP の量が多いときは ATP 生産が含まれる代謝反応が抑制される。

　1960 年代に Daniel Atkinson は，細胞のエネルギー状態を定量的に推定するために，ATP，ADP，AMP の濃度を用いた式を生み出した。この式はエネルギー充足率（energy charge）と呼ばれ，

$$エネルギー充足率 = \frac{[ATP] + 1/2[ADP]}{[ATP] + [ADP] + [AMP]}$$

　エネルギー充足率は，0（すべて AMP）から 1（すべて ATP）までの値となる。ATP，ADP，AMP が同じ濃度の場合，エネルギー充足率は 0.5 である。細胞は，代謝フラックス（metabolic flux）を調節して，エネルギー充足率を 0.7〜0.9 の間に維持している。代謝フラックスとは，ATP を生産したり消費したりする経路における，反応物と生成物の回転速度（turn-over rate）を意味する。ATP の使用と再生産の間のバランスがくずれると，エネルギー充足率が下がる。その結果，低いエネルギー充足率が高分子の合成と成長の速度を遅らせる。Atkinson の式から導かれる重要な事柄は，細胞はエネルギー充足率の減少に対して，ATP 消費反応の速度を下げ，ATP 再生産反応の速度をあげて，対抗しているということである。

## 酵素が触媒する代謝経路

　酵素はタンパク質か，リボザイムと呼ばれる触媒 RNA である。酵素は，反応

の活性化エネルギーを下げて，反応の速度をあげる働きをする．反応速度（$k$）とは，反応物がどのくらい速く使われるか，あるいは，生成物がどれくらい速くつくられるかである．酵素なしでは，代謝反応の速度は非常に遅くなり，必要なエネルギーを供給できなくなるだろう．また，その個体が生きていくのに必要な高分子の生合成も非常に遅くなり，生きていけなくなるだろう．熱力学的に有利でない反応を，酵素が進められるわけではない．酵素は，反応におけるギブズの自由エネルギー（図2.4）を変化させるわけではないのである．重たいボールが丘をあがっていくのを押しているとしよう．大きい丘よりも小さい丘のほうが，ボールを押していくのにかかる時間は短くてすむだろう．しかし，どちらの丘でも，ボールを押す強さは同じである．もし，その人がボールを押す力がないときには，丘が大きかろうが小さかろうが関係ない．

酵素が触媒活性を発揮する際，補因子と呼ばれる非タンパク質分子の存在を必要とすることも多い．補因子が存在しないときに不活性の状態にある酵素は，アポ酵素と呼ばれる．補因子と結合して活性化している酵素をホロ酵素と呼ぶ．ヘムなどの補因子は酵素に永続的に結合しており，これらは補欠分子族（prosthetic group）と呼ばれる．$NAD^+$などの補因子は酵素に永続的には結合しておらず，これらは補酵素（coenzyme）と呼ばれる．触媒活性を得るのに鉄や銅，あるいはマグネシウムなどの金属イオンを用いている酵素も多い．酵素は，それが触媒する反応に対して特異性を示す．通常は特異的な基質（反応物）をもつが，酵素は反応物のように消費されるわけではなく，また，反応の生成物に含まれるわけでもない．基質と酵素が一時的な中間体を形成すると，生成物が作り出される．生成物が作り出されると，酵素はもとの状態に戻り，つぎの基質を受け入れられるようになる．

基本的な酵素反応は，

$$S + E \rightarrow ES \rightarrow P + E$$
基質　酵素　酵素-基質　生成物　酵素

しかし，ほとんどの生物学的反応は可逆反応である．すなわち，酵素-基質複合体は，それぞれの濃度に依存して，生成物にも基質にもなれる．この反応をみてみると，基質と酵素の濃度は両方とも反応の速度に影響するのがわかる．もう1つ重要なことは，反応の速度は温度，pH，活性化因子や抑制因子の存在に影響されるということである．酵素には，その活性に最適な温度やpHの範囲がある．

一定のpHと温度における酵素反応速度論を考えるうえで大事な点は2つある．
1. 基質が無制限に存在するときは，反応速度は酵素の濃度に比例する（図2.6）．
2. 酵素の濃度が一定の場合は，基質の濃度が0から増加していくにしたがって，反応の初速度$V_0$は上昇し，$V_{max}$に到達する．$V_{max}$に到達したあとは，基質濃度が増えても反応の初速度は上昇しない．反応の$K_m$は$1/2 V_{max}$における基質の濃度と定義される（図2.6）．定量的には，つぎのミカエリス・メンテンの式（Michaelis-Menten equation）で表される．

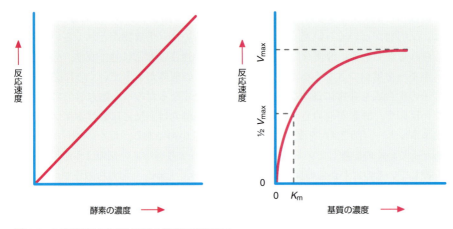

図 2.6 反応速度は酵素と基質の濃度に依存する。

$$V_0 = \frac{V_{max}[S]}{K_m + [S]}$$

基質の濃度 $[S] = K_m$ を式に代入すると，$V_0 = 1/2 V_{max}$ が得られる。$K_m$ はミカエリス定数 (Michaelis constant) とも呼ばれる。

$K_m$ の大きさから，その酵素に関するつぎの事柄がわかる。
- $K_m$ が小さいときは，酵素が飽和するのに必要な基質の量は小さくてすむ。だから，比較的低い基質濃度で最大速度に達することができる。
- $K_m$ が大きいときは，最大反応速度を得るのに高い基質濃度が必要である。

## 酵素の制御が触媒活性を左右する

反応速度の増加と基質の特異性はさておき，酵素が低い活性から高い活性までだせるような制御が働いている。酵素には，基質が結合して酵素−基質複合体を形成する活性部位と，代謝物やイオン，タンパク質が結合して，基質−酵素の相互作用を増加させたり減少させたりすることにより酵素の触媒活性に影響を与えるアロステリック部位がある。アロステリック酵素は特別な種類の酵素で，2つの立体構造の間を行ったり来たりする。高活性・基質に対する高親和性を示す R 状態 (relaxed state) と，低活性・基質に対する低親和性を示す T 状態 (tense state) である。これらの酵素は複数のサブユニットから構成され，すべてのサブユニットが結合して活性型を安定させるには，活性化物質が必要となる。酵素活性を阻害する機構も複数あり，フィードバック阻害，競合阻害，非競合阻害などである（図 2.7）。フィードバック阻害は，生成物の蓄積が酵素を阻害する機構である。競合阻害は，阻害物質が基質を模倣し，活性化部位への結合に競合することである。これにより，酵素の天然の基質が $V_{max}$ を得るためには自身の濃度を上昇させる必要がある。ただし，阻害物質の存在は反応の $V_{max}$ を変更することはない。天然の

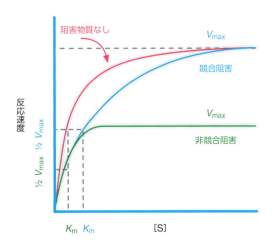

**図 2.7 酵素の競合阻害と非競合阻害。**
競合阻害では，$V_{max}$ は変化することなしに $K_m$ の増加がもたらされる。非競合阻害では $K_m$ は変化することなしに $V_{max}$ の減少がもたらされる。

基質が過剰に存在すれば，阻害物質との競争に勝つからである。したがって，競合阻害により，$V_{max}$ を変えることなく $K_m$ の増加がもたらされる。一方，非競合阻害では，阻害物質がアロステリック部位に結合して酵素の効果を弱める。天然の基質はそれでも酵素に結合できるが，阻害物質がアロステリック部位に結合している間は酵素の触媒活性は基本的に不活性である。したがって，非競合阻害では $V_{max}$ が減少し，天然の基質を過剰に加えても阻害に打ち勝つことはできない。

## 仮想的な代謝経路におけるフラックス制御の図

　酵素と代謝物がどのように反応のフラックスを制御するのかについて考え方をまとめるために，仮想的な単純な代謝経路についてみてみよう。反応のフラックスは，代謝経路での代謝物の回転速度である。A，B，C，D が代謝物，E1，E2，E3 がその酵素だとする。反応物 A がこの経路に加わる最初のステップは非可逆的で，酵素 E1 に触媒される。E1 と E3 に触媒される非可逆的ステップは，経路の制御段階でもある。E2 が働く真ん中の反応は可逆的である。C は E3 によりすぐに取り除かれるので，B には C になろうとするような力が働く。その代わり，もし E3 がアロステリック部位で阻害されていると，C が蓄積し，E2 に触媒される反応は可逆的なので，C は B に戻るようになる。その結果，E1 による A から B への変換がさまたげられるようになる可能性がある。なぜなら，B は E1 を阻害しうるからである（すなわち，生成物による阻害）。

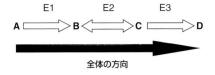

まとめると，反応の進行方向を知るためには，生成物と反応物の濃度と酵素の活性を常に考慮することが大切である。

## 経路の代謝フラックスを決めるものは何か？

経路内のある方向の代謝フラックスは，4つの因子により制御されている。(1) 反応物がどれくらい利用できるか。(2) 酵素の濃度。(3) 酵素活性の変化を引き起こす翻訳後修飾。(4) 酵素が触媒する反応の反応物と生成物をはじめとする，酵素活性に影響する代謝物の濃度。ここで，酵素の機能に注意することは重要である。経路の代謝フラックスは，酵素-代謝物の相互作用に加えて，酵素遺伝子の発現，タンパク質への翻訳，翻訳後修飾が総合的に作用して決まるものだからである。また，代謝経路内の複数の酵素は，経路のフラックスが最適となるように，連携して活性化される。したがって，メタボローム解析を行うことのメリットは，その解析により，ゲノミクスやプロテオミクスと比較して代謝経路を機能的に解釈する情報が得られることである（付録参照）。第3〜9章では，アデニンヌクレオチドなどの代謝物がどのように酵素機能を制御するかという点に着目して，酵素の主要な制御について論じる。第10，11章では，異化作用と同化作用を制御する酵素の遺伝子発現とタンパク質への翻訳，翻訳後修飾を調節するシグナル伝達経路と転写因子を扱う。

## より深く知りたい人のための文献

Alberty RA. 2003. *Thermodynamics of biochemical reactions*. Wiley-Interscience, Hoboken, NJ.

Atkinson DE. 1968. The energy charge of the adenylate pool as a regulatory parameter. Interaction with feedback modifiers. *Biochemistry* 7: 4030–4034.

Gibbs JW. 1875–1878. On the equilibrium of heterogeneous substances. Transactions of the Connecticut Academy 1876. In *The collected works of J. Willard Gibbs*. Yale University Press, New Haven, CT.

Johnson KA, Goody RS. 2011. The original Michaelis constant: Translation of the 1913 Michaelis–Menten paper. *Biochemistry* 50: 8264–8269.

Krebs HA, Kornberg HL. 1957. *Energy transformations in living matter*. Springer, Berlin.

Nielsen J. 2003. It is all about metabolic fluxes. *J Bacteriol* 185: 7031–7035.

NIST Standard Reference Database 74. Biochemical Science Division, National Institute of Standards and Technology, Gaithersburg, MD. http://xpdb.nist.gov/enzyme_thermodynamics（酵素によって触媒される反応の熱力学的データ）

Speight J. 2004. *Lange's handbook of chemistry*, 70th anniversary edition, 16th ed. McGraw-Hill, New York（さまざまな数値の一覧表）

Walsh C. 1979. *Enzymatic reaction mechanisms*. WH Freeman, San Francisco.

# 3 解糖系

　解糖系は地球の大気に酸素が存在するようになる前に，十分に進化したとても古い経路であり，生物において高度に保存されてきたものである．解糖系は最初に明らかになった代謝経路であり，エムデン・マイヤーホフ・パルナス経路（BOX 3.1 参照）ともいわれている．"解糖系（glycolysis）"という言葉はギリシャ語の"glykys"と"lysis"からきており，それぞれ"甘い（sweet）"と"分ける（to split）"という意味である．この言葉は，1つのグルコース分子を解糖系の最終産物である2分子のピルビン酸に分けることに由来する．酸素の存在下ではピルビン酸はミトコンドリアに入りアセチルCoAへと酸化され，嫌気条件ではピルビン酸は乳酸へと還元されていく．解糖系は細胞質で起こる10の反応からなり，2分子のATPを酸素を必要とすることなしに作り出す．一方，ミトコンドリアでの酸化的リン酸化は30分子のATPを作り出すが，これらの反応には酸素が必要である（第4章参照）．グルコース，ガラクトース，フルクトース（果糖）を含む多くの単糖類は解糖系に入っていく．われわれのほとんどは，二糖類のスクロース（ショ糖）もしくはラクトース（乳糖）などを消費し，これらの単糖類を得ている．スクロースは単糖類であるグルコースとフルクトースからなり，ラクトースは単糖類であるグルコースとガラクトースからなる．消化酵素であるスクラーゼとラクターゼはスクロースとラクトースを単糖類に分解する．

　解糖系の全体的な反応は，発エルゴン的（エネルギー放出的）である（$\Delta G = -96$ kJ/mol，赤血球中）．

$$\text{グルコース} + 2\text{NAD}^+ + 2\text{ADP} + 2\text{P}_i$$
$$\rightarrow 2 \text{ピルビン酸} + 2\text{NADH} + 2\text{H}^+ + 2\text{ATP} + 2\text{H}_2\text{O}$$

## 解糖系には3つの主要な特徴がある

1. 酸素欠乏下（嫌気条件下）や赤血球のようなミトコンドリアをもたない細胞でATPを産生する唯一の経路である．このような状況において，ピルビン酸は乳酸に変換される．
2. 酸素存在下で，解糖系はピルビン酸を産生し，ミトコンドリア内に存在する

## BOX 3.1　Otto Fritz Meyerhof と細胞におけるエネルギー変換

　Archibald Vivian Hill は Otto Fritz Meyerhof（1884〜1951 年）のことを「いつもどっちつかずである。生理化学者（physiological chemist）か，化学生理学者（chemical physiologist）か，おそらくわれわれは彼を"chemiologist（造語）"と呼ぶべきだろう」と述べている。この特性が，Meyerhof と彼の共同研究者が解糖系を解明することを可能にした。Meyerhof は 1922 年に「筋肉における酸素消費量と乳酸代謝量の確かな関連性の発見」について，Hill の「筋肉における熱産生に関連した発見」とともにノーベル生理学・医学賞を受賞した（Alfred Nobel の遺志により 1923 年に授与された）。Meyerhof は最初は精神医学と哲学の道に進もうとしていたが，1909 年に Otto Warburg に説得され，彼とともに生理学の道に進むことにした。キャリアの初期において，Meyerhof は物理学と化学の法則は，生物にあてはまると信じていた。そして 1913 年に彼は生体の熱力学理論"細胞プロセスのエネルギー論"の講義をした。1920 年代後半から 1930 年代にハイデルベルグのカイザー・ヴィルヘルム医学研究所・生理学研究室において Meyerhof は，Gustav Embden の AMP の単離や彼の記した解糖系の概要（亡くなる直前），Jakub Parnas の加リン酸分解，Karl Lohman の ATP の発見を含むいくつかの主要な発見をまとめ，それらの実験作業を正確に整理し組み合わせ，解糖系を詳しく分析，再構築し，3 分の 1 の酵素を同定した。これらの中間反応について同定し，細胞でエネルギーを使えるように変容する過程を示すことによって，Meyerhof は 1913 年の講義で示した，細胞機能に影響するエネルギー変換と化学変化の方法についての疑問に答えていった。彼は後になって，筋肉と酵母における解糖系は同じであることを確かめ，解糖系は生命体において不可欠な経路であることを示した。Meyerhof がよき指導者であり，研究者であることは David Nachmansohn，Severo Ochoa，Fritz Lipmann，George Wald，Andre Lwoff，Fritz Haber，Otto Kahn といったドイツにある彼の研究室の修了生をみればわかる。

TCA 回路（クエン酸回路またはクレブス回路ともいう）に入って ATP を産生する。
3. 解糖系と TCA 回路の代謝物の多くは，NADPH と，グリコーゲン，脂質，ヌクレオチドの産生，タンパク質合成に必要な成分を産生する同化経路へと入っていく。解糖中間体が入り込んでいく経路にはペントースリン酸，ヘキソサミン，セリン，グリセロール生合成経路がある。

## 解糖系のエネルギー産生能力のクイックガイド（図 3.1）

- 解糖は細胞質で起こり，ATP を産生するのに酸素を必要としない。解糖系における炭素や酸素原子の純損失はないことに注意する。
- 10 の酵素反応は ATP の投資期（反応 1〜5）と ATP の回収・精算期（反応 6〜10）の 2 つの段階に分けられる。
- 解糖系に入った 1 分子のグルコースはどれも，ATP 投資期の間に 2 分子の ATP

# 解糖系のエネルギー産生能力のクイックガイド

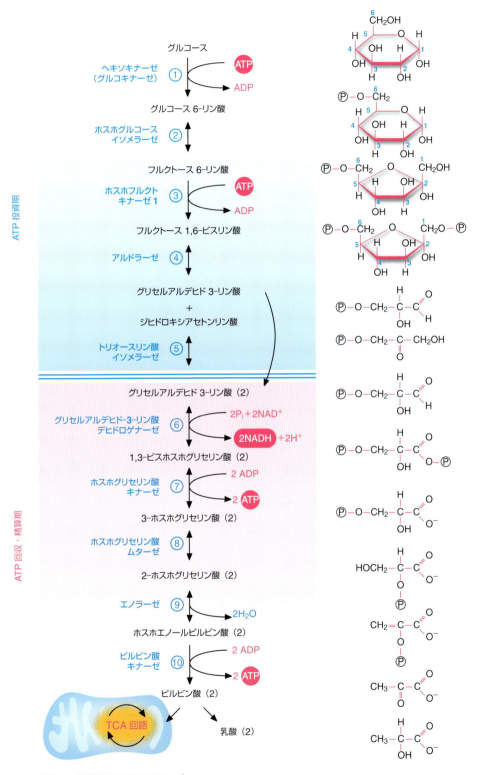

**図 3.1** 解糖系の 10 のステップ。

を使い，2分子のグリセルアルデヒド 3-リン酸を産生する。
- 2分子のグリセルアルデヒド 3-リン酸は2分子のピルビン酸へと代謝され，4分子の ATP を ATP 回収・精算期に産生する。
- ATP は基質レベルのリン酸化によって生成される（下記参照）。
- 正味の ATP 産生は 2ATP である：4ATP（回収・精算期）− 2ATP（投資期）。
- 2分子の $NAD^+$ は解糖系の反応が進む間に NADH へ還元される。
- 10個の解糖中間体のうち9個はリン酸化された代謝物であり，負の電荷をもつため細胞外に拡散することはできない。
- 解糖系はヘキソキナーゼ，ホスホフルクトキナーゼ，ピルビン酸キナーゼによって触媒される3つの重要な調節ステップをもつ（1, 3, 10）。これらは大きな負の自由エネルギー変化（$\Delta G$）値をもち，ピルビン酸へと流れていくために必須である。これらの調節ステップは原則的に不可逆である。
- ピルビン酸は乳酸へ変換されるか，ミトコンドリアに入って TCA 回路の燃料となる。

## 解糖中間体の生合成能力のクイックガイド（図3.2）

ATP 産生に加えて，解糖中間体は多くの生合成系へと流れていく。ミトコンドリアはほとんどの細胞において，十分な酸素下で ATP の大半を供給する。したがって，解糖系の主要な機能は，これらの生合成系の燃料となる中間体を産生することである。逆に，酸素欠乏下においての解糖系の主要な役割は，生きるための ATP を供給することである。

- グルコース 6-リン酸はペントースリン酸経路に入り，NADPH を産生し抗酸化能を維持したり，ヌクレオチドの重要成分になるリボースを産生し RNA や DNA を維持したりする。
- グルコース 6-リン酸はグリコーゲンも産生できる。
- フルクトース 6-リン酸はヘキソサミン生合成系に入り，糖タンパク質，糖脂質，プロテオグリカンの合成に使われるアミノ糖を産生できる。
- ジヒドロキシアセトンリン酸はグリセロール 3-リン酸に変換し，脂質を産生する。
- 1,3-ビスホスホグリセリン酸は赤血球のヘモグロビンのアロステリック調節因子である 2,3-ビスホスホグリセリン酸を産生できる。
- 3-ホスホグリセリン酸はセリンに変換でき，セリンはアミノ酸であるシステインとグリシンの合成の前駆体となる。
- ピルビン酸はアミノ酸であるアラニンを産生できる。

## 解糖系の 10 の反応を進めているものは何か？

反応の方向性は，$\Delta G^{\circ\prime} + RT \ln([生成物]/[反応物])$ として規定される $\Delta G$ だけでなく，初期の反応物（グルコース），酵素の濃度や活性によっても支配されて

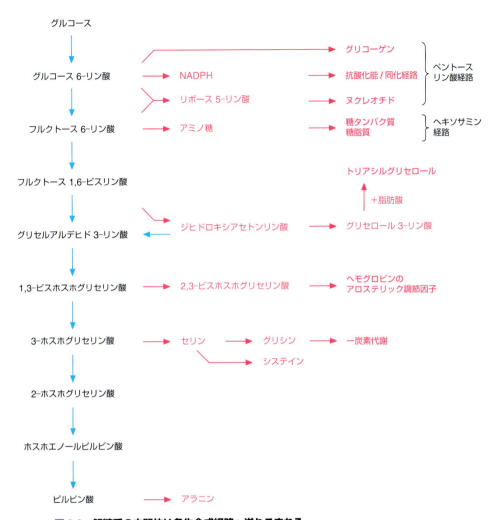

**図 3.2　解糖系の中間体は各生合成経路へ送りこまれる。**

いるという第 2 章での熱力学の議論を覚えているだろうか。血中におけるグルコース濃度は典型的には約 5 mM であり，多くの細胞において，基本的なグルコース輸送体とヘキソキナーゼ（解糖系のステップ 1）の $K_m$ よりも高い。ギブズの自由エネルギー変化である $\Delta G$ は，もし解糖系が順方向に進むのであれば，負か 0 に近くなくてはならない。10 の反応すべての $\Delta G°'$ と $\Delta G$ が表 3.1 に記載されている。$\Delta G$ の計算は，赤血球における各反応での生成物と反応物の定常下での代謝物濃度にもとづく。それゆえに $\Delta G°'$ との相違が生じる。表 3.1 を注意深くみてみると，ほとんどの反応（2，4，5，6，7，8，9）は $\Delta G$ が 0 に近いため，ほぼ平衡であることがわかる。このことは，これらの反応が可逆的であることを意味する。実際，これらの逆方向の反応が糖新生（ピルビン酸をグルコースに変換する過程）で起こっている。不可逆反応は，反応 1，3，10 の 3 つである。なぜならば，これらはすべて大きく負の $\Delta G$ であり，それゆえに非常に起こりやすい。

**表 3.1　赤血球での解糖反応の自由エネルギー変化。**

| 解糖反応ステップ | ΔG°′ (kJ/mol) | ΔG (kJ/mol) |
|---|---|---|
| (1)　グルコース＋ATP → グルコース 6-リン酸＋ADP | −16.7 | −33.4 |
| (2)　グルコース 6-リン酸 ⇌ フルクトース 6-リン酸 | 1.7 | 0〜25 |
| (3)　フルクトース 6-リン酸＋ATP → フルクトース 1,6-ビスリン酸＋ADP | −14.2 | −22.2 |
| (4)　フルクトース 1,6-ビスリン酸 ⇌ ジヒドロキシアセトンリン酸＋グリセルアルデヒド 3-リン酸 | 23.8 | 0〜−6 |
| (5)　ジヒドロキシアセトンリン酸 ⇌ グリセルアルデヒド 3-リン酸 | 7.5 | 0〜4 |
| (6)　グリセルアルデヒド 3-リン酸＋$P_i$＋$NAD^+$ ⇌ 1,3-ビスホスホグリセリン酸＋NADH＋$H^+$ | 6.3 | −2〜2 |
| (7)　1,3-ビスホスホグリセリン酸＋ADP ⇌ 3-ホスホグリセリン酸＋ATP | −18.8 | 0〜2 |
| (8)　3-ホスホグリセリン酸 ⇌ 2-ホスホグリセリン酸 | 4.4 | 0〜0.8 |
| (9)　2-ホスホグリセリン酸 ⇌ ホスホエノールピルビン酸＋$H_2O$ | 7.5 | 0〜3.3 |
| (10)　ホスホエノールピルビン酸＋ADP → ピルビン酸＋ATP | −31.4 | −16.7 |

Nelson and Cox 2013, © W.H. Freeman and Company より許可を得て引用
　ΔG°′は標準自由エネルギー変化。ΔG は，pH 7 で赤血球における生理的条件下に存在する，実際の解糖中間体から計算される自由エネルギー変化。糖新生においてバイパスされる解糖反応を赤字で示す。生化学反応式は，H または電荷の収支を必ずしも考慮していない。

　ΔG°′とΔG の間に違いがあるのは，主としてΔG がΔG°′と［生成物］/［反応物］の比の両方から影響を受けるためである（第 2 章の質量作用の法則を思い出してほしい）ことに留意されたい（図 3.3）。それぞれの反応生成物はつぎに続く解糖

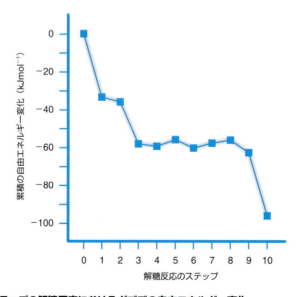

**図 3.3　10 ステップの解糖反応におけるギブズの自由エネルギー変化。**
自由エネルギー変化の値は表 3.1 にもとづく。6〜10 の反応におけるギブズの自由エネルギー変化には 2 をかけてある。なぜならば，1 分子のグルコースが 2 分子のグリセルアルデヒド 3-リン酸に変換されるからである。

系の反応によって速やかに取り除かれる。このようにして全体として反応が進むようにギブズの自由エネルギー変化を維持している。例えば反応4をみてほしい。反応4は，反応を進めるために大きな正の$\Delta G°'$（+23.8）を必要としており，それにより六炭糖のフルクトース 1,6-ビスリン酸が，2つの3炭素分子であるグリセルアルデヒド 3-リン酸とジヒドロキシアセトンリン酸に変換される。しかしながら，これら3炭素分子はその後に続く解糖系の反応によって速やかに除去されることで生成物と反応物の濃度の比は低く保たれ，$\Delta G$は負となる。実際，各反応の自由エネルギー変化を累積すると，赤血球での解糖系におけるギブズの自由エネルギー変化は-96 kJ/molであり，反応は進むことがわかる。（図3.3）。

## ATPをつくるためになぜATPを使うのか？

　解糖系における不可解な性質は，初期段階の反応相（ATP投資期）で2ATPを使い，2段階目の反応相（ATP回収・精算期）で4ATPを産生するということである。なぜ最初に2ATPを消費するのか？　それには2つの説明が成り立つ。1つは，ATPを使ってグルコースをリン酸化することで，解糖中間体をリン酸化代謝物へ変え，負の電荷をもたせることで細胞外へ拡散できないようにするためである。2つ目の理由は，ホスホリル（$PO_3$）基を 1,3-ビスホスホグリセリン酸のようなリン酸化代謝物からADPへと転移させてATPを産生するような過程，すなわち基質レベルのリン酸化に使うことができるためである。ATPの産生は$Mg^{2+}$と結合している場合，+30.5の$\Delta G°'$を必要とし，$\Delta G°'$が大きく負である反応と共役する必要がある。$\Delta G°'$が大きな負の値をとり，ATP産生に共役する2つの解糖反応がある。ステップ7の 1,3-ビスホスホグリセリン酸から 3-ホスホグリセリン酸への変換では$\Delta G°'$は-37.6 kJ/mol，ステップ10の2分子のホスホエノールピルビン酸から2分子のピルビン酸への変換では$\Delta G°'$は-62.8 kJ/molである。グルコースからこれら3炭素リン酸を産生するために，解糖系の最初の反応相は，2分子のATPを使ってグルコースをリン酸化し，1分子の六炭糖のグルコースから2分子の3炭素のグリセルアルデヒド 3-リン酸に変換する。続いてグリセルアルデヒド-3-リン酸デヒドロゲナーゼは$NAD^+$をNADHに還元する反応を，グリセルアルデヒド 3-リン酸に無機リン酸を付加する反応と共役させ，1,3-ビスホスホグリセリン酸を産生する。続く反応でホスホエノールピルビン酸を産生する。

　酸素の存在下で，NADHとピルビン酸は，（続くセクションで議論される）ATP産生の場であるミトコンドリアに運ばれる。十分な酸素があれば，解糖系は多くの細胞で生合成経路の燃料となる中間体を供給する。解糖系でのATP産生は，ミトコンドリアに依存したATP産生において酸素に限りがあるときに最も重要である。ミトコンドリアを含まない赤血球やミトコンドリアを少ししか含まない内皮細胞や好中球のような例外もある。これらの場合は，解糖系のみで，ATP産生と生合成経路への燃料供給を十分賄うことができるように，解糖系の代謝フラックスが高くなるのである。

## 解糖系において産生された NADH とピルビン酸に何が起きるか？

　NADH とピルビン酸の結末は密接につながっている。十分な酸素の存在下において，ピルビン酸と NADH はミトコンドリア内に運ばれ，ピルビン酸は TCA 回路へ入る一方，NADH は電子伝達系によって $NAD^+$ に酸化され（第 4 章参照），細胞質に戻って解糖系を推し進めていく（図 3.4）。ミトコンドリア内外への NADH と $NAD^+$ の輸送には複雑なシャトル機構が関与しており（第 4 章参照），NADH を $NAD^+$ に酸化する反応に共役して乳酸デヒドロゲナーゼ（LDH）がピ

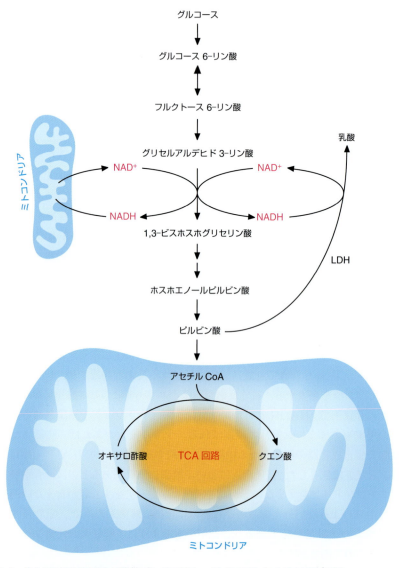

**図 3.4** ミトコンドリアまたは乳酸デヒドロゲナーゼ（LDH）による $NAD^+$ 再生。

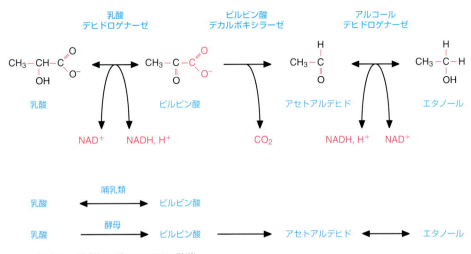

**図 3.5** 哺乳類と酵母における発酵。

ルビン酸を乳酸に還元する嫌気的代謝に比較して，よりゆっくりと $NAD^+$ を作り出している．われわれの多くは，活発な運動によって乳酸が蓄積されることを知っている．このような状況では，筋細胞が高度な代謝需要を維持するために必要としている酸素を十分な速度で筋肉のミトコンドリアに供給することはできない．酸素がない場合は，電子伝達系は $NAD^+$ を再生できず，解糖系の持続的な稼働と $NAD^+$ の再生のために LDH の反応を起こす．これは嫌気的解糖またはホモ乳酸発酵と呼ばれる．乳酸の生成はピルビン酸を使った発酵の1つの形である．他の発酵の形として，われわれは酵母を使ってビールをつくるときのことを思い浮かべる．この2ステップは，ビールづくりに必要な $CO_2$ とエタノールといった2つの必要不可欠な産物の生成とともに，$NAD^+$ の再生を行っていく（図 3.5）．酵母は，好気条件よりも嫌気条件においてより多くのエタノールをグルコースを消費して生成することができる．この現象は Louis Pasteur によって最初に観察された．酸素存在下で発酵が抑制されるこの作用は，パスツール効果と呼ばれている．反対の効果として，高い濃度のグルコースが存在すると，好気条件下でのミトコンドリアの ATP 産生が遅くなる，クラブトリー効果と呼ばれるものがある．パスツール効果とクラブトリー効果の分子メカニズムは十分に理解されていないが，両効果の短時間での調節は，解糖系酵素を調節している代謝物によって制御されている（つぎのセクションを参照）．一方，長時間での調節は解糖系酵素の発現を調節している転写因子によって制御されている（第 10 章）．

## 何が調節の鍵となるステップになるのか？

ヘキソキナーゼ，ホスホフルクトキナーゼ 1，ピルビン酸キナーゼによって触媒される解糖系の3つの不可逆反応は，解糖系内での重要な調節のポイントである．生成物による阻害，アロステリックモジュレーターとして働く代謝物，酵素のリン

酸化やアセチル化を引き起こすシグナル伝達経路，転写の調節によるこれらの酵素濃度の変化など，これらの酵素の働きに対して変化を起こすさまざまな経路がある。インスリンやグルカゴンといった代謝ホルモンもまた，グルコース依存性の代謝経路を調節している（第6, 10章参照）。さしあたり，われわれは3つの不可逆反応のアロステリック調節について議論していきたい。第10章はシグナル伝達経路と代謝酵素の転写調節をより詳細にカバーしている。

　解糖系酵素を制御するのには2つの理由がある。1つは，ATPが豊富にあるとき，細胞はATPの生産のために無駄にリソースを費やす必要がない，ということである。もう1つは，解糖中間体もまた，各生合成経路の前駆体である，ということである。このように解糖系酵素を制御することで，エネルギー産生と解糖中間体の生合成能力との間で平衡を保つことができる。解糖系のステップ1を触媒する4つのヘキソキナーゼがある（HK-I〜Ⅳ）。HK-I, HK-Ⅱ, HK-Ⅲはグルコースに対する低い$K_m$（<0.5 mM）を有し，解糖系のグルコース6-リン酸より下流が阻害されたときに蓄積するグルコース6-リン酸によって阻害され，この過程はフィードバック阻害という。この制御ステップは，必要ない限りグルコースとATP（反応1と3）が解糖系に投入されないようにしている。一方，HK-Ⅳ（あるいはグルコキナーゼともいう）はグルコースに対して高い$K_m$（6 mM）を有しており，グルコース6-リン酸によって阻害されない。グルコキナーゼは他のヘキソキナーゼより高い$V_{max}$を有している。非糖尿病患者の平均血糖値はだいたい5 mMであるが，糖分子を多く含む高糖質食をとった後は8 mMまで上昇する。グルコキナーゼは肝臓では豊富にあるが，高い$V_{max}$を有し，食後の高血糖を最小限にするために血中から過剰なグルコースを効果的に取り除く。グルコキナーゼの高い$K_m$のため，血糖値が6 mM未満に低下すると酵素の働きは減ってしまう。

　ATPが多いときは，それぞれホスホフルクトキナーゼ1（PFK1）とピルビン酸キナーゼによって触媒される反応3, 10をアロステリックに阻害する（図3.6）。一方，細胞のATP利用が増えてくると，ADPはアデニル酸キナーゼによって速やかにATPとAMPに変換され，ATPの急激な減少を和らげる（第2章のエネルギー充足率についての議論を参照）。AMPレベルはATPの使用が高い間は，急激に増えることもある。AMPによるPFK1の活性化は，ATPによるPFK1の阻害よりも強い作用がある。もう1つの強力な制御メカニズムは，PFK1のアロステリック活性化因子であるフルクトース6-リン酸からフルクトース2,6-ビスリン酸を生成する酵素であるホスホフルクトキナーゼ2の活性である。フルクトース2,6-ビスリン酸はATPの阻害効果を減らし，反応3の逆反応を触媒する糖新生の酵素であるフルクトース-1,6-ビスホスファターゼを阻害する。これは解糖が糖新生以上に起きることになる。PFK1の生成物であるフルクトース1,6-ビスリン酸は，ピルビン酸キナーゼを活性化する。これにより，フルクトース1,6-ビスリン酸とピルビン酸の間において代謝物の濃度が低くなるので，このような反応は熱力学的に反応を前に進めやすくなる。これは解糖系の上流と下流の反応を調節しているフィードフォワード活性化の例である。TCA回路の中間代謝物もまた解糖系を調節できる。もし，TCA回路が飽和したら，クエン酸とアセチルCoA

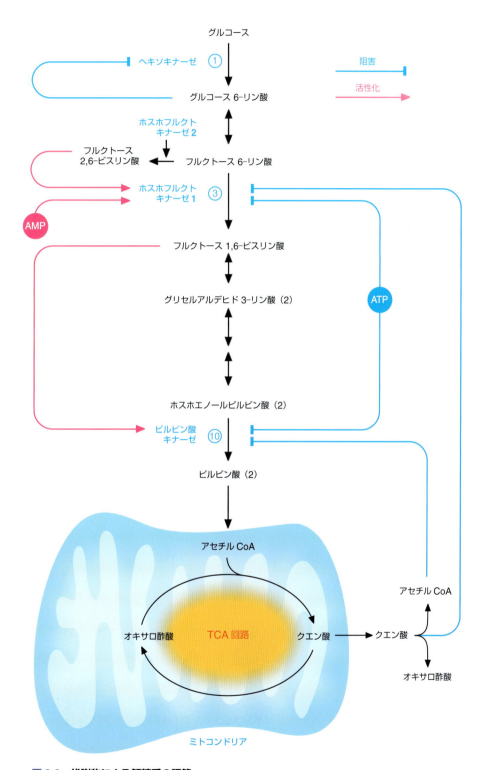

図 3.6　代謝物による解糖系の調節。

の蓄積が起こり，PFK1 とピルビン酸キナーゼをそれぞれ阻害する．これはピルビン酸のさらなる蓄積を防ぐために解糖系を遅くさせる．

## 好気的解糖――ワールブルク効果――とがん

解糖系の重要性を認識するために，最近新たな関心が寄せられている，がん細胞の代謝について少し調べてみよう．1920 年代に Otto Warburg は，腫瘍切片が，好気条件下でもグルコースを消費し，正常細胞よりも多くの乳酸を分泌していることを観察した．好気的解糖が亢進する，この代謝リプログラミングは現在，ワールブルク効果として知られている．この独創性に富んだ発見ののち，さまざまな腫瘍においてワールブルク効果を観察した多くの報告がなされた．実際に，腫瘍へのグルコースの取り込みが他の正常組織と比較して有意に増えていることをみつけるために使用されるグルコースアナログを使った臨床検査である PET（positron emission tomography）は，Warburg の初期の観察にもとづいている（図 3.7）．しかしこのようなグルコース代謝の亢進の原因は何であろうか．最初に

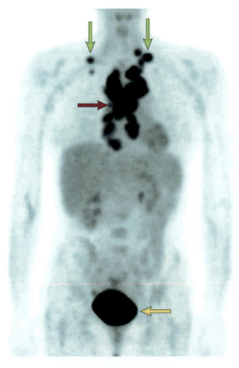

**図 3.7** リンパ腫の患者の $^{18}$F-フルオロデオキシグルコース（FDG）を用いた PET（positron-emission tomography）画像．
縦隔リンパ節（紫の矢印）と鎖骨上窩リンパ節（緑の矢印）は FDG の取り込みが高く，これらのリンパ節で腫瘍がグルコースをさかんに取り込んでいることを示している．膀胱（黄色矢印）にも強い信号がみられるが，これは放射性核種の尿への排泄によるものである．（Gatenby and Gillies 2004 より Macmillan Publisher の許可を得て引用）

Warburg はミトコンドリアの機能異常が，通常の酸素条件下で解糖系を亢進させているのだろう，という仮説を立てた．これによって好気条件下でピルビン酸の多くが乳酸に変わるだろうと思われた．しかしながらその後の研究で，多くのがん細胞のミトコンドリア代謝は正常であることがわかった．さらに，リンパ球（T 細胞）のような増殖能の高い多くの正常細胞にも，このワールブルク効果がみられる．第 11 章で学んでいくが，最近の研究で，好気条件下で，正常増殖細胞とがん細胞の両方が，シグナル伝達経路と転写因子を活性化させ，それぞれ酵素の活性や発現を大幅に増やし，解糖系や関連する生合成経路の代謝フラックスを増加させることが示された．このワールブルク効果の利点は，必ずしも解糖系 ATP を大量に生成することではなく，解糖系の生合成能力にこそある．ミトコンドリアはがん細胞を含むほとんどの増殖細胞において，豊富な ATP を生成できる．1 つの細胞が 2 つの娘細胞になる細胞の複製は，脂質やヌクレオチドのような高分子の新規合成を含んでいる．多くの解糖中間体は同化経路の前駆体であり，ペントースリン酸経路（NADPH とリボース 5-リン酸を生成する），グリコシル化，アミノ酸合成，脂質合成のためのヘキソサミン経路を含んでいる．これらの経路は後の章でより詳細に述べていく．

## 参考文献

Gatenby RA, Gillies RJ. 2004. Why do cancers have high aerobic glycolysis? *Nat Rev Cancer* 4: 891–899.

## より深く知りたい人のための文献

Bar-Even A, Flamholz A, Noor E, Milo R. 2012. Rethinking glycolysis: On the biochemical logic of metabolic pathways. *Nat Chem Biol* 8: 509–517.
Crabtree HG. 1928. The carbohydrate metabolism of certain pathological overgrowths. *Biochem J* 22: 1289–1298.
KEGG Pathway: Glycolysis/gluconeogenesis. http://www.genome.jp/kegg-bin/show_pathway?map00010.
Koppenol WH, Bounds PL, Dang CV. 2011. Otto Warburg's contributions to current concepts of cancer metabolism. *Nat Rev Cancer* 11: 325–337.
Locasale JW, Cantley LC. 2011. Metabolic flux and the regulation of mammalian cell growth. *Cell Metab* 14: 443–451.
Lunt SY, Vander Heiden MG. 2011. Aerobic glycolysis: Meeting the metabolic requirements of cell proliferation. *Annu Rev Cell Dev Biol* 27: 441–464.
Minakami S, de Verdier CH. 1976. Calorimetric study on human erythrocyte glycolysis heat production in various metabolic conditions. *Eur J Biochem* 65: 451–460.
Nelson DL, Cox MM. 2013. *Lehninger principles of biochemistry*, 6th ed. WH Freeman, New York.
Warburg O. 1956. On the origin of cancer cells. *Science* 123: 309–314.

# ミトコンドリア 4

Nick Lane は彼の面白い本 "*Power, Sex and Suicide: Mitochondria and the Meaning of Life*（ミトコンドリアが進化を決めた）"（2005年刊）の中で，ミトコンドリアがどのように生物界を支配しているのかを示したが，そのうちのいくつかは，われわれミトコンドリア研究者が常にそう思ってきたことだ。この本のタイトルからは，ミトコンドリアに何ができるかがわかる。ミトコンドリアはATPを産生し（power），DNAは母性遺伝し（sex），プログラムされた細胞死を引き起こす（suicide），ということだ。また，"meaning of life" は最初の真核生物の進化をほのめかしている。現在の有力な仮説である内部共生説は，約20億年前に古細菌と α-プロテオバクテリアという2つの原核生物が生物学的関係を発展させ，その関係の中で必要な栄養に関して相互依存していたことを示している。最終的に，宿主細胞である古細菌は，α-プロテオバクテリアを取り込み，それが始原ミトコンドリアとなった。共生のはじまりについては，α-プロテオバクテリアが酸素を無毒化し，豊富なATPを宿主細胞に提供したことによる，と通常推測されている。しかし，現在の知見によると，共生は大気中に酸素が存在する前から起こり，共生の代謝的基盤となっているのは，宿主である古細菌と α-プロテオバクテリアとの一定の代謝物の交換であったといわれている。実際，現在のミトコンドリアはたえず細胞と代謝物を交換している。面白いことに，古細菌が α-プロテオバクテリアを取り込む前に核を有するようになったかどうかについてはわかっていない。さらに，どのようにしてこの細菌が宿主細胞である古細菌の中に入り込んだかもいまだに謎である。しかし，生物界にみられる多くの内部共生関係のように，α-プロテオバクテリアは，わずかな遺伝子を自身で保有しつつ，長い年月をかけて，そのほとんどのDNAを宿主の核に移行させた。今日までに知られているすべての真核細胞はミトコンドリアを有するか，かつてはもっていたが失ってしまったかのどちらかである。発疹チフスの原因となる発疹チフスリケッチア（*Rickettsia prowazekii*）は，最もミトコンドリアに似ている細菌ゲノムをもち，パラコッカス・デニトリフィカンス（*Paracoccus denitrificans*）などの細菌も生化学的に現代のミトコンドリアと同様である。

　今日，ミトコンドリアは真核生物における恒常性維持に必須であると考えられ

ている。もしミトコンドリアがその重要な機能を果たせなければ, 病的状態となる。最新の仮説では, 糖尿病, 神経変性疾患, 老化の原因はミトコンドリア機能の低下であると考えられている（「ミトコンドリアと疾患」のセクションを参照）。ミトコンドリアの生化学についてはよく理解されているが, ミトコンドリアがどのようにその他の細胞と相互作用するのかについてはよくわかっていない。ミトコンドリアを研究する生化学者は, われわれの中に存在する"生きている細菌"が, どのように働いているかを理解し, 正常生理と病理を解明したいと願っている。

## 真核生物のミトコンドリアの本質的な性質

1. ミトコンドリアは卵形の小器官で5つの異なったパーツからなる。各パーツは, 外膜と内膜さらにその間の膜間腔, 内膜が折れ曲がってできたクリステ, さらに内膜で囲まれた領域であるマトリックスである。ミトコンドリアは, 動的なふるまいをする小器官であり, 分裂と融合を繰り返し, 常に管状のネットワークを変化させている。
2. ミトコンドリアは解糖系から得られるピルビン酸, 脂肪酸, アミノ酸を利用して酸化的リン酸化として知られる過程を経てATPを生成する。
3. ミトコンドリアは種々の代謝物を産生する生合成のハブであり, それらの代謝物は同化経路に入ってグリコーゲン, 脂質, ヌクレオチド, タンパク質を産生する。さらにミトコンドリアは特定のタンパク質に必要なヘムや鉄-硫黄クラスターをつくる。
4. ミトコンドリアのタンパク質のほとんどは, 核DNAにコードされている。しかしミトコンドリアは自分自身でも, 細菌のプラスミドに似た環状のDNAをもっており, 重要なタンパク質の一部をコードしている。1つのミトコンドリアには複数のミトコンドリアDNAのコピーが存在する。ミトコンドリアDNAは母親から遺伝する。ミトコンドリアDNAは37の遺伝子をコードしており, そのうち13個は酸化的リン酸化に重要である。ミトコンドリアに影響する残りの約3,000の遺伝子は細胞の核にコードされており, それらはタンパク質になってミトコンドリアに運ばれる。
5. ミトコンドリアは増殖, 細胞死, 代謝適応を含む, 多様な生物学的な過程を調節するシグナルを伝達する小器官である。ミトコンドリアはこれらの生物学的過程を, 活性酸素種（ROS）やアセチルCoA, カルシウム, シトクロム$c$, ミトコンドリアDNAなどの代謝物の放出や, それ以外の多様なメカニズムによって調節している。さらにミトコンドリア外膜は, 細胞シグナル伝達に関与する多くの重要なタンパク質の足場を提供することにより, シグナル伝達のプラットフォームとして働く。

## ミトコンドリアのエネルギー産生能力についてのクイックガイド

ミトコンドリアの代謝は, ほとんどがミトコンドリア内膜に埋め込まれたタンパ

ク質複合体か，可溶性の酵素によってマトリックスの中で行われる。
- ミトコンドリア内膜は，ほとんどのイオンや代謝物に対して不透過性であり，ATP，ピルビン酸，クエン酸などを輸送する多数の輸送体がある。ATP と ADP はアデニンヌクレオチド輸送体（adenine nucleotide transporter：ANT）によって輸送される。それに対して，ミトコンドリア外膜は，電位依存性陰イオンチャネル（VDAC）と呼ばれるポリンが多数あるために，小さな代謝物やイオンに対してきわめて透過性が高い（図4.1）。
- TCA 回路は2つの炭素をもつアセチル CoA が，4つの炭素をもつオキサロ酢酸（OAA）と結合してクエン酸になるところからはじまる。最終的に3分子のNADH と1分子の $FADH_2$ ができて終了する。
- アセチル CoA は，ピルビン酸デヒドロゲナーゼ（PDH）によって生成されるピルビン酸から，または脂肪酸の酸化によってつくられる。
- 種々のアミノ酸は，TCA 回路に入り込む。注目すべきは，グルタミンがグルタミン酸に変換され，最終的にグルタミン分解として知られる過程で，TCA 回路代謝物の α-ケトグルタル酸（2-オキソグルタル酸）がつくられる。
- NADH と $FADH_2$ は，電子伝達系の複合体I（NADH デヒドロゲナーゼ）と複合体II（コハク酸デヒドロゲナーゼ：SDH）にそれぞれに送りこまれ，電子をユビキノン（Q）に伝達する。複合体III（ユビキノール−シトクロム $c$ レダクターゼ）は，Q から得た電子をシトクロム $c$ に伝達する。複合体IV（シトクロム $c$ オキシダーゼ）は，シトクロム $c$ の電子を酸素に伝達し，水を生成する。複合体I−III−IV および複合体II−III−IV は2つの異なったスーパー複合体を形成する。
- 複合体のI，III，IV は，水素イオンをマトリックスからミトコンドリア膜間腔に押し出すプロトンポンプとして働く。これは，小さな化学的成分 $\Delta pH$ と，大きな電気的成分である膜電位 $\Delta \psi$ からなるプロトン駆動力（pmf）を作り出す。複合体V（$F_1F_o$-ATP シンターゼ）は，水素イオンをマトリックスに再流入させ，pmf を使って ADP をリン酸化して ATP を合成する。この過程は酸素を使うので酸化的リン酸化といわれる。
- 複合体II は TCA 回路と電子伝達系の両方に関与しているが，プロトンポンプ機能はもたない。

## TCA 回路はエネルギー産生経路である

1937 年，Hans Krebs と彼の同僚である William Johnson は，TCA 回路あるいはクレブス回路として知られるクエン酸回路についての画期的な論文である "The role of citric acid in intermediate metabolism in animal tissues.（動物組織におけるクエン酸の中間代謝における役割）" を *Enzymologia* 誌に発表した。最初，Krebs は *Nature* 誌に投稿したが，たくさんの未処理分の論文があるために，大幅な遅れなしには掲載できないと編集者が言ったために掲載誌を変更したとのことである。Krebs は回顧録で，「50 報以上の論文をだしてきた経歴の中で，はじめて却下もしくは却下も同然の扱いを経験した」と書いている。

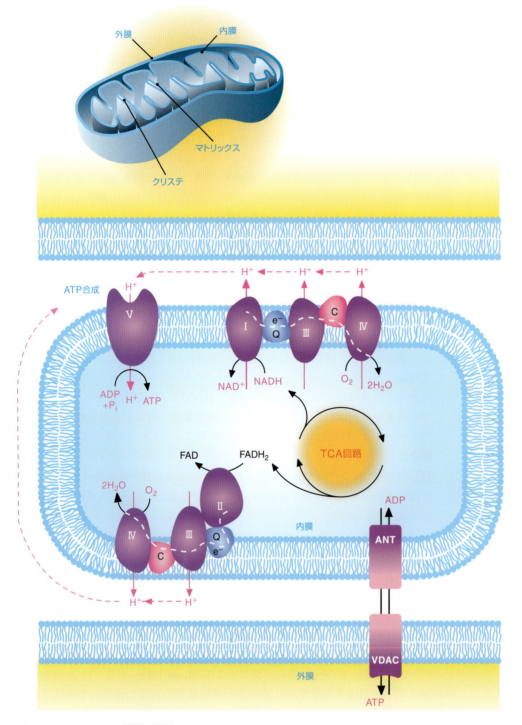

**図 4.1　ミトコンドリア代謝の概要。**
ミトコンドリアは外膜と内膜を有する。内膜によって囲まれるミトコンドリアマトリックスは，電子を電子伝達系に供与する還元当量である NADH と $FADH_2$ をつくる TCA 回路を含んでおり，プロトン駆動力を産生し ATP 合成を促進する。電子伝達系は 2 つのスーパー複合体 I–III–IV または II–III–IV からなる。ANT：アデニンヌクレオチド輸送体，VDAC：電位依存性陰イオンチャネル。(http://en.wikipedia.org/wiki/Electron_transport_chain#mediaviewer/File:Mitochondrial_electron_transport_chain%E2%80%94Etc4.svg より改変)

Krebsが亡くなって7年経った1988年，匿名の編集者が*Nature*誌に彼らの間違いを認める短報を掲載した，「Hans Krebsの発見した，生化学的代謝経路の中心であるTCA（クレブス）回路の論文を却下したことは，（われわれが知る限り）*Nature*誌の最も重大な過ちである」。

　TCA回路には脂肪酸，アミノ酸や，解糖系によりグルコースからつくられるピルビン酸など，多様な基質が流れ込むので，真核生物の細胞代謝の中心に位置する。回路は解糖系のような直線の経路とは違っている。なぜなら，OAAはクエン酸シンターゼにより触媒される最初の基質であり，リンゴ酸デヒドロゲナーゼ（MDH）により触媒される最後の反応の生成物でもあり，これが新しい周期を生じるからである。TCA回路は両性代謝経路として同定された。なぜならば，TCA回路は高分子（例えば脂質など）や合成（同化）の中間体を供給し，還元当量であるNADHとFADH$_2$をつくり，最終的に酸化的リン酸化によりATPを合成する（いわゆる異化）からである。

　TCA回路は，ピルビン酸（解糖系からくる，第3章参照）や，脂肪酸（第7章），アミノ酸（第8章）を含む他の化合物の酸化によりアセチルCoAがつくられるところからはじまる。大きなPDH複合体が，3つの炭素からなるピルビン酸を2つの炭素からなるアセチルCoAに変換する。エネルギー産生の観点からみると，TCA回路が1回りしたときの主要な機能は，アセチルCoAを酸化して2分子のCO$_2$分子にすることである。放出された電子は，補酵素であるNAD$^+$とFADに伝達され，3分子のNADHと1分子のFADH$_2$がつくられ，これらは再度酸化されて電子伝達系に利用され，酸化的リン酸化によってATPが合成される。これらの詳細は本章で記述する。

　TCA回路の8つの反応のうち最初の反応では，2つの炭素をもつアセチルCoAがアセチル基を4つの炭素をもつOAAに転移して6つの炭素をもつクエン酸を産生する（図4.2）。続いてステップ3と4で，2回の酸化的脱炭酸反応が起こり，2つのCO$_2$が放出され，2つのNADHと4つの炭素をもつスクシニルCoAが生成される。TCA回路の5番目のステップは，スクシニルCoAをコハク酸に変え，同時にGTPを生成しこれはATPに変換される。残りの3つのステップでは，4つの炭素からなるコハク酸を4つの炭素からなるOAAに変換し，それが別のアセチルCoAと結合することによりTCA回路を維持する。TCA回路における大半の反応は可逆的であり，例外は，クエン酸シンターゼ，イソクエン酸デヒドロゲナーゼによって触媒される反応と，最大の負の$\Delta G°'$をもつ$\alpha$-ケトグルタル酸デヒドロゲナーゼによって触媒される反応である。これに対して，リンゴ酸デヒドロゲナーゼによって触媒される最後の反応は，最も起こりにくい反応で，エネルギーを必要とする（$\Delta G°' = +29.7$ kJ/mol）。第2章の議論を思い出してほしい。反応生成物を反応物に対してはるかに少なく保つことで（質量作用の法則）起こりにくい反応を起こりやすくできる。ミトコンドリアマトリックス内のOAAの濃度は，最終反応で好ましい負のギブズ自由エネルギーをもつように極端に低く保たれている。

　TCA回路の全体の反応は以下のとおりである。

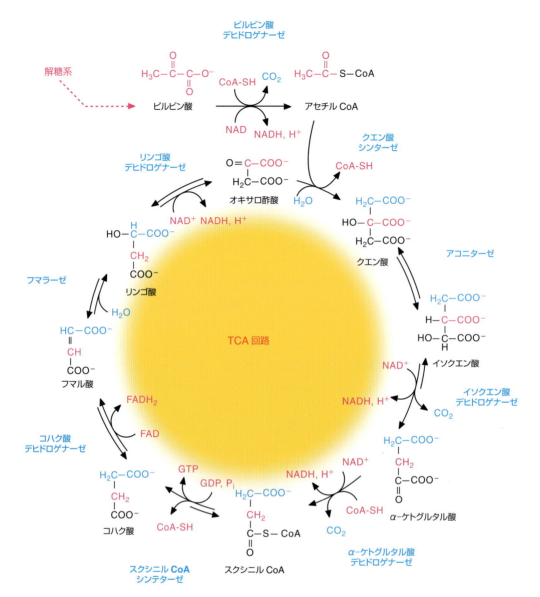

**図 4.2 TCA 回路の概要。**
TCA 回路は 2 つの炭素をもつアセチル CoA が 4 つの炭素をもつオキサロ酢酸と結合してクエン酸をつくることによってはじまる。TCA 回路は 3 分子の NADH と 1 分子の FADH$_2$、ならびに 1 分子の GTP を生成する。

$$\text{アセチル CoA} + 3\text{NAD}^+ + 1\text{FAD} + 1\text{GDP} + \text{P}_i$$
$$\rightarrow 1\text{CoA-SH} + 2\text{CO}_2 + 3\text{NADH} + 1\text{FADH}_2 + 1\text{GTP}, \quad \Delta G^{\circ\prime} = -57.3 \text{ kJ/mol}$$

## TCA 回路は生合成のハブである

1953 年のノーベル賞の講演で、Hans Krebs は以下のように述べた、「ある種の

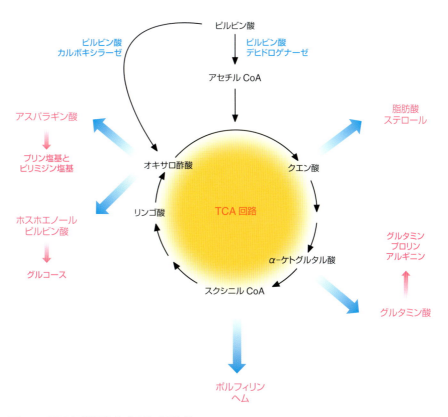

**図 4.3 TCA 回路は生合成のハブである。**
TCA 回路の中間体は，脂肪酸，ヌクレオチド，ヘム，ポルフィリンなどの高分子の構成要素を供給する。オキサロ酢酸はグルコースを生成するための炭素を提供する（糖新生）。

微生物では TCA 回路は，エネルギーより中間体を供給することがおもな役割であるのに対し，動物やその他のほとんどの生物ではエネルギーと中間体の両方の供給を行っている」。TCA 回路にかかわる多くの酵素は，地球環境に酸素が存在するずっと以前から豊富にあった。TCA 回路の最も初期の機能は，生合成にかかわる代謝物の供給であったと考えられる。真核生物において，TCA 回路の特筆すべき生化学的反応は以下のとおりである（図 4.3）

1. OAA は，ホスホエノールピルビン酸に変換され，これは糖新生経路の基質である。
2. α-ケトグルタル酸は，グルタミン酸に変換され，プリンヌクレオチド（アデノシンとグアノシン）を合成するための前駆体として使われるグルタミンが産生される。
3. スクシニル CoA は，ヘムなどのポルフィリンの前駆体である。
4. クエン酸は細胞質に運び出され，OAA とアセチル CoA に変換される。OAA はアスパラギン酸をつくり，これはプリンおよびピリミジン合成に使われる。アセチル CoA は脂質合成に使われる。

考慮すべき重要なこととしては，TCA 回路の中間体が生合成の目的で使用され

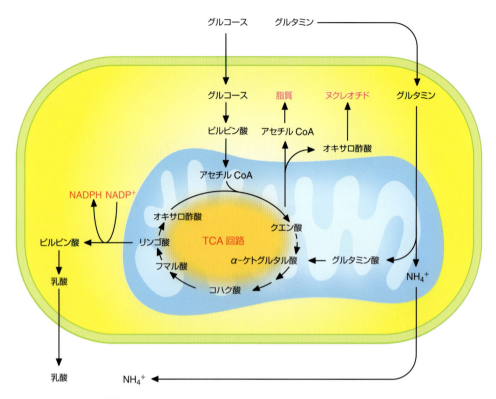

**図 4.4　グルタミン分解。**
グルタミンがグルタミン酸を経て最終的にα-ケトグルタル酸に変換される経路はグルタミン分解と呼ばれる。これは TCA 回路の中間体を補充する重要な経路である。

た場合には，回路に中間体が補充される必要があり，さもなければ回路が止まってしまうことである。TCA 回路の補充は，アナプレロティック反応（anaplerosis）と呼ばれる。第 6 章で学ぶように，糖新生の最初のステップは OAA がホスホエノールピルビン酸に変換されることで，その後一連の反応でグルコースが生成される。したがって，OAA が欠乏した場合は，回路が機能するための最低限のレベルに維持されるように補充される必要がある。TCA 回路にはいくつもの流入があるが，2 つの重要なアナプレロティック経路は，ピルビン酸カルボキシラーゼによるピルビン酸からミトコンドリア内の OAA への変換と，グルタミンをグルタミン酸に変換して最終的にα-ケトグルタル酸に変換するグルタミン分解と呼ばれるものである（図 4.4）。後者の経路は，脂質の新規合成のためにクエン酸がミトコンドリアから細胞質に運び出される際によく利用され，これにより，TCA 回路中間体であるα-ケトグルタル酸などの合成を抑止する。グルタミン分解は，α-ケトグルタル酸を TCA 回路に供給し，回路が機能し続けるようにする。

## TCA 回路の調節

　TCA 回路の反応の自由エネルギーの変化を調べると，3つの不可逆的な段階（大きな負のギブズ自由エネルギー値を示す）があることがわかる。これらの反応を触媒するのはクエン酸シンターゼ，イソクエン酸デヒドロゲナーゼ，α-ケトグルタル酸デヒドロゲナーゼであるが，イソクエン酸デヒドロゲナーゼは，ある条件下では可逆的であることは注目すべきことである。4番目の不可逆反応は，厳密には TCA 回路の一部ではないが，ピルビン酸からアセチル CoA をつくる重要な調節因子である PDH である。TCA 回路は，その開始に必要な OAA やアセチル CoA などの，基質の供給量によって調節されている。TCA 回路の代謝フラックスを制御する，正および負のアロステリック調節因子がいくつもあり，これらには，アセチル CoA，スクシニル CoA，ATP，ADP，AMP，$NAD^+$，NADH などが含まれる（図 4.5）。NADH は TCA 回路のすべての調節酵素を阻害する。NADH は電子伝達系と酸化的リン酸化により ATP を合成するので，ATP もまた PDH とイソクエン酸デヒドロゲナーゼをアロステリックに阻害する。このように，細胞に NADH と ATP が豊富にあれば，回路は減速する。これに対して，ATP 上昇に対する需要が高まれば ADP/ATP 比と AMP レベルが上昇し，TCA 回路の調節酵素が刺激される（図 4.5）。

　TCA 回路において重要な調節を担う3つの代謝物は，アセチル CoA，スクシ

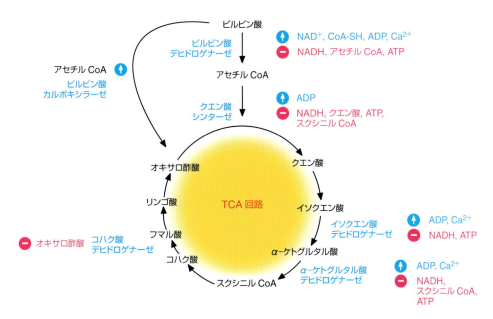

**図 4.5　TCA 回路の調節。**
クエン酸シンターゼと3つのデヒドロゲナーゼすなわち，イソクエン酸デヒドロゲナーゼ，α-ケトグルタル酸デヒドロゲナーゼ，ピルビン酸デヒドロゲナーゼは，ADP レベルが上昇すると刺激され，NADH レベルが上昇すると抑制される。3つのデヒドロゲナーゼはカルシウムによって正に調節される。

ニル CoA と OAA である。アセチル CoA が豊富に存在すると PDH を抑制するが，ピルビン酸カルボキシラーゼを活性化させてピルビン酸から OAA へのシャント（短絡）を促し，結果的に OAA とアセチル CoA の流入のバランスを調節する。スクシニル CoA は，クエン酸シンターゼと α-ケトグルタル酸デヒドロゲナーゼを抑制し，回路を減速させる。アセチル CoA と OAA からつくられたクエン酸は減少し，グルタミン分解によりつくられる α-ケトグルタル酸も同様に減少する。OAA の増加は SDH を抑制することにより回路を減速させうる。最後に，カルシウムは，ピルビン酸デヒドロゲナーゼ，イソクエン酸デヒドロゲナーゼ，α-ケトグルタル酸デヒドロゲナーゼを活性化させることにより，回路を正に調節する。これは，エネルギー需要の過程である収縮にカルシウムを用いる筋細胞において重要なメカニズムである。細胞質のカルシウムの上昇は，ミトコンドリアへのカルシウムの取り込みを引き起こし，これらのデヒドロゲナーゼを刺激して，筋収縮とエネルギー機構を結び付ける。最近になって明らかになってきた TCA 回路を調節する複数の細胞シグナル伝達機構は面白い新領域で，第 10 章で議論する。

## 酸化的リン酸化の基本的側面

　TCA 回路によって産生される還元当量である NADH と $FADH_2$ は，TCA 回路が機能し続けるためには $NAD^+$ と FAD に酸化される必要がある。呼吸鎖とも呼ばれる電子伝達系は，ミトコンドリア内膜に埋め込まれた複合体 I，II，III と IV からなる（図 4.6）。NADH デヒドロゲナーゼとも呼ばれる複合体 I は，ヒトの細胞では 46 のサブユニットからなる。それは NADH を $NAD^+$ に酸化し，2 つの電子をユビキノン（Q）に渡す。続いて Q は 2 つの電子を複合体 III に供与し，ユビキノール（$QH_2$）になる。複合体 III はシトクロム $bc_1$ 複合体とも呼ばれ，11 のサブユニットからなる。複合体 III は，一度に 1 つの電子をシトクロム $c$ に渡し，それはさらに複合体 IV に電子を供与する。複合体 IV はシトクロム $c$ オキシダーゼとも呼ばれ，13 のサブユニットからなる。複合体 IV はシトクロム $c$ から 4 つの電子を受け取り，最終的な電子受容体である酸素分子に供与して 2 分子の水ができる（$O_2 + 4e^- + 4H^+ \rightarrow 2H_2O$）。第 2 章で議論したように，高い（最も陽性の）還元電位をもつ分子は電子を受け入れやすい。酸素は最も陽性の還元電位をもつので，電子伝達系において最終的な電子受容体となる。電子伝達系の駆動力は，各電子伝達体が電子を受け取る相手よりも標準還元電位が高いことである。複合体 II は，SDH として TCA 回路に関与しており，4 つのサブユニット（SDHA〜SDHD）からなる。TCA 回路では，SDH サブユニット A がコハク酸をフマル酸に酸化し，FAD を $FADH_2$ に還元する。$FADH_2$ からの電子は SDHB，-C，続いて -D を通って Q に，続いて複合体 III，IV へと伝達される。電子の伝達は，複合体 I，III，IV によって行われ，マトリックスから内膜を通って膜間腔へ移動するプロトンのポンピングと共役している。複合体 II，Q およびシトクロム $c$ はプロトンポンピングには関係していない。このプロトンポンピングは，小さな化学的成分（$\Delta pH$）と大きな電気的成分（膜電位 $\Delta \psi$）からなる pmf を作り出す。ATP

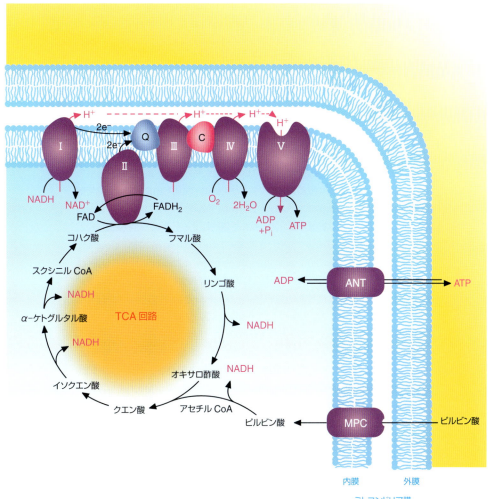

**図 4.6　酸化的リン酸化。**
電子伝達系複合体Ⅰ，Ⅲ，Ⅳは，電子が呼吸鎖を通って最終的な電子受容体である酸素に伝達される際に，ミトコンドリア内膜をまたいでプロトンを汲みあげる。このプロトンポンピングは，小さな化学的成分（ΔpH）と大きな電気的成分（膜電位Δψ）からなるプロトン駆動力（pmf）を作り出す。ATP シンターゼである複合体Ⅴは，内膜をまたぐプロトン勾配を使って，ADP と $P_i$ から ATP を合成する。この過程は酸化的リン酸化と呼ばれる。ANT：アデニンヌクレオチド輸送体，MPC：ミトコンドリアピルビン酸輸送体。

シンターゼである複合体Ⅴは，内膜をまたぐプロトン勾配を使って，ADP と $P_i$ から ATP を合成する。この過程は酸化的リン酸化と呼ばれる。
　酸化的リン酸化の発見の起源は，1950 年代後半にさかのぼる。英国の生化学者 Peter Mitchell（BOX 4.1 参照）は，細菌が砂糖などの特定の物質をどのように取り込むかについて研究をしていた。彼は，細菌の細胞膜をまたぐプロトンの勾配が，栄養の取り込みにとって重要であることに気がつき，このことが ATP 合成がプロトン勾配を原動力にするという，彼の偉大な洞察に結び付いた。プロトン

## BOX 4.1　Peter Mitchell の非凡なる才能を祝福する

　20世紀は，誰でもよく知っている，お馴染みの科学者で満ちあふれていた．物理学のAlbert Einstein，化学のLinus Pauling，生物学のJames WatsonやFrancis Crickらがそうである．おそらくこのカテゴリーからはずれるのが，生物がエネルギーをつくる過程を発見したPeter Mitchell（1920～1992年）である．彼は，他のほとんどの科学者と比較して，ユニークな経歴をもっていた．彼のアイデアは，ケンブリッジ大学（1939～1955年）とエジンバラ大学（1955～1963年）ですごした期間に発見した，細菌の栄養吸収の際のプロトンポンピングの本質的な役割の発見にもとづく帰納的推論に由来する．この期間に彼は，Frederick Gowland Hopkins，James Danielli，David Keilin，Malcolm Dixonや，古代ギリシャ哲学者に多大な影響を受けた．彼の理論的なアイデアは，化学浸透圧説となり，1950年代に出版された一連の論文に紹介され，1961年の*Nature*誌の論文 "Coupling of phosphorylation to electron and hydrogen transfer by a chemiosmotic type of mechanism.（化学浸透圧にもとづく機序による，リン酸化の電子および水素伝達との共役）" に統合された．当時の有力な説は化学中間体説であり，Mitchellのpmf，共輸送，対向輸送，単輸送というアイデアにもとづくベクトル的アプローチは，この分野の多くの人々にとって，時代に逆行する風変わりで間違ったものととらえられていた．Mitchellのアイデアは，長年にわたって懐疑的にみられ，すさまじい論争と激しい論戦 "ox-phos" 戦争を引き起こした．最初は，Mitchellは彼の革新的なアイデアを支持する十分な実験的証拠をもっていなかった．しかし奇妙にも，彼の重大な健康問題であった胃潰瘍が解決へと導いた．Mitchellは家族の財産でコーンウォールに地所を購入し，1962～1964年にかけて改修し，小さな私有の研究所であるグリン研究所を建てた．Mitchellは，牛の乳しぼりが胃潰瘍を治す助けになると信じて数カ月を過ごした．ケンブリッジとエジンバラでの研究パートナーであったJennifer Moyleが研究所の共同設立者であった．Mitchellが理論的な解析を提供し，Moyleと実験助手が，細胞内でのエネルギー産生に対する化学浸透圧的なアプローチの証拠となる，実際の実験を行った．グリン研究所はまた，この急速に発展する生体エネルギー学分野で働く，ここを訪れる研究者たちに"静かな避難所"を提供した．まもなく，他の研究室でもMitchellのアイデアを確認する実験が行われ，1970年代に化学浸透圧説がしぶしぶ認められるに至った．しかしながらプロトン/電子数比に関しては，長年にわたって論争が続いた．Mitchellのパラダイムを変えるアイデアは，"化学浸透圧説という学説を立てることにより生物学的エネルギー移動の理解に貢献した" ということで，1978年にノーベル化学賞に輝いた．Mitchellはさらに，1970年代と1980年代に彼の理論を拡張し，複合体IIIがプロトンをポンピングしてATPを生成する機序であるQサイクルを提唱し，ATPアーゼの機序に対するモデルを開発した．経歴の軌跡が示すように，彼は科学者は官僚的な干渉や社会的責任に縛られるべきではないと信じていた．すなわち，科学的な結果がよいことに使われるか，悪いことに使われるかを決定するのは社会次第だということである．グリン研究所は，Mitchellの死後も続いたが，高いレベルの研究を続けるために十分な資金を得ることは難しかった．1996年にグリン研究所は，生体エネルギー学グリン研究室として，ロンドン大学ユニバーシティ・カレッジに吸収された．

勾配は自然界のどこにでもあり，生命を維持するうえで不可欠のものである。プロトン力は光合成，細胞内外の物質の能動輸送，ATP 産生を駆動する。最も初期の生物である，α-プロテオバクテリアと古細菌でさえ ATP を産生するためのプロトンポンプをもっていた。この ATP 合成とプロトンポンピングの共役は，"化学浸透圧説" として知られ，20 世紀における最も重要な発見の 1 つである。

　化学浸透圧説の際立った特徴は，電子伝達系を介した電子伝達と複合体 V を介した ATP 産生という 2 つのシステムが，pmf を通して関連しているということである。ある過程が別の過程に影響を及ぼすとき，通常はタンパク質間相互作用があると考えることにわれわれは慣れている。しかしここでは 2 つのシステムには密接な接触や近接性はなく，複合体 I，III，IV により内膜を介してミトコンドリアマトリックスから膜間腔へとプロトンポンピングを行うことで pmf を生み出す，という機序によりつながっている。複合体 I，III，IV によるこのベクトル的なプロトンポンピングは，$\Delta pH$ として計測される化学的勾配と，膜電位（$\Delta\psi$）として計測される電荷分離にもとづく電気的勾配の 2 つを生み出す。pmf におもに貢献するのは $\Delta\psi$ であり，ミトコンドリア内膜を介した $\Delta pH$ はわずか 1 pH 程度にすぎない。プロトンポンピングの化学量論は複合体 I と III については $4H^+$ であるが，複合体 IV においてはわずか $2H^+$ である。結果として，電子伝達系により酸化された 1 分子の NADH に対しては $10H^+$，$FADH_2$ に対しては $6H^+$ となる。$FADH_2$ の酸化には複合体 I を必要とせず，複合体 III と IV を介した $6H^+$ のみである。膜を介した化学的（$H^+$ 濃度）ならびに電気的（電荷分離）な勾配に応答する形で，内膜に結合した複合体 V を介してプロトンは逆流して勾配を下げる。これはプロトン回路とみなすことができる。

　複合体 V は 2 つの際立ったマルチサブユニットの構成要素をもつ。1 つは ATP 加水分解を触媒する親水性のサブユニットで，球形の "頭部"（$F_1$-ATP アーゼ）として知られ，ミトコンドリアマトリックスの水性環境中に突出している。もう 1 つは疎水性のプロトンポンプの構成要素（$F_o$）で，ミトコンドリア内膜に埋め込まれている。$F_1$-ATP アーゼは単独で ATP から ADP と $P_i$ への加水分解を触媒するために，$F_1$-ATP アーゼと呼ばれる。しかし，損傷のないミトコンドリア内では，電子伝達系プロトンポンピングの結果として，ミトコンドリア膜間腔に蓄積したプロトンは $F_o$ 複合体に入りマトリックス内に放出される。プロトンが濃度勾配により移動した際に使い果たされたエネルギーが $F_o$ を時計回りに回転させ，$F_1$-ATP アーゼの立体配座の変化を繰り返し引き起こすことで ADP と $P_i$ からの ATP 産生を可能にしている。このメカニズムにより，複合体 V，つまり $F_oF_1$-ATP アーゼは，これまでに知られている中で最小の回転装置になっている！

　ミトコンドリアの酸素消費は電子伝達系と複合体 V の機能を評価する 1 つの方法である（BOX 4.2 参照）。酸素消費は複合体 IV による酸素の水への還元を反映している。電子伝達系を介した電子伝達は pmf を産生するためのプロトンポンピングと共役している。ある時点でこの力は十分大きくなり，電子伝達系は濃度勾配に逆らってポンピングできなくなる。この現象が生じると，電子伝達は止まり酸素消費も止まる。ADP の存在下では，プロトン勾配は複合体 V を介して使い果

## BOX 4.2　細胞の酸素消費速度の測定

　ミトコンドリアの電子伝達系の機能を評価する手段は，種々の阻害薬の共存下での酸素消費速度（OCR）の測定である．典型的には，細胞のOCRは（1）ATPシンターゼ阻害薬のオリゴマイシン，（2）脱共役剤のFCCP，そして（3）複合体Iの阻害薬のロテノンと複合体IIIの阻害薬のアンチマイシンを加えることによって測定される．ミトコンドリアのOCRと定義される基礎呼吸は，細胞の酸素消費量から電子伝達系の阻害薬であるロテノンとアンチマイシンを加えた後の残余OCRを引くことで計算される（BOX 4.2, 図1）．残余OCRは非ミトコンドリア呼吸と呼ばれる．共役呼吸は基礎呼吸からオリゴマイシンを加えた際の残余呼吸である非共役呼吸を引いて計算される．非共役呼吸はプロトンリークの大きさである．FCCPはミトコンドリアのATP産生と酸素消費を脱共役剤させる強力なプロトノフォアであり，その添加により最大呼吸を計算できる（BOX 4.2, 図1）．

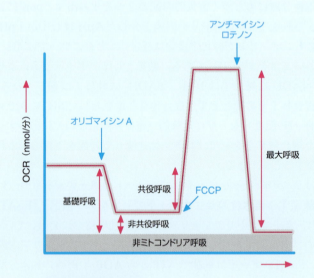

**BOX 4.2, 図1　酸素消費速度の決定．**
（Anso et al. 2013 より改変）

たされ，電子伝達系を介して複合体IVへの電子伝達が行われ，酸素消費が再開される．複合体VによるATP合成と共役した複合体IVによる酸素消費は共役呼吸と呼ばれる．しかし，プロトンの一部は複合体Vに進むかわりに内膜を通って逆流することができる．ADPが存在しない状況下では，このプロトンリークによりプロトン勾配をある程度消耗することで電子伝達系を介した電子伝達を可能にし，結果として少量の酸素消費ですむことになる．ATP産生とは共役せずにプロトンリークにより引き起こされる複合体IVによる酸素消費は，非共役呼吸と呼ばれる．このように，ミトコンドリアの酸素消費は共役呼吸と非共役呼吸の組み合わせとなっている．大半の細胞は高いレベルで共役呼吸を行っているが，褐色脂肪細胞

は注目すべき例外である。褐色脂肪細胞は非共役タンパク質が豊富に存在するために非共役呼吸を示し，ATP産生へと向かうことなくミトコンドリア内にプロトンを逆流させることでプロトンリークを増やす。カルボニルシアニド-$p$-トリフルオロメトキシフェニルヒドラゾン（FCCP）や2,4-ジニトロフェノール（DNP）などのプロトノフォアによりプロトンリークを増加させることでミトコンドリア内膜を介したプロトン勾配をなくすことにより，電子伝達系は複合体Ⅳに最大限の速度で電子を伝達するようになる。この過程は最大呼吸と呼ばれる。この速度は，どれだけ迅速にNADHとFADH$_2$が電子伝達系に電子を供給できるかということと，個々の複合体の電子伝達効率に依存している。面白いことに，1930年代には，DNPは抗肥満薬として使われていた。しかし，DNPは毒性が高く，脱共役の結果として体温を過度に上昇させるため，市場からは速やかに消失した。最近の研究では修飾したDNPをラットに投与し，肝臓を標的として高血糖や脂肪肝，インスリン抵抗性などの2型糖尿病の特徴を減少させる試みがなされた。これらの知見がヒトに応用できるかどうかは興味深いところである。

電子伝達系がプロトンをポンピングせず，膜電位やpH勾配が生成していないとき（例えば酸素が存在しないときや電子伝達系のタンパク質の機能が障害されているときなど），解糖系が産生するATPがミトコンドリア内に動員され，そこではF$_1$-ATPアーゼがこのATPをADPとP$_i$に加水分解し，F$_o$を介してプロトンがマトリックスから膜間腔に流入する。膜電位の維持はタンパク質の輸入とミトコンドリアマトリックスからの排出に必須である。ミトコンドリア内で産生される重要なタンパク質群は，鉄-硫黄クラスターを含み細胞質に放出され，ここでこれらのタンパク質は核ゲノムの完全性の維持などの役割を果たす。もしミトコンドリアが内膜の膜電位を失えば，マイトファジーとして知られるプロセスによって分解されるものとしてタグつけされる。そのためのタンパク質にはPINK1（PTEN-induced putative kinase 1）などがあり，それらが脱分極したミトコンドリアを認識し，Parkinを誘導すると，Parkinはユビキチンとともに膜電位が低いミトコンドリアの表面を覆い，それらを分解の標的とする。もし正常に機能していないミトコンドリアを除去するメカニズムが働かなければ，タンパク質の効率的な輸出入も行わず，生合成能とATP産生が低下した低膜電位のミトコンドリアが蓄積する可能性がある。このように，Mitchellのプロトンポンピングの化学浸透圧説はミトコンドリアがその機能を維持するために必須である。

電子伝達系によるNADHとFADH$_2$の酸化により何分子のATPが産生されるか理解するために計算をしてみよう。これは為替のようなものである。複合体Ⅴを介した電気化学的なプロトン勾配を逆行する際には，1分子のATPを産生するために3つのH$^+$が必要であり，負の電荷をもつP$_i$分子1つをマトリックスに輸送するために1つのH$^+$が必要である。これらの数字にもとづいて，複合体Ⅰによる1分子のNADHの酸化は，複合体Ⅰ，Ⅲ，Ⅳによるマトリックス外への10H$^+$の汲み出し，また複合体ⅤのATP合成のための4H$^+$の汲み入れを引き起こし，結果として10H$^+$/4H$^+$＝2.5 ATP/NADHとなる。複合体ⅡによるFADH$_2$の酸化は複合体ⅢとⅣのプロトンポンピングを介して6H$^+$しか産生せず，結果として

$6H^+/4H^+ = 1.5\ ATP/FADH_2$ となる。

## 電子伝達系は活性酸素種を産生する

　電子伝達系を介した電子伝達の望ましくない結果として，$O_2^-$ の産生があげられる。電子伝達系ではNADHまたはFADH₂からのすべての電子が最終的には複合体Ⅳと酸素に伝達され，それらが電子の最終の受け手となる。しかし，電子伝達系は完璧なシステムではなく，電子のわずかな漏出（全体の0.1％未満と推定される）が存在し，そこでは電子は酸素と非酵素的な方法で反応し $O_2^-$ を産生する。$O_2^-$ は $O_2$ の一電子還元により生成する。$O_2^-$ はSOD2というミトコンドリアマトリックス内に存在する酵素によって速やかに $H_2O_2$ に変換される。グルタチオンペルオキシダーゼやペルオキシレドキシンなど種々のタンパク質が，ミトコンドリアマトリックス内で $H_2O_2$ を解毒して水に変換する（第5章参照）。もし電子伝達系複合体が適切に機能しなければ，$O_2^-$ および過酸化物の産生レベルはミトコンドリアタンパク質とミトコンドリアDNAの障害を招きうるレベルに達する。さらに $H_2O_2$ はミトコンドリアから漏出しうる。そして高濃度では核DNAの中のグアニンを酸化することに加えて，細胞質のタンパク質に障害を与えうる。十分な抗酸化タンパク質があれば，ミトコンドリアマトリックス内の活性酸素種の量が制限できる。単離したミトコンドリアを用いた研究によれば，ミトコンドリアがATPを産生せず，それゆえに，マトリックスの中で限られたATPしか利用できない結果として高いpmfを生じるときに $O_2^-$ 産生が増加する。電子伝達系が阻害されることによりミトコンドリアマトリックス内で $NADH/NAD^+$ 比が高くなった際にはスーパーオキシドの産生も増加する。もしミトコンドリアがATPを活発に産生していれば，pmfも $NADH/NAD^+$ 比もともに低くなり，$O_2^-$ 産生は低下する。細胞内では，酸素レベルの低下も上昇もともに $O_2^-$ 産生を活性化させるという矛盾した現象が観察される。

　電子伝達系を介した電子伝達効率に関して，2つの未解決の問題がある。1つ目は，そもそもなぜそんなに効率的なのか（例えば，$O_2^-$ を産生するために0.1％未満の電子しか漏出しないなど）？　そしてなぜ自然はこれらの"有害分子"を排除してこなかったのか？　最初の質問に対する答えは，複合体Ⅰ，Ⅲ，Ⅳは特別なスーパー複合体の中に認められ，そこでは電子が短い距離を通ることができるからかもしれない。この距離が近いことにより効率があがり，電子伝達とプロトンポンプとの強固な共役が $O_2^-$ を産生する電子の漏出を制限するとともに，膜電位の生成を可能にする。近年，低酸素誘導遺伝子（HIG）1がこれらのスーパー複合体の形成に必須であるとして同定されてきた。流動型の電子伝達体であるQとシトクロム $c$ の2つは膜内には埋め込まれておらず，膜間腔で自由に動き回るか膜間腔の内膜に近接したところに結合しているかのどちらかのプールをもっているようである。2つ目の質問に対する回答は，ミトコンドリアによる少量の活性酸素種の産生と放出は好ましい機能をもっているからかもしれない。有力な1つの仮説は，ミトコンドリアからの少量の活性酸素種は，細胞に対してその適応度を伝えるた

めのコミュニケーション手段としての役割をもつというものである。このように，正常なミトコンドリアは少量の活性酸素種を産生し，細胞質に放出されたそれらの活性酸素種は特定の活性酸素種感受性タンパク質を標的とする。それらのタンパク質はストレスの多い環境への適応だけでなく，恒常性の維持においても重要である。最近の研究によると，ミトコンドリアが産生した活性酸素種の細胞質への漏出は，代謝適応，オートファジー，そして自然免疫・適応免疫のための遺伝子の低酸素誘導の最適な活性化に必要である。さらに，ミトコンドリアの活性酸素種はモデル生物の長寿にとって好ましいことが示されている（BOX 5.2 参照）。極端な考えではあるが！

## 代謝物をミトコンドリア内外に輸送する輸送体

　これまで，電子伝達系の複合体群の複合体Vへの共役が pmf によってどのようにATPを産生するかについてみてきた。Mitchell の原報でプロトン回路の重要な構成要素として認識されているのは，ADPやP$_i$などの代謝物のミトコンドリアへの輸送やATPの細胞質への輸送である。ミトコンドリア外膜は膜を越えてこれらの代謝物を輸送することができるVDACを含んでいる。しかし，ミトコンドリア内膜はこれらの代謝物やイオンを通さない。そうでなければ，電子伝達系により汲みあげられたプロトンはそのまま戻されてしまい，ATP産生のために複合体Vを通過するということが行われなくなってしまう。ミトコンドリア内膜はATPとADPの交換を触媒するANTを含んでいる。中性のpH下では，ATPは4つの負の電荷をもつ一方で，ADPは3つの負の電荷をもつので，正味の電荷はマトリックスでは−1の損失になる。この輸送体は電子伝達系によって産生された膜電位をいくらか消費し，ADPの流入とATPの流出に有利なように働く。リン酸輸送体は中性の pH において $H_2PO_4^-$ を $OH^-$ と交換輸送するか，$H^+$ と共輸送する。このリン酸は電子伝達系により生成した膜電位ではなく，pH勾配によって流入する。このように，ATP合成は4つのプロトンを必要とし，3つがATP合成用で1つは P$_i$ の輸送用である。

　第3章では，解糖として知られる一連の代謝経路を通して，グルコース分子がどのように2分子のピルビン酸になるかを取り上げた。解糖の2つの主要産物はNADHとピルビン酸である。酸素存在下では，ピルビン酸とNADHはミトコンドリア内に輸送される。どちらの分子も，小分子に対して透過性のあるミトコンドリア外膜は通過することができるが，不透過性のミトコンドリア内膜を通過するためには特別なメカニズムを必要とする。これまでよくわかっていなかったミトコンドリアのピルビン酸輸送体の性質が最近解明された。この輸送体はMPC1とMPC2と呼ばれる，それぞれ15 kDa程度の2つのタンパク質から構成され，それらは大きなヘテロ複合体を形成している。この輸送体の重要な点は，ピルビン酸1分子をマトリックスに輸送する際に1つのプロトンを必要とすることである。このヘテロ複合体がどのように機能するかについての詳しい分子学的機序は現在解明中である。

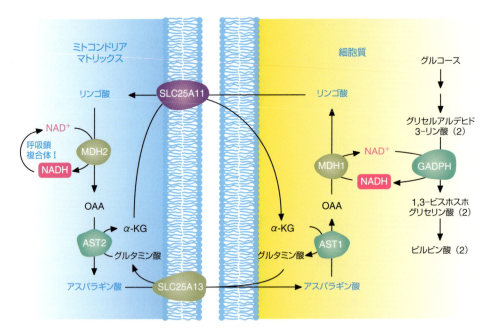

**図 4.7　リンゴ酸–アスパラギン酸シャトル。**
グリセルアルデヒド–3–リン酸デヒドロゲナーゼ（GAPDH）は解糖の過程で NADH を産生する。細胞質のリンゴ酸デヒドロゲナーゼ（MDH）1 によりオキサロ酢酸（OAA）をリンゴ酸に変換することで NADH は NAD$^+$ に再生され，解糖は継続される。結果として，リンゴ酸は SLC25A11 輸送体によってミトコンドリアマトリックス内に輸送され，そこで OAA に再変換される。これは NAD$^+$ が NADH に変換される反応と共役している。電子伝達系の複合体 I は MDH2 が継続して作用するように NADH を NAD$^+$ に変換する。ミトコンドリアの OAA はアスパラギン酸アミノトランスフェラーゼ（AST）2 によりアスパラギン酸に変換され，結果として，細胞質に運ばれ，そこでは AST1 アミノトランフェラーゼ 1（GOT1）によりアスパラギン酸が細胞質の OAA へとふたたび変換され，シャトルが回り続けるようになっている。α-KG：α–ケトグルタル酸。（the medical biochemistry page, LLC の許可を得て引用）

　解糖で産生された NADH はミトコンドリアマトリックス内への輸送に 2 つのシャトル機構を利用する。それらはリンゴ酸–アスパラギン酸シャトルと，グリセロールリン酸シャトルである。リンゴ酸–アスパラギン酸シャトルの主要酵素は MDH である。細胞質の MDH1 は解糖系が機能するために NADH を酸化して NAD$^+$ に変換する。一方ミトコンドリアマトリックスの MDH2 は NAD$^+$ を還元して NADH にする（図 4.7）。グリセロールリン酸シャトルは，2 つの異なったグリセロール–3–リン酸デヒドロゲナーゼの酵素活性に依存する。1 つは NAD$^+$/NADH との共役を利用し，もう 1 つは FAD/FADH$_2$ と共役した膜結合酵素で，この酵素は FADH$_2$ を産生し，FADH$_2$ は電子を電子伝達系の Q に与える（図 4.8）。
　クエン酸，イソクエン酸，リンゴ酸，コハク酸，そして α–ケトグルタル酸のための主要な輸送体を簡単に紹介する（図 4.9）。すべての輸送体が重要であるが，ここではクエン酸輸送体（SLC25A1）に注目することにする。この輸送体により，TCA 回路が産生したクエン酸はミトコンドリア内膜を通過し膜間腔に移動することができ，ここからクエン酸はミトコンドリア外膜に存在する VDAC を通過しうる。クエン酸$^{2-}$ はリンゴ酸$^{2-}$ に交換される。ひとたび細胞質に入ると，6 つの炭

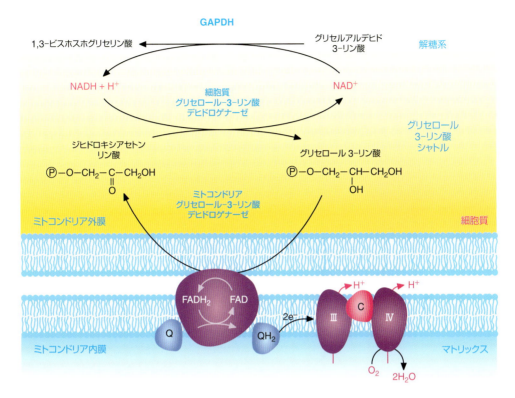

**図 4.8　グリセロールリン酸シャトル。**
グリセルアルデヒド-3-リン酸デヒドロゲナーゼ（GAPDH）は解糖の過程で NADH を産生する。細胞質のグリセロール-3-リン酸デヒドロゲナーゼにより，ジヒドロキシアセトンリン酸からグリセロール-3-リン酸へと変換することで NADH は $NAD^+$ に再生され，解糖系が機能し続ける。結果として，FAD を $FADH_2$ に変換する反応と共役して，グリセロール-3 リン酸はジヒドロキシアセトンリン酸に再度変換される。$FADH_2$ は電子をユビキノンに供給し，ユビキノンは電子を電子伝達系の複合体Ⅲに伝達する。

素をもつクエン酸は，ATP-クエン酸リアーゼ（ACLY）によって 2 つの炭素をもつアセチル CoA と 4 つの炭素をもつ OAA に変化しうる。前述のように，アセチル CoA は重要な代謝物で，タンパク質のアセチル化にも脂肪酸やステロール合成にも使用される。アセチル CoA の産生は主にミトコンドリアマトリックスで起こる。アセチル CoA は，おもに PDH によるピルビン酸の酸化と脂肪酸の分解（第 7 章），そしてアミノ酸の異化によって供給される。ミトコンドリア膜はアセチル CoA 分子を透過させず，クエン酸輸送体がアセチル CoA を細胞質に輸送する主要なメカニズムである。

## 解糖とミトコンドリアでのグルコースの完全酸化により 32 分子の ATP が産生される

第 3 章の解糖系および本章の TCA 回路と酸化的リン酸化の情報を利用し，1 分子のグルコースが何分子の ATP を産生できるか計算できる（図 4.10）。解糖系

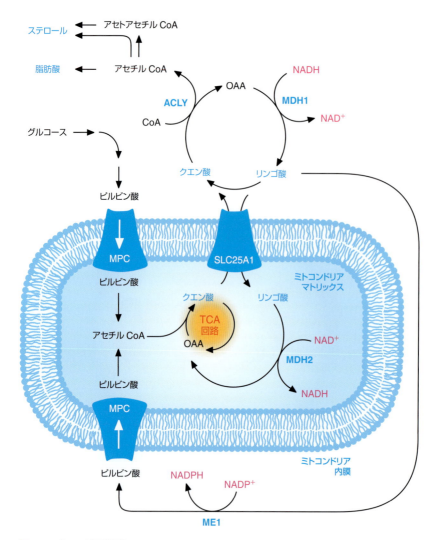

**図 4.9 クエン酸輸送体。**
クエン酸は SLC25A1 輸送体によりリンゴ酸と交換に細胞質に取り込まれる。細胞質のクエン酸は ATP-クエン酸リアーゼ（ACLY）によってアセチル CoA とオキサロ酢酸（OAA）に変換される。アセチル CoA はステロールと脂肪酸の産生のための前駆体である。リンゴ酸デヒドロゲナーゼ 1（MDH1）は OAA をリンゴ酸に変換し，リンゴ酸はクエン酸と交換にミトコンドリアマトリックスに取り込まれる。リンゴ酸はリンゴ酸酵素（ME）1 によりピルビン酸に変換される。

と PHD 反応と TCA 回路から産生される還元当量を組み合わせることにより，以下の正味の反応を得ることができる。

$$\text{グルコース} + 2H_2O + 10NAD^+ + 2FAD + 4ADP + 4P_i$$
$$\rightarrow 6CO_2 + 10NADH + 6H^+ + 2FADH_2 + 4ATP$$

1 分子の NADH と $FADH_2$ はそれぞれ 2.5 分子の ATP と 1.5 分子の ATP を産生することを思い出してほしい。それゆえ，解糖系では 2 分子の ATP と 2 分子の NADH（5 分子の ATP）が産生される。2 分子のピルビン酸のアセチル CoA へ

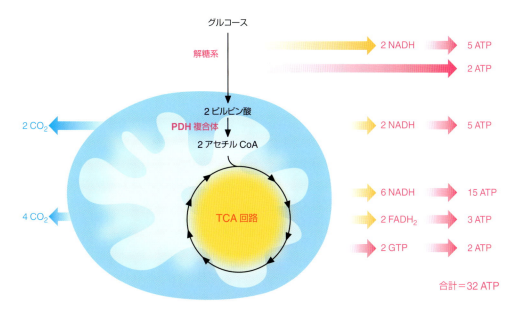

**図 4.10　グルコースの酸化により 32 分子の ATP が産生される。**
NADH は 2.5 分子の ATP を産生し，FADH$_2$ は 1.5 分子の ATP を産生する。解糖系と TCA 回路を介したグルコースの酸化は 10 分子の NADH（25 分子の ATP）と 2 分子の FADH$_2$（3 分子の ATP）を産生する。解糖系と TCA 回路は基質レベルのリン酸化によりそれぞれ 2 分子の ATP を産生する。PDH：ピルビン酸デヒドロゲナーゼ。

の酸化により 2NADH（5 分子の ATP）が産生され，合計 12 分子の ATP が産生される。TCA 回路を通して，各アセチル CoA 分子は 3NADH（7.5 分子の ATP）と 1FADH$_2$（各サイクルあたり 1.5 分子の ATP）と 1GTP（ATP に変換されうる）を産生する。よって，1 分子のアセチル CoA は TCA 回路を通して 10 分子の ATP を産生し，2 分子のアセチル CoA が TCA 回路に入ることで 20 分子の ATP が産生される。PDH 複合体と TCA 回路によるグルコースの完全酸化により 30 分子の ATP および老廃物として 6 分子の CO$_2$ が産生される。

## 複数の要因が細胞呼吸を調節する

　Britton Chance と G.R. Williams は 1950 年代に発表した彼らの初期の研究の中で，細胞の呼吸速度は細胞内の ATP 利用によって調節されると提案した。このモデルでは，細胞内の ATP 利用が増加すると，細胞質内の ATP レベルが低下し，細胞質内の ADP と P$_i$ が増加する。細胞質内の ADP 濃度の上昇により，アデニンヌクレオチド輸送体（ANT）の活性上昇を介してミトコンドリアの ADP が増加する。ミトコンドリアの ADP 濃度上昇が複合体Ⅴを活性化させることで ATP 合成効率を増加させる。それによりミトコンドリアの膜電位が低下し，呼吸鎖を刺激して酸素が消費される。

　引き続く数十年で，TCA 回路による還元当量の供給量，電子伝達系を介した電

子の流量，細胞の ATP アーゼによる ADP の供給量，ANT，プロトンリークの程度など，他の因子も呼吸速度を調節することが明らかになった。これらのプロセスが呼吸速度にもたらす相対的な調節量をどのように定量的に測定するかは，代謝制御解析が発展する 1970 年代初期までは解明されないままであった。代謝制御解析は，特定のタンパク質が代謝フラックスに与える調節係数を決定するのに有用であった。調節係数とは呼吸速度のパーセント変化を，呼吸速度を変化させるタンパク質または複合体のパーセント変化で割った値である。例えば，もし ANT の 10％の変化が呼吸速度の 10％の変化をもたらすのであれば，プロトンリークの調節係数は 1 となる。しかし，もし 10％の ANT 変化が 1％の呼吸速度の変化をもたらせば，調節係数は 0.1 となる。1980 年代後半には，単離したラットの肝細胞での代謝制御解析により，呼吸の 15〜30％が NADH の供給（これはミトコンドリア，TCA 回路，他の NADH を供給する反応へのピルビン酸の供給を含む）により調節され，20％がプロトン漏出により，そして 0〜15％が電子伝達系により調節されていることが明らかになった。残りの 50％は ATP の合成，輸送，利用によって調節され，その中でも大半の細胞において重要な要素は細胞過程による ATP の利用率である。

## ミトコンドリアがカルシウムの恒常性を調節する

　カルシウムは細胞内の複数の過程にとって不可欠なイオンであり，カルシウムの恒常性の維持は細胞の正常な機能に必須である。細胞質のカルシウム上昇は速やかに正常濃度まで回復される必要がある。たいていの人は小胞体がカルシウムの恒常性を維持するためにカルシウムを吸収する主要な細胞小器官だと考えている。しかし，ミトコンドリアがカルシウムを吸収する能力をそなえていることは意外に知られていない。電子伝達系が産生するプロトン勾配により，最近同定されたミトコンドリアカルシウム単輸送体（MCU）を通して $Ca^{2+}$ のミトコンドリアマトリックスへの吸収が行われる。MCU はミトコンドリア内膜に存在する。もしプロトン勾配が消失すれば（例えばプロトノフォアである FCCP 投与下など），カルシウムはミトコンドリアマトリックスから放出される。$Na^+$ もしくは $H^+$ と交換に，ミトコンドリアマトリックスから $Ca^{2+}$ を追い出す対向輸送体を介して，カルシウムをマトリックスから放出する正常なメカニズムが存在する（図 4.11）。これらの対向輸送体の重要な特徴は，低濃度のカルシウムで飽和し，それらの動態が緩徐なことである。このようにミトコンドリアのカルシウム濃度は，高い $V_{max}$ で汲みあげを行い，流出に関しては緩徐で飽和しうるシステムをもつ単輸送体（MCU）によって制御されている。このシステムによりミトコンドリア内のカルシウム過負荷のリスクが増加し，それによりミトコンドリア内膜の透過性が大きく亢進する。その結果，1.5 kDa 以下の分子を失い，細胞死（アポトーシス）が引き起こされる。この非選択的な透過性の高いチャネルは，ミトコンドリア膜透過性遷移孔（MPTP）と呼ばれる。MPTP 形成の引き金となるミトコンドリアのカルシウム過負荷は，パーキンソン病など多くの神経変性疾患や，心臓および脳の虚血傷害と関連して

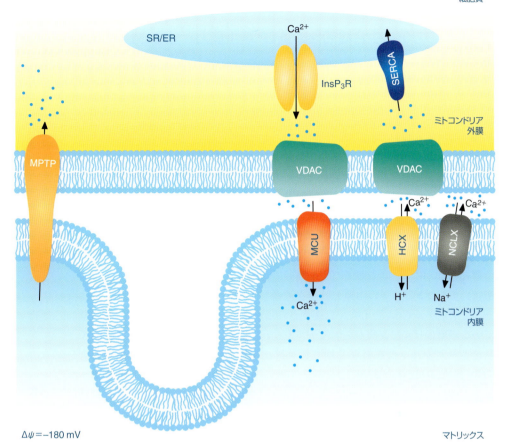

**図 4.11　ミトコンドリアはカルシウム恒常性を調節する。**
カルシウム調節を行う主要な細胞小器官は小胞体であり，小胞体は sarco/endoplasmic reticulum $Ca^{2+}$-ATP アーゼ（SERCA）によってカルシウムを小胞体内に取り込み，イノシトールトリスリン酸受容体（$InsP_3R$）によって小胞体から細胞質内にカルシウムを放出する。ミトコンドリアもミトコンドリアカルシウム単輸送体（MCU）を介して細胞質のカルシウムを隔離することでカルシウムを調節することができる。カルシウムはミトコンドリアの $H^+/Ca^{2+}$ 交換輸送体（HCX）と $Na^+/Ca^{2+}$ 交換輸送体（NCLX）によって，ミトコンドリアから細胞質に運ばれる。ER：小胞体，MPTP：ミトコンドリア膜透過性遷移孔，SR：筋小胞体，VDAC：電位依存性陰イオンチャネル。(Raffaello et al. 2012 より Elsevier の許可を得て引用)

いる。しかし，生理的な範囲でのカルシウム取り込みは，ATP シンターゼ（複合体V）と ANT の活性化と同様に，PDH，イソクエン酸デヒドロゲナーゼ，α-ケトグルタル酸デヒドロゲナーゼのアロステリックな活性化により酸化的リン酸化を亢進させる。これにより，ミトコンドリアのカルシウム上昇による協調的な酸化的リン酸化の上向き調節が可能となる。多くの細胞はカルシウムの増加の結果として代謝要求を増加させる。例えば，細胞質のカルシウムが上昇すると筋収縮の引き金となる。この細胞質内で増加したカルシウムはミトコンドリアマトリックスに隔離され，それによって酸化的リン酸化の上向き調節が付随的に起こり，収縮

を維持するために十分なATPが供給される。

## ミトコンドリアの生合成活性はATP産生能力と分離される

　初期のTCA回路は酸素の非存在下で進化した。ゆえに酸化的な時計回りの回路ではなくむしろ還元的な反時計回りの回路であり，その回路の中で回路を回し，生合成の前駆体として機能する中間体を生成するためにNADHやNADPHが消費される。哺乳類細胞はATPを産生することなくTCA回路の中間体を産生することができるのだろうか？　細胞が低酸素状態にさらされたり，ある疾患において電子伝達系のタンパク質が変異をもったときに，電子伝達系が阻害される例が存在する。これらの状況下では，細胞生存を維持するために必要なATPを産生するために解糖系が偉大な能力を発揮し，複合体VのATP加水分解によりミトコンドリア内膜電位を生成するためにATPがマトリックスに取り込まれる。しかし，この場合どのようにTCA回路の中間体が産生されるのだろうか？　本章の最初で学んだように，クエン酸がTCA回路の重要な中間体である。なぜならクエン酸は，ミトコンドリアの内膜と外膜を通過して細胞質に移動でき，ACLYによりそこでアセチルCoAとOAAに変換されるからである。ミトコンドリアが機能している細胞はピルビン酸からアセチルCoAを産生し，アセチルCoAをOAAと結合させてクエン酸を合成し細胞質へ排出するので，結果としてOAAを含むTCA回路の中間体の減少につながる（図4.12）。グルタミン分解によりα-ケトグルタル酸が供給され，α-ケトグルタル酸はOAAを産生するためにTCA回路に入り，今度はピルビン酸が産生したアセチルCoAと縮合し，クエン酸が合成される。

　ミトコンドリアが正常に機能していない哺乳類細胞では，グルタミン依存性の還元的カルボキシ化と呼ばれる過程により，TCA回路は部分的に逆行してクエン酸を産生することができる。最近発見されたこのメカニズムは，グルタミンをグルタミン酸に変換することからはじまり，グルタミン酸はα-ケトグルタル酸に変換され，TCA回路に入る。NADPHの還元力を利用したカルボキシ化により6つの炭素をもつクエン酸分子を産生するために，5つの炭素をもつα-ケトグルタル酸は，NADPH依存性のイソクエン酸デヒドロゲナーゼ（IDH）2とアコニターゼにより触媒される2つの反応で変換される（図4.12）。この発見は，進化上の祖先である細菌が有していたのと同様に，現代のミトコンドリアもしっかりとした代謝可塑性を有することを示している。

## ミトコンドリアはシグナル伝達を行う細胞小器官である

　ミトコンドリアの主要な2つの役割であるエネルギー産生と生合成の補助により，ミトコンドリアは増殖，分化，ストレスへの適応などを含むさまざまな生物学的作用を生み出す中心となっている。古典的な考え方によれば，ミトコンドリアの生物学的作用は核の指令によるもので，ミトコンドリアの代謝の変化は単純に

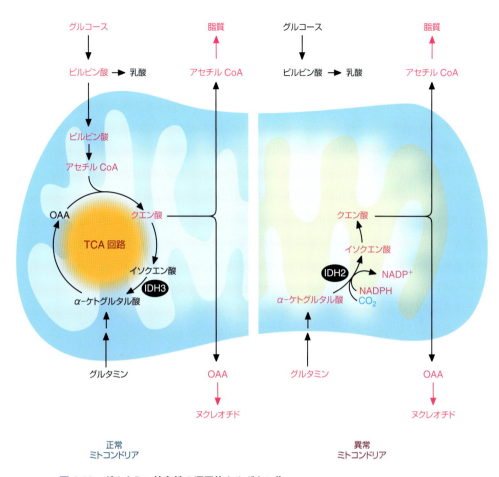

**図 4.12　グルタミン依存性の還元的カルボキシ化。**
ミトコンドリアが機能している細胞ではオキサロ酢酸（OAA）を産生するためのα-ケトグルタル酸生成にグルタミンを利用することができ，アセチル CoA を産生するためにピルビン酸を利用できる。OAA とアセチル CoA はクエン酸を生成し，クエン酸は脂質とヌクレオチドを新たに合成するために細胞質に運ばれる。TCA 回路のα-ケトグルタル酸デヒドロゲナーゼの反応段階以降または電子伝達系タンパク質に機能喪失変異をもつためにミトコンドリアが正常に機能していない細胞では，ピルビン酸を酸化してアセチル CoA にすることができない。このような細胞ではグルタミンがα-ケトグルタル酸に変換され，逆行性のイソクエン酸デヒドロゲナーゼ（IDH）2 依存性反応を介してクエン酸になる。

これらの指令の結果である。ミトコンドリアが命令をだしたり，生物学的作用を変化させるために自分自身にシグナルをだすとはほとんど考えられていない。しかし，もし機能している十分なミトコンドリアなしに細胞が増殖や分化などの過程を行っているとすれば，代謝の危機に陥り細胞死や老化に陥るおそれがある。細胞が最適に機能するためには，細胞が作用する前にチェックポイントとして健康状態をフィードバックするメカニズムがミトコンドリア内に存在する必要がある。このフィードバック機構は，走行距離を予測する車の燃料計と似ている。このように，細胞が増殖や分化など独自の生物学的作用に全力を傾ける前に，ミトコンドリアのチェックポイントが必要となる。ミトコンドリアが生物学的結果を

決定する因果的な役割をしていることが示唆される。

　ミトコンドリアが（1）タンパク質のアセチル化のためのアセチル CoA などの代謝物，（2）カスパーゼ依存性の細胞死を引き起こすシトクロム $c$ などのタンパク質，（3）特定のシグナル伝達経路を阻害または活性化する活性酸素種，を放出することで，シグナル伝達に必須の役割をしていることを示す多くの研究が過去 20 年間に行われてきた。ミトコンドリアにおける ATP 産生の変化も，AMP 活性化プロテインキナーゼ（AMPK）が活性化されることで細胞質に伝達される。このキナーゼは AMP レベル上昇と ATP レベルの低下に反応する。AMPK の活性化により細胞は同化作用を減少させ，エネルギーを産生するために異化作用へと移行する。

　ミトコンドリアはまた，ミトコンドリア外膜へのシグナル伝達タンパク質との結合を介して，シグナル複合体の足場となることで，シグナル伝達を調節する。1 つの例としてウイルス感染への適切な応答のために必要な，抗ウイルス活性をもつミトコンドリアのシグナル伝達タンパク質がある。なぜこのタンパク質がミトコンドリア外膜に存在しなければならないかは謎である。しかし，ミトコンドリアと密接に関係したシグナル伝達経路に関係しているタンパク質の数は増えている。

　ミトコンドリアのシグナル伝達に関する面白い新領域は，ミトコンドリア動力学である。ミトコンドリアは細胞周辺を動き回っているだけでなく，常に分裂と融合を繰り返している。分裂と融合だけでなく，環境または内部シグナルに依存して，ミトコンドリアは細胞周辺を動き回りシグナル伝達に関与するために適切な場所にいきつく。一般的には，分裂したミトコンドリアは生物エネルギー的には融合したミトコンドリアよりも堅固性に劣る。

　最後に，壊死を起こし内容物を血液中に放出した細胞は炎症を惹起する。最近の研究によると，ミトコンドリア DNA は単球上の Toll 様受容体のシグナル伝達を活性化させ，炎症性サイトカインの活性化を引き起こしうる。将来的には，ミトコンドリア生物学の最も面白い側面の 1 つとして，どのようにミトコンドリアが生物学的作用を指令するために細胞質内でシグナル伝達事象の制御を行うかを理解することがあげられるだろう。

## ミトコンドリアと疾患

　最も深刻な疾患分類の 1 つに酸化的リン酸化を障害する変異に関連した疾患があげられ，それらは少なくとも 5,000 出生に 1 回起こる。ミトコンドリアタンパク質や RNA 分子の機能を変化させるような，ミトコンドリア DNA または核 DNA 上の遺伝性または散発的な変異によりミトコンドリア病は生じる。これまでに述べたように，ミトコンドリア DNA はミトコンドリアを構成する 3,000 遺伝子のうちたった 37 遺伝子のみをコードしている。ミトコンドリア DNA がコードする多くの遺伝子は，電子伝達系の必須のサブユニットであるタンパク質を産生する。多くのミトコンドリア病は幼少期早期に発症する。乳酸アシドーシス，失明，末梢神経障害，骨格筋ミオパチー，難聴，神経変性などを呈して，罹患者に甚だ

しい苦痛をもたらす．多くの疾患が骨格筋，脳，心臓，肝臓の細胞に多大な損傷を及ぼす．

　早期発症のミトコンドリア病としてよくみられる疾患の1つにMELAS（ミトコンドリア脳筋症・乳酸アシドーシス・脳卒中様発作症候群）がある．MELASはおもにミトコンドリアDNAにコードされるミトコンドリア特異的な転移RNAの変異によって生じ，母性遺伝を示す．興味深いことに，ミトコンドリアDNAおよび核DNA上の異なった変異が同じ疾患を起こしうる．1つの例はリー症候群であり，脳幹，小脳，大脳基底核の異常として特徴づけられ，しばしば乳酸アシドーシスを呈する．ミトコンドリア病の症状は，薬物のオフターゲット効果による毒性により模倣されることがある．fialuridineはB型肝炎に対する抗ウイルス薬で，ミトコンドリア機能に対するオフターゲット効果により，第II相臨床試験において一連の患者群に乳酸アシドーシス，ニューロパチー，肝不全やミオパチーを引き起こし，試験は中止となった．興味深いことに，スタチンや抗菌薬，抗HIV薬であるジドブジンなどを含む高頻度に処方される薬物がミトコンドリア機能を障害するオフターゲット効果をもつことが知られている．

　ミトコンドリア関連疾患の中で台頭している面白い分野に，ミトコンドリアの機能異常が糖尿病，肥満，がん，神経変性疾患など数々のよくある病気と結び付いているという証拠が蓄積されていることがある．ミトコンドリア遺伝子の発現の進行性の低下も正常なヒトの老化の特徴であり，一方で，健康や寿命をヒトでのばすと思われているカロリー制限がミトコンドリアの生合成を増加させる．大きな未解決の疑問は，正常の老化もしくは多くのよくある病気の中で起こるミトコンドリア機能の低下が原因か結果か，ということである．実際，いくつかの疾患や加齢の過程で認められるミトコンドリアのわずかな機能障害が有益か有害かは完全に理解されていない．酵母からマウスに至るまでのモデル生物を用いた最近の研究により，ミトコンドリア機能の低下が代謝的な健康と長寿を促進することが示されている．

## 参考文献

Anso E, Mullen AR, Felsher DW, Matés JM, Deberardinis RJ, Chandel NS. 2013. Metabolic changes in cancer cells upon suppression of MYC. *Cancer Metab* 1: 7.

Raffaello A, De Stefani D, Rizzuto R. 2012. The mitochondrial Ca$^{2+}$ uniporter. *Cell Calcium* 52: 16–21.

## より深く知りたい人のための文献

Brand MD, Kesseler A. 1995. Control analysis of energy metabolism in mitochondria. *Biochem Soc Trans* 23: 371–376.

Brand MD, Nicholls DG. 2011. Assessing mitochondrial dysfunction in cells. *Biochem J* 435: 297–312.

Chance B, Williams GR. 1955. Respiratory enzymes in oxidative phosphorylation. III. The steady state. *J Biol Chem* 217: 409–427.

Chandel NS. 2014. Mitochondria as signaling organelles. *BMC Biol* 12: 34.

De Stefani D, Rizzuto R. 2014. Molecular control of mitochondrial calcium uptake. *Biochem Biophys Res Commun* 449: 373–376.

Gray MW. 2012. Mitochondrial evolution. *Cold Spring Harb Perspect Biol* 4: a011403.

Krebs HA. 1937. The intermediate metabolism of carbohydrates. *Lancet* 230: 736–738.

Krebs HA, Johnson WA. 1937. The role of citric acid in intermediate metabolism in animal tissues. *Enzymologia* 4: 148–156.

Lane N. 2014. Bioenergetic constraints on the evolution of complex life. *Cold Spring Harb Perspect Biol* 6: a015982.

Lapuente-Brun E, Moreno-Loshuertos R, Acín-Pérez R, Latorre-Pellicer A, Colás C, Balsa E, Perales-Clemente E, Quirós PM, Calvo E, Rodríguez-Hernández MA, et al. 2013. Supercomplex assembly determines electron flux in the mitochondrial electron transport chain. *Science* 340: 1567–1570.

Lindley D, Clarke M. 1988. Nobel prizes announced for physics and for chemistry. *Nature* 335: 752–753.

Liu X, Kim CN, Yang J, Jemmerson R, Wang X. 1996. Induction of apoptotic program in cell-free extracts: Requirement for dATP and cytochrome *c*. *Cell* 86: 147–157.

Martin W, Müller M. 1998. The hydrogen hypothesis for the first eukaryote. *Nature* 392: 37–41.

McKenzie R, Fried MW, Sallie R, Conjeevaram H, Di Bisceglie AM, Park Y, Savarese B, Kleiner D, Tsokos M, Luciano C, et al. 1995. Hepatic failure and lactic acidosis due to fialuridine (FIAU), an investigational nucleoside analogue for chronic hepatitis B. *N Engl J Med* 333: 1099–1105.

Mitchell P. 1961. Coupling of phosphorylation to electron and hydrogen transfer by a chemi-osmotic type of mechanism. *Nature* 191: 144–148.

Murphy MP. 2008. How mitochondria produce reactive oxygen species. *Biochem J* 417: 1–13.

Nunnari J, Suomalainen A. 2012. Mitochondria: In sickness and in health. *Cell* 148: 1145–1159.

Pagliarini DJ, Rutter J. 2013. Hallmarks of a new era in mitochondrial biochemistry. *Genes Dev* 27: 2615–2627.

Sena LA, Chandel NS. 2012. Physiological roles of mitochondrial reactive oxygen species. *Mol Cell* 48: 158–167.

Vafai SB, Mootha VK. 2012. Mitochondrial disorders as windows into an ancient organelle. *Nature* 491: 374–383.

Weber BH. 1991. Glynn and the conceptual development of the chemiosmotic theory: A retrospective and prospective view. *Biosci Rep* 11: 577–617.

West AP, Shadel GS, Ghosh S. 2011. Mitochondria in innate immune responses. *Nat Rev Immunol* 11: 389–402.

# NADPH：
# 忘れられた還元当量　5

　第4章で，還元当量のNADHとFADH$_2$は，酸化的リン酸化反応を通してATPを生成する電子伝達系によって利用される，非常に重要なTCA回路の産物であると説明した．しばしば見過ごされるが，還元当量にはNADPHも存在し，それはATPの生成ではなく，高分子の生合成に利用される．NADPHは脂肪酸，コレステロール，アミノ酸，ヌクレオチドの新生合成を促進する主要な還元当量である．NADPHのその他の主要な機能は，NADPHオキシダーゼ（NOX）によるスーパーオキシドアニオンラジカル〔通称スーパーオキシド（$O_2^{-}$）〕の生成と，グルタチオン（GSH）と抗酸化タンパク質であるチオレドキシン（TRX）を再生成することによる過酸化水素（$H_2O_2$）の除去である．スーパーオキシドの産生と過酸化水素の除去の役割は，本章で述べていく．また，NADPHと共役する生合成反応は以降の数章で述べていく．

　NADPHはNADHに似た高エネルギー分子と考えられる．しかしながら，NADHの電子が最終的には電子伝達系によって酸素へと移される一方で，NADPHの電子は高分子の生合成と活性酸素種（ROS）の除去・産生に使われる．細胞は高いNADPH/NADP$^+$の比を維持する．これらの反応を熱力学的に起こりやすくするために，多くの生合成反応はNADP$^+$＋2e$^-$＋1H$^+$→NADPHに共役している．そのために，細胞はミトコンドリアのTCA回路と細胞質の解糖系の中間体によって産生される複数のNADPHの供給源を多く有する．概念的には，これは理に適っている．なぜなら，これらの中間体は高分子の生合成の前駆体として使用され，生合成反応を熱力学的に駆動するために同時にNADPHを生成するからである．

## NADPHのクイックガイド （図5.1）

・解糖系の中間体であるグルコース6-リン酸は細胞質でNADPHを産生するため，ペントースリン酸経路へと入っていくことが可能である．
・イソクエン酸デヒドロゲナーゼ（IDH）1，2は細胞質，ミトコンドリアマトリックスでそれぞれNADPHを産生する．
・リンゴ酸酵素（ME）1，3は細胞質，ミトコンドリアマトリックスでそれぞれ

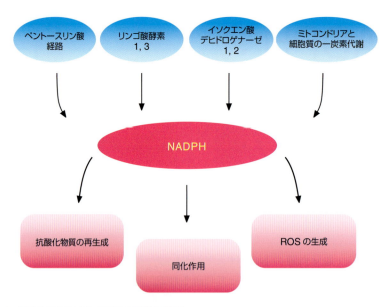

**図 5.1　代謝における NADPH の多様な役割。**
ミトコンドリアと細胞質において，NADPH を生成する多くの原料がある。NADPH は多くの同化作用にとって重要であり，細胞内の抗酸化能を維持するうえでも必要なものである。NADPH は NADPH オキシダーゼにより ROS を生成することもできる。

　NADPH を産生する。
- 一炭素代謝は細胞質，ミトコンドリアマトリックスで NADPH を産生する。
- NADPH は脂肪酸，コレステロール，ヌクレオチド，アミノ酸の還元的な生合成のために使われる。
- NADPH はスーパーオキシドの産生のために，NOX により使われる。
- NADPH は酸化型グルタチオンやチオレドキシンを還元するための電子供与体として使われ，細胞における抗酸化能が維持される。

## 解糖系の中間体は，ペントースリン酸経路を通じて細胞質の NADPH を産生する

　ペントースリン酸経路（PPP）の酸化相は，ホスホグルコン酸経路やヘキソース一リン酸経路とも呼ばれ，細胞内 NADPH の主要な供給源の 1 つである（図 5.2）。この同化経路はグルコースがグルコース 6-リン酸に変換されたときにはじまる。グルコース 6-リン酸は解糖系へ入ることもできるし，また NADPH を産生するために PPP へ入ることもできる。PPP の酸化相の最終産物はリブロース 5-リン酸であり，核酸の"主鎖"にあたるリボース 5-リン酸を産生するために，PPP の非酸化相に入っていく。PPP の非酸化相で生成された代謝物は，ATP を産生するために解糖系中間体に変換される。PPP の酸化相の流れは，グルコース 6-リン酸と 2 つの酵素，グルコース-6-リン酸デヒドロゲナーゼ（G6PD）と 6-ホスホグルコ

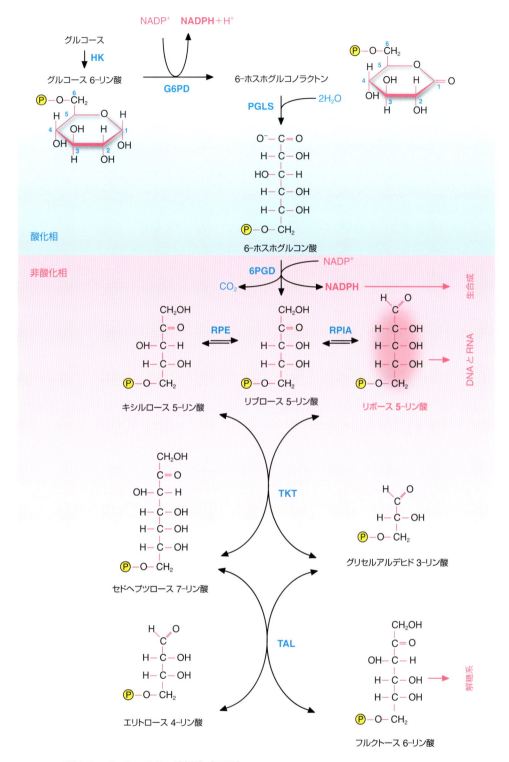

**図5.2 ペントースリン酸経路 (PPP)。**
第1段階として，グルコースはヘキソキナーゼ (HK) によってグルコース6-リン酸に変換され，その後，解糖系の代謝またはPPPに流れていく。PPPの酸化相でNADPHが生成し，一方で非酸化相でリボース5-リン酸が生成し，これはDNAやRNAの合成に使われる。6PGD：6-ホスホグルコン酸デヒドロゲナーゼ，PGLS：6-ホスホグルコノラクトナーゼ，RPE：リブロース-5-リン酸-3-エピメラーゼ，RPIA：リボース-5-リン酸イソメラーゼA，TAL：トランスアルドラーゼ，TKT：トランスケトラーゼ。

ン酸デヒドロゲナーゼの濃度に依存している．PPP は細胞の代謝要求に応じて，NADPH とリボース 5-リン酸がそれぞれ産生される 4 つの異なる様式（モード）を稼働させることができる（図 5.3）．モード 1 では，グルコース 6-リン酸からフルクトース 6-リン酸とグリセルアルデヒド 3-リン酸への変換により，おもにリボース 5-リン酸が生成される．PPP の非酸化相におけるトランスアルドラーゼとトランスケトラーゼによる反応の逆反応を通して，リボース 5-リン酸が生成されるのである．モード 2 は，PPP の標準的な酸化相と非酸化相を通して，NADPH とリボース 5-リン酸をバランスよく生成する．モード 3 は，脂肪酸生成のために脂肪組織または肝組織のような，多くの細胞質 NADPH を必要とするが，DNA に対する必要性が限定されている分裂終了細胞において，おもに NADPH を作り出している．この場合，PPP の酸化相は 2 分子の NADPH と 1 分子のリボース 5-リン酸を産生している．リボース 5-リン酸はトランスケトラーゼやトランスアルドラーゼによりフルクトース 6-リン酸やグリセルアルデヒド 3-リン酸といった解糖中間体に変換される．解糖中間体は糖新生経路によりグルコース 6-リン酸に変換される．モード 4 は NADPH を生成し，リボース 5-リン酸は解糖中間体であるフルクトース 6-リン酸とグリセルアルデヒド 3-リン酸に変換され，それらはグルコース 6-リン酸を生成する糖新生経路よりもむしろ，ATP を生成するための解糖系のほうに入っていく．

　細胞は解糖系を通した流れを減少させ，それによりグルコース 6-リン酸を増やすさまざまな機能を開発してきた．例えば，あるニューロンは解糖系の正の調節因子である 6-ホスホフルクト-2-キナーゼ / フルクトース-2,6-ビスホスファターゼ-3 を分解し，グルコース 6-リン酸を PPP へ流入させる．ニューロンは酸化ストレスに対する感受性が高く，グルタチオンやチオレドキシンによって調節される抗酸化防御システムを作り出すため，高い濃度の NADPH を必要としている．ニューロンはミトコンドリアの酸化的リン酸化によって ATP 需要に応じることができ，抗酸化防御のために多量の NADPH を産生すべく，解糖系の ATP 産生と折り合わせようとする．第 11 章で学ぶが，増殖している細胞はまた，解糖系と PPP の流れを平衡状態にする多様なメカニズムを有している．

　PPP は NADPH の重要な供給源であるが，この経路の酸化相に異常がある人も生きていくことができる（つぎのセクションでは，細胞質 NADPH の他の主要な供給源について述べている）．世界で 4 億人が罹患しているとされている，最も知られているヒトの酵素欠損症は G6PD 欠損症である（BOX 5.1 参照）．赤血球はミトコンドリアをもたないため，PPP の酸化相が唯一の NADPH の供給源である．結果として，これらの細胞は酸化ストレスに対して感受性がきわめて高くなり，赤血球のダメージにより貧血が進行してしまう．

## TCA 回路の中間体は細胞質および ミトコンドリア内の NADPH を産生する

　イソクエン酸とリンゴ酸は，それぞれミトコンドリアと細胞質のイソクエン酸デ

TCA 回路の中間体は細胞質およびミトコンドリア内の NADPH を産生する

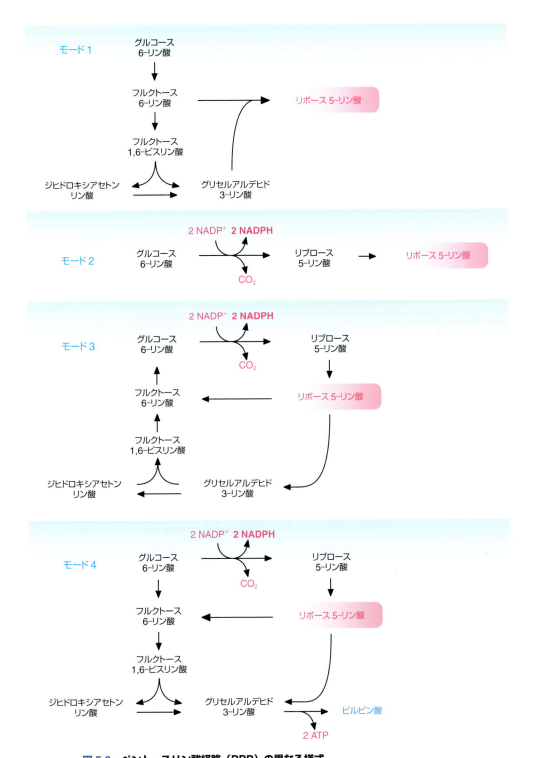

**図 5.3 ペントースリン酸経路（PPP）の異なる様式。**
PPP は細胞の NADPH とリボース 5-リン酸の必要性に応じて異なる様式（モード）で機能することができる。モード 1 は解糖系の中間体を PPP の非酸化相に送りこむことによって，リボース 5-リン酸をおもに生成する。モード 2 は NADPH とリボース 5-リン酸の両方をバランスよく生成する。モード 3 では，NADPH のさらなる生成のためにリボース 5-リン酸が解糖系へ流入し PPP の酸化相に戻るため，NADPH をおもに生成する。モード 4 では，NADPH を生成し，リボース 5-リン酸は ATP 生成のために解糖系に送り込まれる。（Berg et al. 2012, © W.H. Freeman and Company より許可を得て引用）

> **BOX 5.1** グルコース−6−リン酸デヒドロゲナーゼ（G6PD）のいまむかし
>
> 　X染色体連鎖性疾患のG6PD欠損症は，ヒトにおける最もありふれた遺伝性の酵素異常症であり，世界で約4億人が罹患しているといわれている。疾患分布は，北アフリカ，南アジア，地中海諸国や中東地域などマラリア〔熱帯熱マラリア原虫（*Plasmodium falciparum*）が原因〕の流行する地域に一致している。G6PD欠損症の患者はマラリアに罹患しにくい傾向があり，同様にこれらの地域でよくみられるサラセミアと鎌状赤血球症もまた，進化上の利点をそなえていることが示唆されている。G6PDはペントースリン酸経路（PPP）でNADP$^+$をNADPHに変換し，これにより赤血球を酸化ストレスから守っている。G6PD欠損症ではNADPHの欠如により過酸化水素や他の活性酸素種（ROS）を還元できず，ヘモグロビンからメトヘモグロビンへの酸化と膜の障害が起こることによって，溶血を引き起こす。G6PDが欠損している赤血球は，マラリア原虫によって寄生されると，マクロファージによって貪食されやすい。
>
> 　G6PD欠損症の最もよく知られた症状は溶血性貧血であり，感染や何かの薬物を引き金にして起こる。しかし，ソラマメ（学名 *Vicia faba*）を食べたり花粉を吸ったりして起こる重篤な溶血反応であるソラマメ中毒は，おそらく非常に珍しい。ソラマメ中毒はG6PD欠損症の人のみに起こるが，G6PD欠損症の人すべてにみられるわけではない。
>
> 　ソラマメは確かに新石器時代以来知られているが，ソラマメの摂取を避けるという話は，古代ギリシャのピタゴラス教団までさかのぼる。その理由はさまざまであるが，多くの人はこのマメには死者の魂が宿っており，マメの中央（へそ部分）にある黒点が死につながっていると信じていた。Aristotleは，Pythagoras（紀元前570〜495年）がソラマメを食べるのを拒んでいたと述べている。また，ほかにもPythagorasがソラマメの栽培地域を歩くのを拒否したといった話もある。敵に追われたPythagorasがソラマメ畑を横切るのを避けたと話す歴史家もいる。3世紀の歴史家Diogenes Laertiusによると，彼は「ソラマメを踏みつぶすよりは…」と回り道をしようとしたところで，アクラガス（古代ギリシャの都市）の男たちによって殺されたそうだ。
>
> 　G6PD欠損症の患者が黄疸を呈するという，ソラマメ中毒の現代の報告は19世紀半ばからはじまる。ソラマメにはビシンとコンビシンを含むグリコシド化合物が入っており，G6PD欠損下では赤血球の過酸化水素や他のROSへの感受性が高くなり，最終的には溶血を起こしてしまう。G6PDは赤血球においてNADPHの主要な供給源であり，この酵素の欠損は，ROSが引き起こす障害に対して，赤血球の感受性を高くしている。

ヒドロゲナーゼ（IDH）1, 2とリンゴ酸酵素（ME）1, 3を通じて，NADPHを生成する2つのTCA回路の代謝物である。ミトコンドリアマトリックス内のIDH2は，イソクエン酸をα-ケトグルタル酸（2-オキソグルタル酸）に変換し，その際にNADP$^+$からNADPHを産生する。IDH3はイソクエン酸をα-ケトグルタル酸に変換し，その際にNAD$^+$からNADHを産生することに注意してほしい。細胞質のIDH1は，イソクエン酸をα-ケトグルタル酸に変換し，その際にNADP$^+$からNADPHを産生する。細胞質のイソクエン酸のプールは，細胞質の

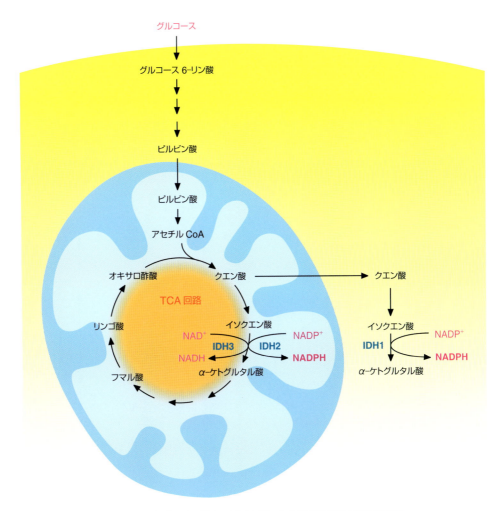

**図 5.4　イソクエン酸デヒドロゲナーゼ（IDH）1, 2 は NADPH を生成する。**
細胞質の IDH1 とミトコンドリアの IDH2 はイソクエン酸を α-ケトグルタル酸に変換することによって NADPH を生成する。ミトコンドリアの IDH3 はイソクエン酸を α-ケトグルタル酸に変換することによって，NADH を生成することに注意。

アコニターゼ 1 によってクエン酸からつくられる。IDH1 による NADPH の生成には，ミトコンドリア内に輸送されたリンゴ酸との交換による，ミトコンドリアからのクエン酸の排出が必要である（図 5.4）。ミトコンドリアにあるリンゴ酸は，細胞質の α-ケトグルタル酸との交換のために使われる。ゆえに，このサイクルは細胞質のリンゴ酸プールに何も影響しない。

　細胞質のクエン酸プールはまた，ATP-クエン酸リアーゼ（ACLY）によって，オキサロ酢酸とアセチル CoA に変換される。アセチル CoA はタンパク質のアセチル化や脂肪酸合成に使われる。リンゴ酸デヒドロゲナーゼはオキサロ酢酸をリンゴ酸に変換し，引き続き NADPH を産生するために ME1 によってピルビン酸に変換される（図 5.5）。生成されたピルビン酸はミトコンドリア内に運ばれ TCA

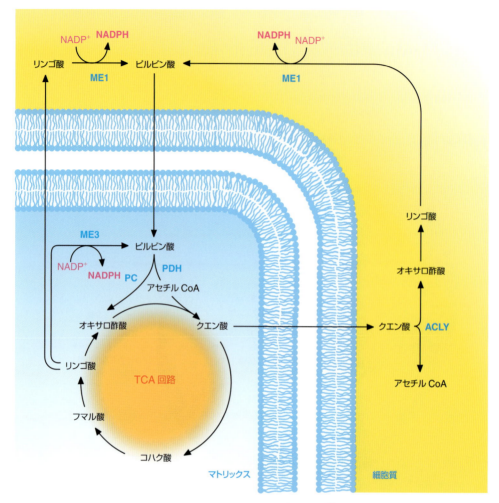

**図 5.5 リンゴ酸酵素（ME）1, 3 は NADPH を生成する。**
ミトコンドリアの ME3 はリンゴ酸をピルビン酸に変換することによって NADPH を生成することができる。リンゴ酸はまた，TCA 回路からでて，ME1 によってピルビン酸に変換され，NADPH を生成することができる。TCA 回路の中間体であるクエン酸は細胞質に輸送されて ATP-クエン酸リアーゼ（ACLY）によってアセチル CoA とオキサロ酢酸に変換される。後者は ME1 によって NADPH を生成すべくリンゴ酸に変換される。PC：ピルビン酸カルボキシラーゼ，PDH：ピルビン酸デヒドロゲナーゼ。

回路に入りクエン酸を生成する。ME3 はミトコンドリアマトリックス内のリンゴ酸プールを TCA 回路にふたたび入ることのできるピルビン酸に変換することにより，NADPH を生成することができる。

## 細胞質とミトコンドリアの一炭素代謝は NADPH を産生する

一炭素代謝は，アミノ酸のセリンとグリシンをヌクレオチド合成（第 9 章参照）

やエピジェネティクスにおけるメチル化反応（第10章参照）といったものも含む，多様な生体産物にかかわる葉酸-メチオニン回路に組み入れる．この代謝においてセリンまたはグリシン由来の一炭素ユニットはテトラヒドロ葉酸（THF）に転換され，5,10-メチレンTHFの形になる．近年の研究で腫瘍細胞の増殖に対して一炭素代謝の必要性と上向き調節が注目されており，この代謝経路を治療標的とすることが可能となっている（第11章参照）．一炭素代謝は，細胞質とミトコンドリアの並行した経路からなっている（図5.6）．細胞質とミトコンドリア内のTHF分子のプールの間の交換は制限されているが，これらの区分は代謝的にはミトコンドリア膜を通る一炭素の供与体（セリン，グリシン，ギ酸）の輸送と関連して

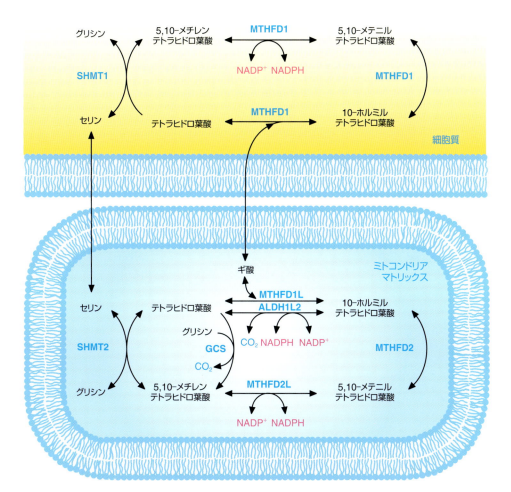

**図5.6 ミトコンドリアと細胞質の一炭素代謝はNADPHを生成する．**
一炭素供与体となるアミノ酸であるセリンとグリシンはNADPHを生成すべく葉酸回路に寄与することができる．細胞質の酵素であるメチレンテトラヒドロ葉酸デヒドロゲナーゼ（MTHFD）1とミトコンドリアマトリックス内の酵素であるMTHFD1L，MTHFD2L，アルデヒドデヒドロゲナーゼ1ファミリーL2（ALDH1L2）はNADPHを生成する．一炭素代謝はミトコンドリアにおけるNADPHの重要な供給源である．GCS：グリシン開裂系，SHMT：セリンヒドロキシメチルトランスフェラーゼ．

いる。近年の研究で，一炭素代謝はミトコンドリアにおいて NADPH の重要な供給源であり，ミトコンドリアほどではないにしても，細胞質でもまた同様である。これらの NADPH 生成反応は，細胞質ではメチレンテトラヒドロ葉酸デヒドロゲナーゼ（MTHFD）1 によって触媒され，ミトコンドリアマトリックス内では MTHFD1L，MTHFD2L，アルデヒドデヒドロゲナーゼ 1 ファミリー L2（ALDH1L2）によって触媒される（図 5.6）。

## チオール依存性のレドックスシグナル伝達

引き続き，脂質，ヌクレオチド，アミノ酸などを産生するための多くの同化反応における NADPH の本質的な役割を述べていきたい。前述したように，NADPH の主要な役割は ROS の解毒である。ROS は酸素分子（$O_2$）を含む細胞内の化学種であり，脂質やタンパク質や DNA に反応する。ROS にはスーパーオキシド（$O_2^-$），過酸化水素（$H_2O_2$），ヒドロキシルラジカル（OH·）などが含まれる（図 5.7）。ROS は $O_2$ よりも化学反応性が高く，さまざまな生物学的事象

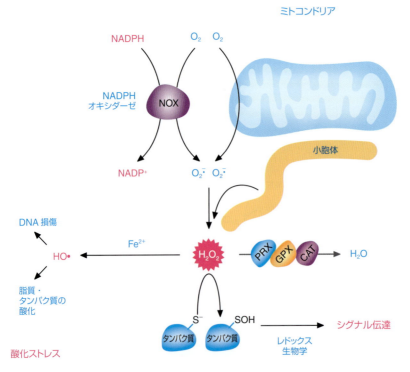

**図 5.7　ROS の供給源。**
ミトコンドリア，NADPH オキシダーゼ（NOX），小胞体は 3 つの主要な過酸化水素（$H_2O_2$）の供給源であり，ペルオキシレドキシン（PRX），カタラーゼ（CAT），グルタチオンペルオキシダーゼ（GPX），あるいはタンパク質内のチオール特異的な酸化によりシグナル伝達経路を活性化させることによって水（$H_2O$）に解毒することができる。2 価鉄イオン（$Fe^{2+}$）存在下で $H_2O_2$ は，DNA，脂質やタンパク質にダメージを及ぼすヒドロキシルラジカル（HO·）を生成することができる。

を起こすことができる。それぞれの ROS は，それらの反応性や反応の対象を規定するような，異なる固有の化学的性質を有している。$O_2^-$ は $O_2$ の一電子還元によって酸化的代謝の中で産生される。$O_2^-$ はスーパーオキシドジスムターゼ（SOD）によって急速に $H_2O_2$ に変換され，$H_2O_2$ はタンパク質内のチオールを酸化させ，機能を変えることによって，細胞内シグナル伝達に影響を及ぼす（図 5.8）。シグナル伝達に影響をおよぼす $H_2O_2$ の濃度は，おそらく低ナノモルレベルの範囲である。$O_2^-$ と違って，$H_2O_2$ は膜を通して急速に拡散でき，理想的な細胞内シグナル伝達分子となる。ROS は古くから，細胞障害を起こす有毒な代謝副産物として考えられてきた。しかし，過去 10 年間の研究により，細胞内シグナル伝達における $H_2O_2$ の役割が強調されるようになってきている。$H_2O_2$ はグルタチオンペルオキシダーゼ（GPX），ペルオキシレドキシン（PRX），カタラーゼによって水となっ

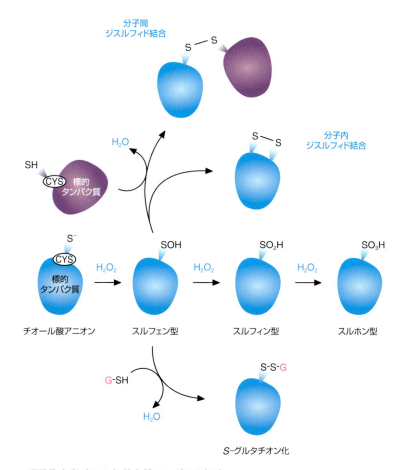

**図 5.8 過酸化水素（$H_2O_2$）依存性のシグナル伝達。**
$H_2O_2$ は p$K_a$ 値（酸解離定数）の低いタンパク質内のシステイン（CYS）におけるチオール基の酸化によってシグナル伝達経路を調節しており，システインのチオール基をチオール酸アニオン（$S^-$）として存在するようにしている。$H_2O_2$ は容易にチオール酸を酸化させ，$SO^-$ を生じる。高濃度の $H_2O_2$ の存在下では $SO^-$ はさらに酸化されて $SO_2^-$ と $SO_3^-$ が生成される。$SO^-$ は分子内や分子間でジスルフィド結合を形成したり $S$-グルタチオン化を受けるなど，さらなる修飾が起きる。（Finkel 2011 より改変）

て解毒される。2価鉄イオンや1価銅イオンの存在下で，$H_2O_2$ は HO· になることが可能であり，HO· は非常に反応性が高く，脂質，タンパク質，DNA の酸化の原因となり，細胞障害を起こしてしまう。

ROS の値はレドックス生物学を含むシグナル伝達と関連しており，その一方で酸化的ダメージという病態とも関連している。ROS は増殖，分化，代謝適応，獲得免疫や自然免疫の調節，といったさまざまな細胞のイベントにおいて因果的役割を果たしていることがわかってきた。ROS はシグナル伝達経路を調節するタンパク質の可逆的な翻訳後修飾によって，細胞のシグナル伝達を制御している。$H_2O_2$ または有機ヒドロペルオキシドによって触媒される生物学的レドックス反応は，通常は $pK_a$ 値（酸解離定数）の低いシステインにおけるチオール基の酸化を伴い，システインのチオール基（SH）がチオール酸アニオン（$S^-$）として存在することを可能にする。$H_2O_2$ は容易にチオール酸を酸化させ，スルフェン酸（$SO^-$）を生じる。高濃度の $H_2O_2$ の存在下では $SO^-$ はさらに酸化されてスルフィン酸（$SO_2^-$）やスルホン酸（$SO_3^-$）が生成される。$SO_3^-$ は一般的に，不可逆的な酸化物である（図 5.8）。システインの不可逆的な酸化を防止するための通常のメカニズムは，$SO^-$ 中間体に，ジスルフィド結合（S-S 結合）やスルフェンアミド結合（S-N 結合）を形成させることである。ジスルフィドは別の分子または同じ分子内のシステインや，グルタチオン（GSH）と $SO^-$ の反応によって形成される。S-N 結合は $SO^-$ の隣接残基の骨格窒素原子による求核攻撃によって形成される。細胞質のグルタレドキシン（GRX）や細胞質・ミトコンドリア内のチオレドキシン（TRX）1，2は，酸化されたタンパク質をもとの還元状態に回復させる。GRX は GSH のグルタチオンジスルフィド（GSSG）への酸化によって還元される（図 5.8）。GSH レダクターゼは，NADPH を利用して GSSG を GSH へと再生する。酸化された TRX は，NADPH を利用して細胞質またはミトコンドリア内のチオレドキシンレダクターゼ（TR）1または2によって還元される。このように NADPH は TRX や GRX を還元状態に維持するうえできわめて重要であり，それゆえに細胞のシグナル伝達に従事することができるのである。

細胞のプロテインキナーゼ（タンパク質リン酸化酵素）の機能を調節するホスファターゼ（脱リン酸酵素）は，レドックス標的の最もよい例である。レドックス感受性ホスファターゼには，$H_2O_2$ によって可逆的に酸化されることができ，脱リン酸活性が阻害されるような，PTP1B，PTEN，MAP，MAP キナーゼホスファターゼなどがある。この領域のおもな挑戦は，ホスファターゼを超えて ROS の直接の標的を同定することである。これらの標的は状況や環境に依存的であるようだ。しかしながら，低酸素誘導因子（HIF）や核内因子 $\kappa$B（NF-$\kappa$B）のような転写因子，Src や AMP 活性化プロテインキナーゼといったキナーゼなど，間接的に ROS によって活性化される多くのタンパク質が存在する。

ROS の種類やレベルにより，それがレドックス生物学に働くか酸化による障害を引き起こすかが決まってくるが，*in vitro* と *in vivo* で ROS の種類やレベルを正確に測定するための適切な方法がないことによりこの領域の発展は妨げられている。細胞の異なる区画において正確に ROS の種類を測定する装置をつくるため

の努力がなされている。細胞のシグナル伝達に関連したROSの3つのおもな生成場所は，ミトコンドリア，小胞体，そしてNOXファミリーである。多様なシグナル伝達経路はこうした場所で酸素や栄養の摂取における変化と同じように，カルシウムの増加やがん遺伝子の機能獲得においてもROSの活性化にかかわってきている。

　ミトコンドリアは第4章で述べたように，8つの区域に分かれるROSの主要な発生装置である。ミトコンドリア呼吸鎖内のよく特徴がわかっている3つの場所は，複合体Ⅰ，Ⅱ，Ⅲでありミトコンドリア内膜に存在する。これらの複合体は$O_2^-$を，$O_2$分子の一電子還元によって生成する。複合体のⅠ，Ⅱ，Ⅲは$O_2^-$をミトコンドリアマトリックスへ放出し，そこでSOD2が素早く$H_2O_2$に変換する。複合体Ⅲは生成した$O_2^-$を，膜間腔にも放出する。そこで$O_2^-$は電位依存性陰イオンチャネル（VDAC）を通って細胞質の中に入り，SOD1によって$H_2O_2$に変換される。

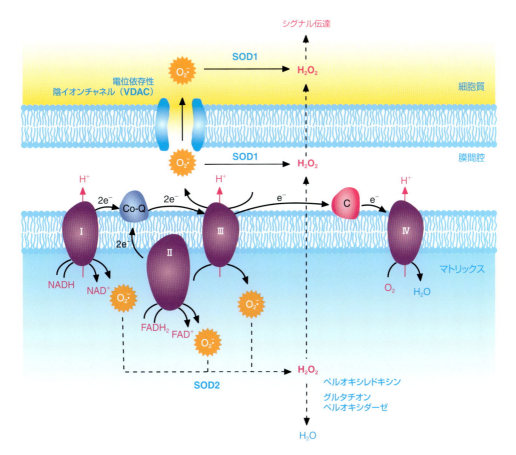

**図5.9　ミトコンドリア電子伝達系はROSを生成する。**
電子伝達系の呼吸鎖複合体Ⅰ，Ⅱ，Ⅲはミトコンドリアマトリックスでスーパーオキシド（$O_2^-$）を生成し，これはすぐにSOD2によって過酸化水素（$H_2O_2$）に変換される。$H_2O_2$は細胞シグナル伝達を活性化させるためにミトコンドリアの内膜と外膜を通過する。呼吸鎖複合体Ⅲは膜間腔にも$O_2^-$を生成させることが可能であり，生成した$O_2^-$は電位依存型陰イオンチャネル（VDAC）を通過して細胞質へ移行するか，あるいは膜間腔のSOD1によって$H_2O_2$となる。この$H_2O_2$は細胞質に入り，シグナル伝達を活性化させる。

複合体ⅠとⅢが$O_2^{\cdot-}$生成の主要な場所であると考えられる（図5.9）。ミトコンドリア内の他の場所で，生物学的に重要性が増してきており，$O_2^{\cdot-}$を産生することで知られているものには，ピルビン酸デヒドロゲナーゼ，α-ケトグルタル酸デヒドロゲナーゼ，グリセロール-3-リン酸デヒドロゲナーゼおよびプロリンデヒドロゲナーゼがある。ミトコンドリアで生成された$O_2^{\cdot-}$と$H_2O_2$の重要な機能は，細胞内シグナル伝達の活性化であり，幹細胞の分化，組織の形態形成，リンパ球やマクロファージの活性化，および栄養欠乏状態での代謝適応にとって非常に重要である。ミトコンドリアでのROSが，どのように多様な生物学的な現象を調節しているかという分子レベルの詳細は，現在盛んに研究がなされている。

　NOXファミリーのタンパク質は，主として細胞膜に局在しているが，これらのタンパク質は小胞体やミトコンドリアなどの他の膜上にも存在する。NOXは細胞内シグナル伝達や細胞増殖，細胞の移動，免疫細胞の活性化および代謝適応といった多様な生物学的な現象に関係している。NADPHは$O_2$の一電子還元によって$O_2^{\cdot-}$を生成するために，NOXの触媒サブユニットの中心に電子を供与している（図5.10）。細胞質のSOD1はNOXによって生成された$O_2^{\cdot-}$を，$H_2O_2$に変換する。7つの膜結合型のNOXアイソフォーム〔NOX1～5，デュアルオキシダーゼ（DUOX）1, 2〕が，似て非なる構造で細胞内の局在も異なるものとして同定されている。NOX触媒サブユニットはNADPHからの電子を，膜を越えて酸素分子へ転送して$O_2^{\cdot-}$を生成する。NOX1, 2, 4, 5は形質膜内でみつかったもので，$O_2^{\cdot-}$を細胞外腔に生成する。その後$O_2^{\cdot-}$は，細胞表面に結合しているSOD3によって速やかに$H_2O_2$に変換される。NOX4は小胞体およびミトコンドリアと核の膜に存在している。電子輸送の促進には，小さな膜結合タンパク質である$p22^{phox}$とそれぞれのNOXタンパク質によって異なるさまざまな細胞質のNOX調節サブユニットを必要とする。例えばNOX2には$p22^{phox}$と細胞質の$p47^{phox}$，$p67^{phox}$，$p40^{phox}$およびGTPアーゼであるRac1が必要である。一方でNOX4は$p22^{phox}$とNOX触媒サブユニットのみからなる。NOX2は最適に活性化するためにRac1が必要であり，一方でNOX4はNOX4触媒サブユニットの転写誘導によって活性化される。NOXファミリーメンバーをノックアウトしても極めて正常であるが，ある病理学的な条件下で活性化がみられ，治療標的となる。マクロファージや好中球におけるNOX2の生理的機能の1つは，殺菌である。先天性免疫不全である慢性肉芽腫症はNOX2の構成成分の欠損によって起こり，反復性の細菌感染を起こすため抗菌薬が必要となる。

　小胞体はまたタンパク質のフォールディングの副産物として，ROSを生成する。小胞体は細胞質と比較して明らかにより酸化的な環境を有しており，初期のポリペプチド鎖内のシステイン残基が酸化されて分子内でジスルフィド結合を形成する。タンパク質ジスルフィドイソメラーゼ（PDI）は，この反応をポリペプチド鎖基質内のチオール残基から電子を受け取ることによって触媒し，酸化を促している。PDIは還元型となり，オキシドレダクチン1（ERO1）によって再酸化される（図5.11）。FADは2つの電子を還元型ERO1から受け取り，つぎのタンパク質ジスルフィド形成のためにERO1を再酸化および再利用する。その後$FADH_2$は

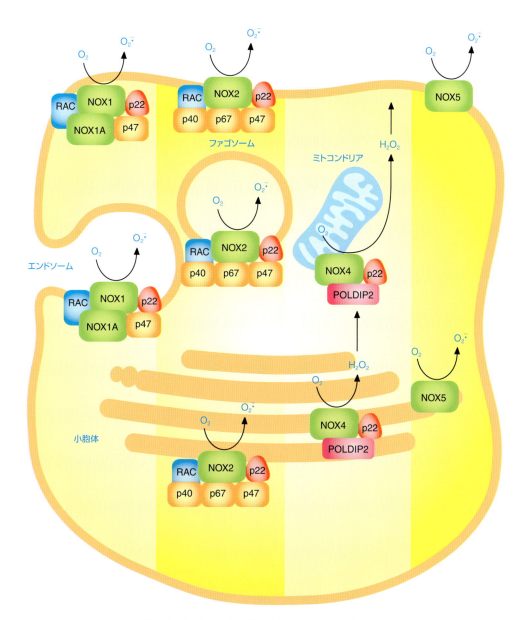

**図 5.10　NADPH オキシダーゼ（NOX）は ROS を産生する。**
NOX ファミリーのタンパク質は細胞膜，小胞体やミトコンドリアの膜に局在している。NOX 触媒サブユニットは，スーパーオキシドあるいは過酸化水素を生成するために，電子を NADPH から膜を越えて酸素分子へ転送する。（Drummond et al. 2011, © Macmillan より許可を得て引用）

その 2 つの電子を酸素に渡し，その産物として FAD と $H_2O_2$ が再生成される。このように小胞体におけるタンパク質の酸化は，$H_2O_2$ の産生と連鎖している。がん細胞のような，新しいタンパク質合成に高い需要がある細胞は，小胞体において多量の $H_2O_2$ を産生する。

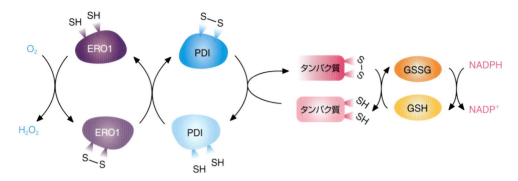

**図 5.11 小胞体は ROS を産生する。**
酸化–還元型のタンパク質ジスルフィドイソメラーゼ（PDI）とオキシドレダクチン 1（ERO1）は共役して過酸化水素を生成し，ジスルフィド架橋形成とタンパク質のフォールディングを促す。還元型グルタチオン（GSH）が不正確に配置されたジスルフィド結合を還元することにより，タンパク質は正しいジスルフィド架橋形成とフォールディングを再試行することが可能になる。GSSG：グルタチオンジスルフィド。（Bhandary et al. 2013 より改変）

## NADPH は ROS の解毒に使われる

　高濃度の ROS によって起こる反応および毒性と，さまざまな細胞内シグナル伝達が ROS の量によって規定されていることから，その細胞内レベルは空間的 / 時間的に制御されているはずである。$O_2^-\cdot$ はタンパク質の鉄–硫黄クラスターを破壊する可能性がある。細胞は速やかに $O_2^-\cdot$ を $H_2O_2$ に解毒するために，豊富な SOD1 と SOD2 を有している。細胞質とミトコンドリアには豊富なペルオキシレドキシン（PRX）とグルタチオンペルオキシダーゼ（GPX）が存在しており，$H_2O_2$ または $t$-ブチルヒドロペルオキシドのような有機ヒドロペルオキシドを，水やアルコール類に変換させる。カタラーゼはペルオキシソームに豊富に含まれている。このようにわれわれは生まれつき $O_2^-\cdot$，$H_2O_2$ やヒドロペルオキシドを解毒することができる豊富な酵素をもつことにより，毒性効果から身を守っている。生まれつき豊富な抗酸化物質を有するが，一方でシグナル伝達に必要なレベルの ROS は常に残存している，ということは重要である。

　哺乳類は 6 種類の PRX を有する。PRX1, 2, 6 は細胞質で，PRX3 はミトコンドリア，PRX4 は小胞体，PRX5 はミトコンドリアやペルオキシソームを含む細胞の多数の場所でみつかっている。PRX はレドックス感受性システインの活性部位において，$H_2O_2$ や有機ヒドロペルオキシドによる酸化を受けることによって機能し，その後細胞質とミトコンドリアにあるチオレドキシン（TRX）1 と TRX2，同様にチオレドキシンレダクターゼ（TR）1 と TR2，そして NADPH によって還元されていく。

　PRX ファミリーのタンパク質は，過酸化水素を分解する機序に関して 3 つに分類できる〔典型的 2 システイン，非定型 2 システイン（PRX5），1 システイン〕（図 5.12）。典型的 2 システイン残基の PRX は $H_2O_2$ と反応して $SO^-$ 中間体になり，これは隣接する PRX の還元型システインと反応し，分子間の二量体を形成する。

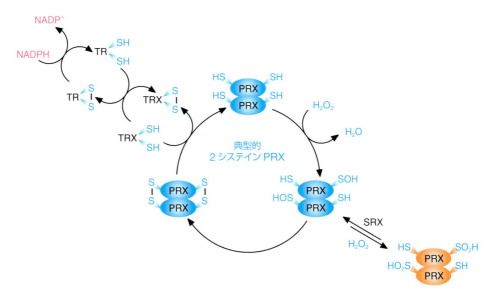

**図 5.12　ペルオキシレドキシン（PRX）は過酸化水素を除去する。**
タンパク質の PRX1〜6 ファミリーは 3 つに分けられる〔典型的 2 システイン，非定型 2 システイン（PRX5），1 システイン〕。PRX は，レドックス感受性システインの活性部位で過酸化水素による酸化を受けることによって機能し，その後に細胞質とミトコンドリアのチオレドキシン（TRX1 と TRX2），細胞質とミトコンドリアのチオレドキシンレダクターゼ（TR1 と TR2）および NADPH によって還元されていく。（D'Autréaux and Toledano 2007, © Macmillan より許可を得て改変）

　酸化された PRX の二量体は触媒回路を完結するべく TRX によって還元されていく。高濃度の $H_2O_2$ は $SO^-$ 中間体とも反応し，$SO_2^-$ というさらに酸化された形になる。PRX の $SO_2^-$ という形態は，スルフィレドキシン（SRX）によって天然型酵素へゆっくりと還元されながら戻っていく。非定型 2 システインの PRX は典型的 2 システインの PRX と同じ機能を有しているが，それらは機能的に単量体である。レドックス感受性のシステインとそれに対応する還元型システインは同じポリペプチド鎖上にあり，分子分でジスルフィド結合を形成する。ジスルフィドを再利用するために既知の非定型 2 システインの PRX は，電子供与体として TRX を使うようである。1 システインの PRX には，対応する還元型システインをもたない，レドックス感受性システインが含まれている。過酸化物との反応とそれに続く再生の機序は，まだ十分にわかっていない。

　$H_2O_2$ もしくは有機ヒドロペルオキシドの還元を触媒し，それぞれ水やアルコールなどにする GPX が哺乳類では 8 つ存在する（図 5.13）。還元型グルタチオン（GSH：5-L-グルタミル-L-システイニルグリシン）が還元剤として使われる。哺乳類の GPX1〜4 はセレン含有タンパク質であり，過酸化物もしくはヒドロペルオキシドと速やかに反応し GSH により速やかに還元されるセレノシステインを触媒部位に含んでいる。生成したグルタチオンジスルフィド（GSSG：しばしば酸化型 GSH と呼ばれる）は，GSH レダクターゼによって還元される。GPX5〜8 は過酸化物の解毒にシステイン残基を使う。GPX1 は広範に発現し細胞質とミトコ

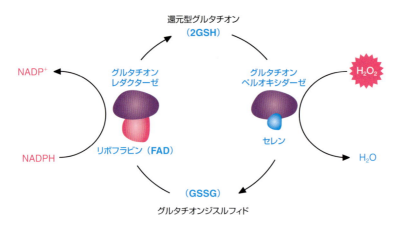

**図 5.13　グルタチオンペルオキシダーゼ（GPX）は過酸化水素を解毒する。**
哺乳類では，グルタチオン（GSH）をグルタチオンジスルフィド（GSSG）に酸化することによって過酸化水素を還元し水にする反応を触媒する 8 つの GPX が知られている。GSH レダクターゼは，GSSH を電子供与体である NADHP を使って還元し GSH に戻す。

ンドリアの両方に存在する。GPX2 は腸管上皮細胞にあり，一方 GPX3 は血漿中に分泌されている。GPX3 は脂肪組織に多く発現している。GPX4 は選択的スプライシングにより，細胞質，ミトコンドリア，精子の核の GPX4 という 3 種類のアイソフォームが存在する。GPX5 と GPX6 は精巣上体と嗅上皮にそれぞれ豊富に存在している。GPX7 と GPX8 の触媒活性は低く，システインを使って小胞体で機能しているものと推定される。

　これらの抗酸化酵素の機能は，過酸化水素との反応の速さ（速度定数）と酵素発現に依存する。これらの抗酸化物質の発現は，転写段階で NRF2（NF-E2 p45 関連因子）によって制御されている。PRX は非常に大量にあり，それゆえシグナル伝達に関連したナノモルレベルの過酸化水素の除去にかかわっていると考えられている。GPX は PRX よりも速度定数は大きいが豊富でないため，過酸化水素の細胞内濃度が高い場合にのみ重要であると思われる。したがって PRX は ROS シグナル伝達を終結させるのに重要で，一方 GPX は高濃度の ROS を分解して細胞障害を避け，ストレス応答のシグナル伝達を開始できるようにするために重要であるのかもしれない。

## ROS の上昇は病態の原因か，それとも結果か？

　科学者の同僚や友人はかつて「もしメカニズムがわからなければそれは ROS によるものであるといえばよい」と皮肉を言っていた。残念なことにこの言葉はいくつかの真実を含んでいる。多くの研究では *N*-アセチルシステイン（NAC）を，生体系において ROS が病因であることを示すために抗酸化物質として使用している。実際ここ数十年以上にわたって，細胞内の異常な ROS 値や細胞の酸化物質の除去ができない状況は，がん，神経変性疾患，心血管疾患，糖尿病，消化器

疾患などさまざまな疾患でみられている．しかしここでの重大な問題は，ROSが病態の原因なのか，結果なのか，ということである．この問いに対する答えをだすには至っていないが，抗酸化物質は世界中で最も広く使用・乱用されている．おそらく，最もひどいのが，風邪予防のためのビタミンCの過剰投与である．著名な化学者であるLinus Paulingは，高容量のビタミンCは世界中の病気を治すであろう，という考えに熱をあげていた．彼は大量のビタミンCを摂取して，93歳まで生きたのだった．彼はビタミンCの推奨者として大衆の心をとらえた．しかしながら，治験を繰り返すことによって，風邪予防にビタミンCの効果がないことが示された．けれども依然として，私の家族の間でさえビタミンCの効果は信じられている．多数の治験は，がんも含め多様な病態における抗酸化物質の薬効を示すことに失敗している．このことより，ROSは病態の原因ではない，あるいは適切な抗酸化物質を開発できていない，ということが示唆される．もう1つのまことしやかな説明として，低濃度のROSは生理的過程とストレス過多の状況への適応を管理していくためにシグナル伝達制御を行っているのだ，といわれている．したがって抗酸化物質は，われわれの体がストレス過多の状況に対応する

### BOX 5.2　老化のフリーラジカル説

　老化は生命体が避けることのできない普遍的な現象であるが，その原因は議論する余地がある．老化がタンパク質やDNAや脂質に対するダメージの集積であるという主張や，ある遺伝子が老化についてあらかじめ決められたプログラムを組んでいると示唆する人がいる．1950年代にDenham Harmanは「ミトコンドリアのフリーラジカル老化説」を，老化が起こる理由の分子学的な説明として提唱した．この説は，ミトコンドリアの酸化的代謝の産物としてのフリーラジカルが細胞障害を累積させて，しだいに生命体の健康を害するようになる，ということである．数十年間における過度なROSの生成が，糖尿病，がん，炎症性疾患や神経変性疾患などの多様な病気の原因となると仮定した．もしこの説が正しいならば，抗酸化能力が高まることは，生命体の寿命を延長させ，こうした疾患を改善させることになるはずである．しかし多くの治験はこうした病態での抗酸化物質の有益な効果を示すことができておらず，いくつかの治験では抗酸化物質が死亡率を増加させることが示されている．さらに悪いことに，抗酸化物質はある種のがんの進行を促進することが示されている．このことは，われわれが正しい抗酸化物質を使用していなかったか，ミトコンドリアのフリーラジカル説には何らかの誤りがあることを示唆している．1つの可能性として，ミトコンドリア由来のROSは恒常性の維持とストレスへの適応に必要である，ということがあげられる．このように増加する抗酸化物質の容量は，老化していく間に受けるストレスに対する適応を制限しているのかもしれない．興味深いことに最近の知見では，低濃度のミトコンドリア由来のROSは生命体にとって有益であるストレス応答を活発化させ，寿命を延長させる．もしこうした知見がずっと支持されれば，老化防止剤として抗酸化物質を過剰に使用することについて，人々に再考を促すことになるであろう．

のを妨げているのかもしれない。細菌感染やウイルス感染によって炎症性症候群である敗血症を起こした患者への NAC 試験のように，抗酸化物質が副作用を示したデータがある。正常な生理的過程における ROS の重要性についてのさらなる理解と，正常な生理的過程を間接的に害することなく病態に効果的な合理的につくられた抗酸化物質の両方が必要である。

## 参考文献

Berg JM, Tymoczko JL, Stryer L. 2012. *Biochemistry*, 7th ed. WH Freeman, New York.

Bhandary B, Marahatta A, Kim HR, Chae HJ. 2013. An involvement of oxidative stress in endoplasmic reticulum stress and its associated diseases. *Int J Mol Sci* 14: 434–456.

D'Autréaux B, Toledano MB. 2007. ROS as signalling molecules: Mechanisms that generate specificity in ROS homeostasis. *Nat Rev Mol Cell Biol* 8: 813–824.

Drummond GR, Selemidis S, Griendling KK, Sobey CG. 2011. Combating oxidative stress in vascular disease: NADPH oxidases as therapeutic targets. *Nat Rev Drug Discov* 10: 453–471.

Finkel T. 2011. Signal transduction by reactive oxygen species. *J Cell Biol* 194: 7–15.

## より深く知りたい人のための文献

Brand MD. 2010. The sites and topology of mitochondrial superoxide production. *Exp Gerontol* 45: 466–472.

Hekimi S, Lapointe J, Wen Y. 2011. Taking a 'good' look at free radicals in the aging process. *Trends Cell Biol* 21: 569–576.

Janssen-Heininger YM, Mossman BT, Heintz NH, Forman HJ, Kalyanaraman B, Finkel T, Stamler JS, Rhee SG, van der Vliet A. 2008. Redox-based regulation of signal transduction: Principles, pitfalls, and promises. *Free Radic Biol Med* 45: 1–17.

Lewis CA, Parker SJ, Fiske BP, McCloskey D, Gui DY, Green CR, Vokes NI, Feist AM, Vander Heiden MG, Metallo CM. 2014. Tracing compartmentalized NADPH metabolism in the cytosol and mitochondria of mammalian cells. *Mol Cell* doi: 10.1016/j.molcel.2014.05.008.

Lyssiotis CA, Son J, Cantley LC, Kimmelman AC. 2013. Pancreatic cancers rely on a novel glutamine metabolism pathway to maintain redox balance. *Cell Cycle* 12: 1987–1988.

Riemer J, Bulleid N, Herrmann JM. 2009. Disulfide formation in the ER and mitochondria: Two solutions to a common process. *Science* 324: 1284–1287.

Ristow M. 2014. Unraveling the truth about antioxidants: Mitohormesis explains ROS-induced health benefits. *Nat Med* 20: 709–711.

Winterbourn CC, Hampton MB. 2008. Thiol chemistry and specificity in redox signaling. *Free Radic Biol Med* 45: 549–561.

# 糖 質

　糖質（炭水化物）は地球上で最も豊富に存在する高分子である。その理由の一端を担っているのが，植物の糖質であるセルロースとデンプンで，いずれも多数のグルコース分子が結合してできている。セルロースは植物の細胞壁の重要な構造成分である。動物はセルロースをより小さなグルコース分子に分解することができる酵素をもたないが，デンプンをより小さなグルコース分子に分解することはできる。動物の体内にはグリコーゲンも存在し，これも多数のグルコース分子が結合してできた糖質である。運動やスポーツをしている人の多くは，その熱心な努力の間，糖質が非常に良質の燃料源となることを知っている。残念なことに，運動をしていない人が糖質をとりすぎると，すぐに体重が増えてしまうこともよく知られている。このように，糖質は異化によってエネルギー（すなわちATP）を産生するためにも，また，同化によって脂肪酸などを産生するためにも使われる。

　糖質は，その構造にもとづいて3つの主要なグループに分けられる。（1）単純糖質には，グルコースのような単糖類と，スクロース（グルコース＋フルクトース）のような二糖類が含まれる。（2）多糖類にはグリコーゲン，デンプン，セルロースなどが含まれ，これらは多数のグルコース分子が結合してできている。（3）複合糖質は修飾された糖質がタンパク質や脂質に共有結合したもので，それぞれ糖タンパク質，糖脂質と呼ばれる。糖タンパク質や糖脂質は，免疫において，あるいは細胞膜の構成要素として重要な機能を担っている。本章ではこれら3つのグループすべてを取り上げ，生理的機能の維持におけるその重要性について述べる。

## 糖質のクイックガイド

・グルコース，フルクトース，ガラクトースのような単糖は，解糖系（第3章参照）に直接入ることができる（図6.1）。
・糖新生は，ミトコンドリアでのオキサロ酢酸からホスホエノールピルビン酸（PEP）への変換からはじまる。この反応はミトコンドリアまたは細胞質のホスホエノールピルビン酸カルボキシキナーゼ（PEPCK）によって触媒される。
・グリセロール，アラニン，乳酸，グルタミンが，糖新生のための主要な基質で

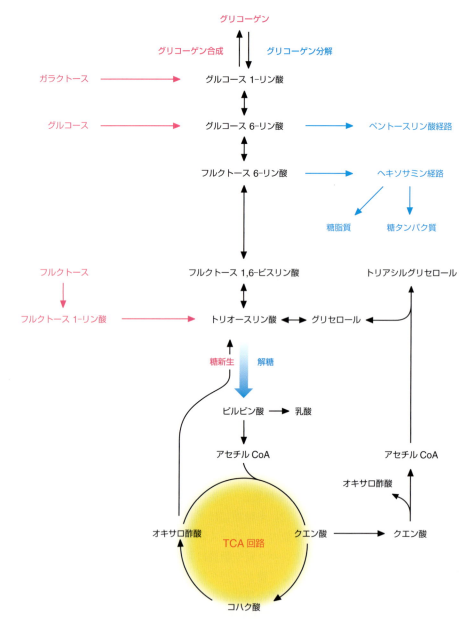

**図 6.1 糖質代謝の概要。**
グルコース，フルクトース，ガラクトースのような単純糖質は，それぞれ異なる段階で解糖系に入る。糖新生と呼ばれる過程により，グルコースを新たに合成することも可能である。グリコーゲンのような多糖も，解糖系に入ることができる。ヘキソサミン経路は糖タンパク質や糖脂質を生成する。糖タンパク質や糖脂質は，修飾された糖質がそれぞれタンパク質や脂質に共有結合したもので，シグナル伝達において，あるいは細胞膜の構成要素として重要な機能を担っている。

ある。
- 解糖系には 3 つの不可逆的な段階がある〔ヘキソキナーゼ，ホスホフルクトキナーゼ 1 (PFK1)，ピルビン酸キナーゼ〕。糖新生に際しては，これらの段階を

バイパスするために糖新生に特異的な酵素〔グルコース-6-ホスファターゼ，フルクトース-1,6-ビスホスファターゼ（F-1,6-BP アーゼ），PEPCK〕が用いられる。解糖系の可逆的な段階を触媒する酵素は，すべて糖新生でも利用される。
・グリコーゲンは分解されてグルコース 1-リン酸となってから（グリコーゲン分解）解糖系に入ることができる。逆に，グルコース分子はグルコース 1-リン酸に変換されることでグリコーゲンを生成することができる（グリコーゲン合成）。
・ヘキソサミン経路で生成される修飾されたグルコースは，タンパク質を修飾して糖タンパク質を生成し，タンパク質の活性または安定性を変化させることができる。このようにして糖代謝と細胞シグナル伝達とが結び付けられている。

## 単純糖質の代謝

ギリシャ語で"*sakcharon*"は砂糖を意味し，われわれはサッカライド（saccharide）という言葉を糖類という意味で使う。単純糖質には，グルコース（ブドウ糖），ガラクトース，フルクトース（果糖）のような単糖類と，スクロース（ショ糖；グルコース＋フルクトース），ラクトース（乳糖；ガラクトース＋グルコース），マルトース（麦芽糖；グルコース＋グルコース）のような二糖類が含まれる（図 6.2）。

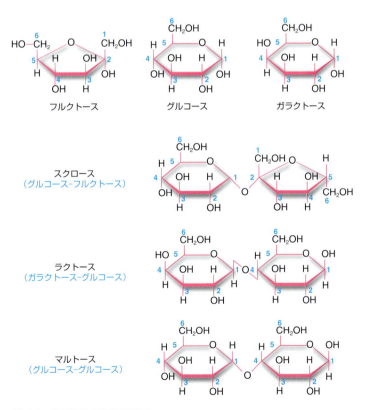

**図 6.2　単糖類と二糖類の構造。**

スクラーゼとラクターゼは，それぞれスクロースとラクトースをそれらの単糖（図6.2）に分解する酵素である。成人の多くはラクトースを代謝することができないが（ラクトース不耐症），多くの場合，これはラクターゼの濃度が低くなっているからである。大腸に生息する細菌の中には，ラクトースを燃料源として使い，その過程でメタン（$CH_4$）と水素（$H_2$）を産生するものがある。このガスは腸の不快感の原因となったり，腸内に溜まって恥ずかしい問題を引き起こしたりする。

哺乳類が単純糖質に感じる甘さのレベルは，糖質の種類によって異なる。われわれの舌の味細胞の表面に発現しているGタンパク質共役受容体に糖質が結合し，そのシグナルがニューロンを経て脳へと伝えられることによって甘さが知覚される。Gタンパク質共役受容体に対する糖質の親和性の度合いが，知覚される甘さの度合いを決める。例えば，フルクトースはグルコースより甘く，甘味料としてフルクトースを多く含む飲料には習慣性がある。糖質の代謝経路も，その種類によって異なる。グルコース，ガラクトース，フルクトースは，それぞれ異なる経路を通って解糖系に入る（図6.3, 6.4）。グルコースは，第3章で述べたように，ヘキソキナーゼを使用したATP依存性の反応によってグルコース 6-リン酸に変換されて解糖系に入る。ガラクトースは，ルロアール経路を通って解糖系に入る。すなわち，ガラクトースはガラクトキナーゼによってATP依存性にガラクトース 1-リン酸に変換され，それがグルコース 1-リン酸を経てグルコース 6-リン酸に変換される（それぞれ，ガラクトース-1-リン酸ウリジルトランスフェラーゼとホス

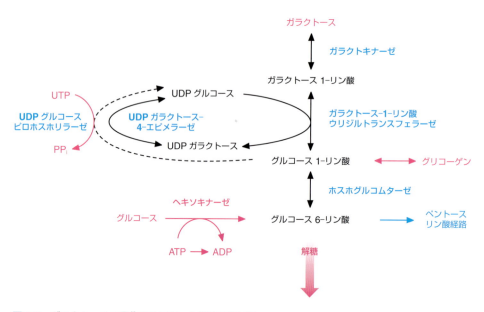

**図6.3　ガラクトースの異化はルロアール経路で起こる。**
ガラクトースの異化経路を発見した Luis Federico Leloir はアルゼンチン人で，1970年のノーベル化学賞を授与された。ガラクトースはガラクトキナーゼによってガラクトース 1-リン酸に変換され，ガラクトース 1-リン酸はさらにグルコース 1-リン酸になる。生成したグルコース 1-リン酸は，グリコーゲンとして貯蔵されるか，あるいはグルコース 6-リン酸に変換されて解糖系に入る。UDP：ウリジン二リン酸。

ホグルコムターゼによって触媒される）。グルコース 6-リン酸は肝臓においてグルコースに変換されうるが，それ以外の組織では解糖系で代謝される。ガラクトースからグルコース 6-リン酸への変換は，グルコースからグルコース 6-リン酸への変換よりも遅い。増殖細胞でグルコースをガラクトースに試験管内で置き換えると，ガラクトースは優先してペントースリン酸経路（PPP）に入る。これは，ATPはミトコンドリアでの酸化的リン酸化により供給され，PPPから供給されるリボース 5-リン酸が増殖にとって重要だからである。ミトコンドリアでの酸化的リン酸化が欠損している細胞では，解糖系によるガラクトース代謝は，代謝要求に応じるのに十分なATPを生み出すにはあまりに遅く，代謝の破綻と細胞死を招く。遺伝学的変異もしくは薬理学的抑制物質が酸化的リン酸化を抑制しているかどうかを評価する目的で，ミトコンドリア生物学者はガラクトース感受性を利用してい

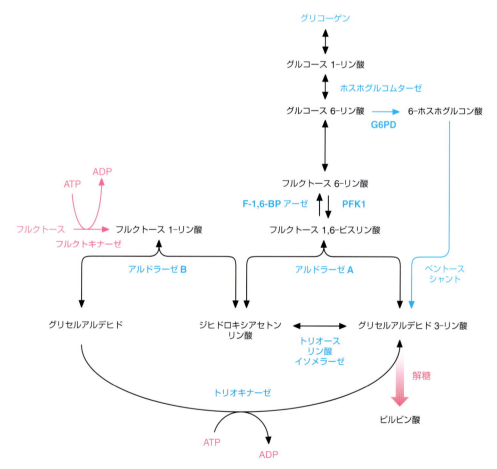

**図 6.4　フルクトース代謝。**
フルクトースはフルクトキナーゼによってフルクトース 1-リン酸に変換される。フルクトース 1-リン酸は，アルドラーゼ B によってグリセルアルデヒドとジヒドロキシアセトンリン酸に変換され，解糖系に入る。フルクトース代謝の重要な特徴は，それがホスホフルクトキナーゼ 1（PFK1）によって触媒される解糖系の主要な調節段階をスキップしていることである。F-1,6-BP アーゼ：フルクトース-1,6-ビスホスファターゼ，G6PD：グルコース-6-リン酸デヒドロゲナーゼ。

る。
　フルクトースは，おもに肝臓で，またそれよりは少ないが小腸と腎臓でも代謝される。最初の段階はフルクトースのリン酸化によるフルクトース 1-リン酸の生成で，フルクトキナーゼによって触媒される。フルクトース 1-リン酸は，特異的なフルクトース-1-リン酸アルドラーゼ B によって開裂し，グリセルアルデヒドとジヒドロキシアセトンリン酸になる（図 6.4）。グリセルアルデヒドはトリオキナーゼ（トリオースキナーゼ）によってリン酸化され，解糖中間体のグリセルアルデヒド 3-リン酸になる。生成したグリセルアルデヒド 3-リン酸は，解糖系やそれに付随する生合成経路（脂肪酸合成経路など）に進むか，あるいはグリコーゲンとして貯蔵される。一見したところ，フルクトース代謝はグルコース代謝に酷似しているように思える。しかし，フルクトースが解糖系に入るのは，PFK1 による解糖系の重要な調節段階よりも後の段階である。本章の最後で，フルクトースの過剰な摂取がこの調節段階をスキップすることで，どのように肥満の憂慮すべき蔓延と関連しているかについて述べる。

## 糖新生は血糖値を維持する

　血中のグルコース濃度（血糖値）が 5.5 mM 付近に維持されていることは非常に重要である。血糖値は糖新生とグリコーゲン分解によって維持されている。血糖値がわずかに低下しただけでも（低血糖），脳の機能が損なわれ，めまいや意識消失を引き起こす。また，血糖値が高すぎても（高血糖），この状態は糖尿病と関連しているため有害となることもありうる。広く使われている抗糖尿病薬であるメトホルミンは，肝臓での糖新生を減らすことによって血糖値を低下させる。このように，血糖値を適切に維持することは，われわれの健康にとってきわめて重要である。細胞レベルでは，肝細胞と腎細胞は血糖値を維持するために，肝臓の貯蔵グリコーゲンをグルコースに変えるか，あるいは新しいグルコース分子を合成すること（糖新生）によって，グルコースを産生することができる（図 6.5）。腫瘍細胞を含む多くの細胞が，解糖系やそれに付随する経路で使われる燃料として，貯蔵グリコーゲンからグルコースを生成できることは重要である。必要であれば，細胞は糖新生を開始し，その解糖中間体を付随する経路に向かわせて脂質のような高分子を生成することもできる。
　糖新生はおもに肝臓で，またそれよりは少ないが腎臓でも行われる。新しく合成されたグルコースは循環血中に入り，脳のような重要臓器や，グルコース依存的な解糖のみから ATP を得ている赤血球に供給される。糖新生反応は，ミトコンドリアマトリックスと細胞質の両方で行われる。哺乳類では，糖新生における炭素の重要な供給源は，乳酸，グリセロール，そしてアミノ酸のアラニンとグルタミンである。乳酸は筋肉で産生され，肝臓に輸送されて，そこでピルビン酸に変換されて糖新生経路に入る。これはコリ回路と呼ばれる（BOX 6.1 参照）。
　第 3 章で述べたように，解糖系には 3 つの不可逆的な段階がある。糖新生が進行するためには，これらの段階はバイパスされなければならない。糖新生の第 1

糖新生は血糖値を維持する

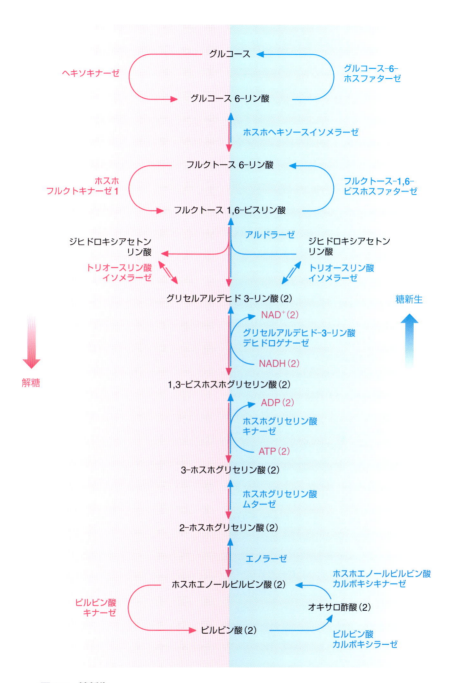

**図 6.5　糖新生。**
糖新生経路と解糖系とでは多くの酵素が共通している。しかし，糖新生が進行するためには，解糖系の3つの不可逆反応がバイパスされなければならない。1つ目はピルビン酸からホスホエノールピルビン酸（PEP）が生成する反応で，ピルビン酸カルボキシラーゼとホスホエノールピルビン酸カルボキシキナーゼ（PEPCK）が必要である。2つ目はフルクトース-1,6-ビスホスファターゼ（F-1,6-BPアーゼ）によるフルクトース 1,6-ビスリン酸からフルクトース 6-リン酸への変換，3つ目はグルコース-6-ホスファターゼによるグルコース 6-リン酸からグルコースへの変換である。

## BOX 6.1　Cori 研究室が遺したもの

　Carl Cori（1896〜1984 年）と Gerty Cori（1896〜1957 年）は，ともにプラハの医学生だった 20 世紀初頭に科学上の協力関係を開始した．Carl は第一次世界大戦中，オーストリア軍で兵役に服した後，1920 年に Gerty と同時に医学部を卒業した．そして 2 人はまもなく結婚した．結婚後，Carl はウィーン大学で 1 年を過ごし，それからグラーツ大学で Otto Loewi とともに研究を行った．ユダヤ人として生まれた Gerty はウィーンの小児病院にとどまり，そこで研究を開始した．反ユダヤ主義に脅威を感じた 2 人は，ヨーロッパを離れる必要があると考えた．最終的には米国に渡ることを希望していたが，オランダ政府がジャワで働く医師を募集しているのに応募したりもした．1922 年に Carl はニューヨーク州立悪性疾患研究所（のちのロズウェル・パークがん研究所）で生化学者の職を得た．しかし，Gerty は病理検査室で比較的低い地位を得ることしかできなかった．夫妻は一緒に働くことを決意した．そして，Gerty が「自分の職場にとどまり，Carl と働くのをやめない限り」職を失うことになると脅されたときでさえ，2 人は意志を貫いた．ここでの彼らの研究の軌跡はワールブルク効果の実証からはじまり，2 人は腫瘍が血流中に乳酸を放出することを証明した．つぎに行ったのが糖質代謝におけるコリ回路の発見につながる先駆的な研究であり，グリコーゲンが肝臓から筋肉へ移行し，ふたたび肝臓に戻るサイクルの鍵となる物質が乳酸であることを，夫妻は実験的に示した．この間，Carl は近くの研究機関からよりよい地位を提示されたが，「妻と一緒に働く男性は米国人らしくない」ので，地位を得るならば Gerty と働くことはできないといわれた．

　1931 年，Carl はセントルイス・ワシントン大学の薬学部長の地位を提供された．家族が同時に教授職に就くことは禁じられていたので，このときも Gerty は日陰の身に甘んじざるを得なかった．そこで，研究員の肩書をもつポスドクとして，夫の 10 分の 1 の給料で働きはじめた．グルコースとグリコーゲンの代謝に関する研究はここでも続けられ，グルコース 1-リン酸（コリエステル）の単離，グリコーゲン分解と解糖の酵素経路の解明，グリコーゲンホスホリラーゼの結晶化とその調節機構の発見が行われた．

　夫妻が 1947 年に「グリコーゲンの酵素的変換経路の発見」に対してノーベル生理学・医学賞を授与されるまで（Bernardo Houssay との共同受賞），Gerty が教授の地位を得ることはなかった．この業績を上げることができた理由について Carl は，2 人の仕事が「互いに大きく補足しあうもの」だったからであり，「それぞれが単独でやっていたら，共同の仕事ほどうまくはいかなかっただろう」と述懐している．Gerty は自然科学系のノーベル賞を受賞したはじめての米国人女性であり，ノーベル生理学・医学賞を授与されたはじめての女性でもある．彼女は骨髄疾患のため比較的若い年齢で死去しているが，それはおそらく X 線が皮膚や器官での代謝に与える影響を研究していた若い時期に，放射線に曝露されたためであろう．米国郵便公社は 2008 年に Gerty の業績を記念する切手を発行したが，皮肉なことに，夫妻が心血を注いで決定したコリエステルの構造に小さなミスがある．

　研究に対する彼らのアプローチは，通常では考えられないようなアイディアをだして，その正しさを証明するための明確な研究方法と分析手法をデザインするというものだった．セントルイスの Cori 研究室の学生，ポスドク，研究員の中には，将来のノーベル賞受賞者が少なくとも 6 人いた．それは Christian de Duve（1974 年），Arthur Kornberg（1959 年），Luis F. Leloir（1970 年），Severo Ochoa（1959 年），Earl W. Sutherland（1971 年），

Edwin G. Krebs（1992年）である。夫妻はホスホリラーゼ a をホスホリラーゼ b に変換する"PR 酵素"を同定したが，それは最初に同定されたプロテインホスファターゼ（ホスホプロテインホスファターゼファミリーの PP1）であったことがのちになってわかった。この発見は Edmond Fischer と Edwin G. Krebs に引き継がれ，ホスホリラーゼ b からホスホリラーゼ a への変換にはリン酸化が関係しており，リン酸化はタンパク質の機能を調節する方法として幅広く用いられていることが判明した。

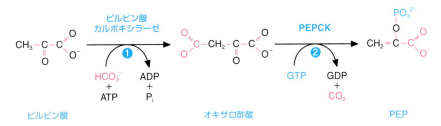

**図 6.6 ピルビン酸からホスホエノールピルビン酸（PEP）への変換。**
PEPCK：ホスホエノールピルビン酸カルボキシキナーゼ。

段階は，ピルビン酸から PEP を生成する反応である（図 6.6）。ミトコンドリアマトリックスのピルビン酸は，ピルビン酸カルボキシラーゼによってオキサロ酢酸に変換される。この酵素は補因子としてビオチンを，基質として重炭酸（$HCO_3^-$）を必要とする。反応は熱力学的に好ましくなく，ATP から ADP への変換反応と共役し，供給されるギブズの自由エネルギーを利用して進行する。アセチル CoA はピルビン酸カルボキシラーゼの正のアロステリック調節因子として働く。したがって，アセチル CoA の濃度が上昇すれば，ピルビン酸カルボキシラーゼが活性化されてオキサロ酢酸が産生される方向に反応が進む。アセチル CoA とオキサロ酢酸からは TCA 回路の基質となるクエン酸が合成されうるが，肝細胞のエネルギー代謝状態が低くなければ，GTP から GDP への変換反応と共役して，オキサロ酢酸は PEPCK によって PEP に変換される（図 6.6）。

　ヒトの肝細胞は，細胞質あるいはミトコンドリアマトリックスの PEPCK をコードする 2 種類の遺伝子をもっている。糖新生経路の基質であるアミノ酸のアラニンは，細胞質でピルビン酸に変換され，ミトコンドリアに入る。ミトコンドリア内で，ピルビン酸はピルビン酸カルボキシラーゼによってオキサロ酢酸に変換される（図 6.7）。オキサロ酢酸はミトコンドリアの PEPCK2 によって PEP に変換されるか，あるいは細胞質の PEPCK1 によって PEP に変換される。後者の経路では，ミトコンドリアはオキサロ酢酸を輸送するための機構をもたないので，オキサロ酢酸は細胞質に輸送できるリンゴ酸にいったん変換される必要がある。この反応はミトコンドリアのリンゴ酸デヒドロゲナーゼ 2（MDH2）によって触媒される。細胞質に輸送されたリンゴ酸は，$NAD^+$ の NADH への還元と共役して細胞質のリンゴ酸デヒドロゲナーゼ 1（MDH1）によって酸化され，ふたたびオキサロ酢

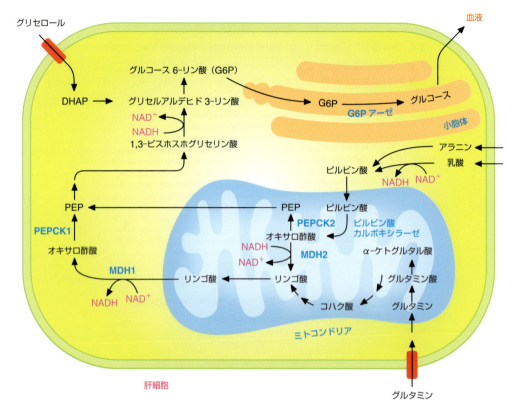

**図 6.7 糖新生経路に入る複数の基質。**
アラニン，乳酸，グリセロール，グルタミンが基質としてグルコースを生成することができる。グリセロールはジヒドロキシアセトンリン酸（DHAP）に変換されて糖新生経路に入る。この反応はグリセロール-3-リン酸デヒドロゲナーゼによって触媒される。アラニン，乳酸，グルタミンが糖新生経路に入るためには，オキサロ酢酸に変換される必要がある。生成したオキサロ酢酸は，ホスホエノールピルビン酸カルボキシキナーゼ（PEPCK）の働きでホスホエノールピルビン酸（PEP）に変換されて糖新生経路に入る。G6Pアーゼ：グルコース-6-ホスファターゼ，MDH1/2：リンゴ酸デヒドロゲナーゼ 1/2。

酸に戻ってから PEPCK1 によって PEP に変換される。生成した PEP は多くの解糖系酵素によって最終的にグルコースまで変換される。MDH1 によって産生された NADH は，グリセルアルデヒド-3-リン酸デヒドロゲナーゼ（GAPDH）による 1,3-ビスホスホグリセリン酸からグリセルアルデヒド 3-リン酸への変換に用いられる。

　筋肉で産生された乳酸も，ピルビン酸に変換されて糖新生経路の基質として使われる。乳酸デヒドロゲナーゼは，$NAD^+$ から NADH への変換反応と共役して乳酸をピルビン酸に変換する。ピルビン酸は，ピルビン酸カルボキシラーゼの働きでオキサロ酢酸に変換される。オキサロ酢酸はミトコンドリアマトリックスで PEPCK2 によって PEP に変換され，生成した PEP は細胞質に輸送されて糖新生経路に入る。この場合，オキサロ酢酸はミトコンドリアの MDH2 によってリンゴ酸に変換されることはなく，したがって，細胞質に輸送されたリンゴ酸が，$NAD^+$ から NADH への変換反応と共役して，ふたたびオキサロ酢酸に戻る反応も起こ

らない。乳酸からピルビン酸が生成する反応で、細胞質でのGAPDHによる反応に必要なNADHはすでに得られているため、ミトコンドリアからのリンゴ酸シャトルによってNADHを生成する必要性が低くなっているのである。

以上のように糖新生経路におけるPEPの合成段階は解糖の逆反応をバイパスしているが、解糖系には不可逆的な段階があと2つ残っている。PFK1とヘキソキナーゼによって触媒される反応である。その逆反応を触媒する酵素は、それぞれF-1,6-BPアーゼとグルコース-6-ホスファターゼである（図6.5）。グリセロールもグリセロールキナーゼによるグリセロール 3-リン酸への変換を介して、糖新生に寄与することができる。生成したグリセロール 3-リン酸は、ミトコンドリアのグリセロール-3-リン酸デヒドロゲナーゼによって、解糖中間体のジヒドロキシアセトンリン酸になる。ジヒドロキシアセトンリン酸はグリセルアルデヒド 3-リン酸に変換され、最終的にグルコースになる。

糖新生はグリセロール、アラニン、乳酸を基質とする場合、吸エルゴン的な（エネルギーを必要とする）過程である。グリセロール、アラニン、乳酸だけではATPが産生されることはない。加えて、ピルビン酸からオキサロ酢酸への変換はATPを消費し（図6.6）、糖新生経路自体も解糖系の逆反応でATPを消費する（図6.5）。しかし、グルタミン糖新生は発エルゴン反応であるという点でユニークである。グルタミンはグルタミン分解（第4章参照）の過程でα-ケトグルタル酸（2-オキソグルタル酸）に変換され、TCA回路を経て最終的にリンゴ酸となり、細胞質に輸送されて糖新生経路に入る。TCA回路に入ったグルタミンはミトコンドリアマトリックスでGTP, NADH, $FADH_2$を産生し、それらは細胞質でATPの産生に使われて糖新生を進行させる。

## 糖新生の調節

解糖は厳密な調節を受けている経路であり、細胞は解糖によるグルコース分解と糖新生によるグルコース合成を同時には行えないことを知っておくのは重要である。むだな反応を避けるため、解糖と糖新生の間には相互的な調節機構が存在する（図6.8）。鍵となる調節段階では、PFK1とF-1,6-BPアーゼが、AMP、クエン酸、フルクトース 2,6-ビスリン酸によって相互に調節されている。細胞のエネルギー代謝状態が低下すると、AMPの濃度が上昇してPFK1を活性化させ（解糖の活性化）、F-1,6-BPアーゼの抑制（糖新生の抑制）を起こす。逆に、TCA回路が停滞してクエン酸の濃度が細胞質で上昇すると、クエン酸がPFK1を抑制して解糖系の活性は低下する。同時に、クエン酸はF-1,6-BPアーゼを活性化させて糖新生経路の活性を上昇させる。第3の、そして解糖および糖新生の最も強力なアロステリック調節因子として働く代謝物は、フルクトース 2,6-ビスリン酸である。フルクトース 2,6-ビスリン酸はホスホフルクトキナーゼ2（PFK2）によって生成し、フルクトース-2,6-ビスホスファターゼ（F-2,6-BPアーゼ）によって分解される。フルクトース 2,6-ビスリン酸はPFK1を活性化させ、F-1,6-BPアーゼを抑制する。同一のタンパク質が、PFK2活性とF-2,6-BPアーゼ活性の両方を

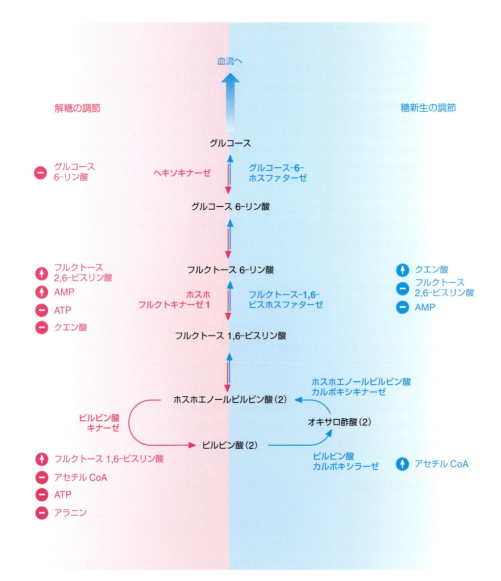

**図6.8 解糖と糖新生の間の相互的な調節。**
ホスホフルクトキナーゼ1（PFK1）とフルクトース-1,6-ビスホスファターゼ（F-1,6-BPアーゼ）は，それぞれ解糖と糖新生の重要な調節酵素である。AMPとフルクトース2,6-ビスリン酸はPFK1を活性化させ，F-1,6-BPアーゼを抑制する。

そなえている。PFK2とF-2,6-BPアーゼの間の相互変換はcAMP依存性プロテインキナーゼ（プロテインキナーゼA：PKA）の働きによる。すなわち，PFK2がPKAによるリン酸化を受けると，F-2,6-BPアーゼが生成する。したがって，ホルモンであるグルカゴンなど，cAMPの濃度を上昇させるような刺激は糖新生を促進することになる（BOX 6.2参照）。

> **BOX 6.2**　摂食–絶食サイクルにおけるグルコース恒常性の維持

　摂食–絶食サイクルは毎日の夕食後（摂食状態）にはじまり，睡眠時（絶食状態）がそれに続く。このサイクルを通して血糖値は維持されなければならない。サイクルでは代謝ホルモンであるインスリンとグルカゴンの変動が起こり，血糖値を維持するのを助ける。食事の後，グルコースレベルの上昇は膵臓からのインスリン分泌を速やかに誘発し，分泌されたインスリンが肝臓での糖新生を抑制する。インスリンはグリコーゲンシンターゼを活性化させ，グリコーゲンホスホリラーゼを不活性化させる。その結果，肝臓ではグリコーゲン合成が行われる。インスリンはまた，筋肉や脂肪組織へのグルコースの取り込みと貯蔵を刺激する。インスリンのこれらの作用があいまって，血糖値は低下することになる。食事から数時間後，血糖値は低下しはじめる。それによって膵臓からのインスリン分泌は減少し，グルカゴンの分泌が増加する。インスリンレベルの低下は筋肉や脂肪組織へのグルコースの取り込みを抑制し，血糖値の維持に寄与する。グルカゴンはグリコーゲンホスホリラーゼを活性化させ，グリコーゲンシンターゼを不活性化させることによって，肝臓でのグリコーゲン合成を抑制し，グリコーゲン分解を刺激する。これに加えて，グルカゴンはcAMPの産生を増加させてcAMP依存性プロテインキナーゼ（プロテインキナーゼA：PKA）を活性化させる。PKAはホスホフルクトキナーゼ2（PFK2）をフルクトース-2,6-ビスホスファターゼ（F-2,6-BPアーゼ）に変換することによって，肝臓での解糖を抑制し，糖新生を刺激する。朝起きて朝食をとると，グルカゴンレベルは速やかに低下して，インスリンレベルが上昇する。それによってcAMPの分解とPKAの不活性化が起こり，F-2,6-BPアーゼはPFK2に変換されて，ホスホフルクトキナーゼ1（PFK1）が活性化される。活性化されたPFK1は解糖を刺激し，フルクトース-1,6-ビスホスファターゼ（F-1,6-BPアーゼ）を阻害して糖新生を抑制する。このように，ホルモンによるフルクトース2,6-ビスリン酸の調節が，解糖と糖新生を迅速に制御している。

## グリコーゲンの合成と分解はグルコース恒常性を維持する

　グリコーゲンは，多数のグルコース分子が$\alpha 1 \rightarrow 4$および$\alpha 1 \rightarrow 6$グリコシド結合で連結してできた，枝分かれの多い巨大多糖分子である。肝細胞と筋細胞の細胞質で特に豊富に合成され分解されるが，腫瘍細胞や網膜の細胞など，その他の細胞でも合成・分解が行われている。重要な酵素は，グリコーゲンシンターゼ，グリコーゲンホスホリラーゼ，そして分枝酵素と脱分枝酵素である。グルコースからのグリコーゲン合成は，UDPグルコースとグリコーゲンを基質とするグリコーゲンシンターゼの働きで行われる。UDPグルコースピロホスホリラーゼは，グルコース1-リン酸の1位のリン酸基をUDP（ウリジン二リン酸）と交換してUDPグルコースを生成する。UDPグルコースのリン酸-グリコシル結合のエネルギーを利用して，グリコーゲンシンターゼがグルコースのグリコーゲンへの取り込みを触媒する（図6.9）。その後，UDPは酵素から離脱する。グルコースの$\alpha 1 \rightarrow 6$分枝は，アミロ-（$1,4 \rightarrow 1,6$）-トランスグルコシラーゼ（分枝酵素）によっ

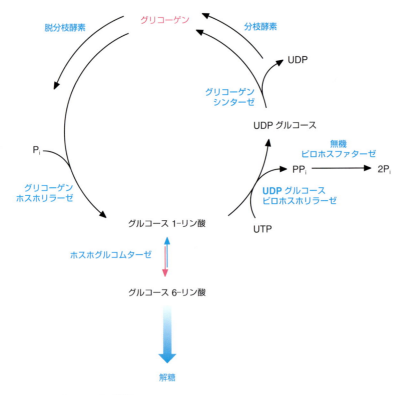

**図6.9 グリコーゲン代謝。**
グリコーゲンホスホリラーゼはグリコーゲンをグルコース 1-リン酸に分解する。一方で，グリコーゲンシンターゼはグルコース 1-リン酸分子からグリコーゲンを合成する。グルコース 1-リン酸は，ホスホグルコムターゼによってグルコース 6-リン酸との間で相互変換することができる。

てつくられる。

　グリコーゲン分解の過程では，グリコーゲンホスホリラーゼが貯蔵グリコーゲンを分解する。グリコーゲンの末端 α1→4 結合が加リン酸分解によって切断され，1 残基のグルコースが除去されてグルコース 1-リン酸となる。グリコーゲンホスホリラーゼは，グリコーゲンの分枝点（α1→6 結合）からグルコース残基を除去することができない。したがって脱分枝酵素が必要となる。グリコーゲンからグルコース 1-リン酸の形でグルコースを除去する反応は ATP の加水分解を必要とせず，細胞内に存在する高濃度の $P_i$ によって駆動される。生成したグルコース 1-リン酸はホスホグルコムターゼによってグルコース 6-リン酸に変換され，解糖系に入るか，あるいは PPP に進む（図6.9）。リン酸化された形でグルコース分子がグリコーゲンから遊離することは，グルコース残基が細胞から自由に拡散するのを防ぐのにも役立っている。このことは筋細胞では特に重要である。というのは，グリコーゲン分解によって生成したグルコース残基が解糖系に入って ATP の産生に使われる必要があるからである。筋細胞にはグルコース-6-ホスファターゼがないので，グルコース 6-リン酸は遊離グルコースになることができない。これとは対照的に，肝臓にはグルコース-6-ホスファターゼがあり，グリコーゲンから生成

したグルコース 6-リン酸は遊離グルコースに変換されて血糖値の維持に役立てられる。

## 糖質とシグナル伝達の接点

タンパク質を翻訳後修飾することにより，糖質はシグナル伝達にも重要な役割を果たすことができる。オリゴ糖類（グリカン）の中には，タンパク質と共有結合してその活性または安定性を変化させるものがある。糖質によって修飾されたタンパク質は糖タンパク質と呼ばれ，糖質とタンパク質は $N$-グリコシド結合もしくは $O$-グリコシド結合によって結合している。$N$-グリコシド結合では，$N$-アセチルグルコサミン（GlcNAc）がタンパク質のアスパラギン残基のアミド基に結合している。$O$-グリコシド結合は，タンパク質のトレオニン，セリン，ヒドロキシリシン残基のヒドロキシ基に形成される。トレオニンおよびセリン残基には，$O$-GlcNAc トランスフェラーゼ（OGT）の働きで $N$-アセチルガラクトサミン（GalNAc）が結合するのが最も一般的である。この修飾は小胞体とゴルジ体で起こる。多くの膜結合タンパク質や分泌タンパク質が糖タンパク質である。例えば，免疫系の細胞表面受容体の多くや，エリスロポエチンなどのホルモン類，呼吸器系や消化器系の粘膜から分泌されるムチンなどがあげられる。糖タンパク質に含まれる糖質のうち主要なものは，グルコース，ガラクトース，フコース，マンノース，$N$-アセチルノイラミン酸，GalNAc，GlcNAc である。

これらの糖質によるさまざまな修飾の詳細は，この本で扱う範囲を超えている。ただし，ここで述べておく価値のある重要な修飾の 1 つとして，糖代謝によって調節される $O$-GlcNAc による修飾があげられる。第 3 章で述べたように，グルコース代謝は解糖系を最後まで進んで ATP を産生することもできるし，あるいはヘキソサミン経路をはじめとする付随経路に炭素原子を供給することもできることを思い出してほしい。ヘキソサミン経路の律速段階となるのは第 1 段階の反応であり，グルタミン-フルクトース-6-リン酸アミノトランスフェラーゼ（GFAT）の働きで，グルタミンとフルクトース 6-リン酸を基質としてグルコサミン 6-リン酸が生成される（図 6.10）。このグルコサミン 6-リン酸とアセチル CoA を基質として，グルコサミン-6-リン酸-$N$-アセチルトランスフェラーゼ（GNA）の働きで，$N$-アセチルグルコサミン 6-リン酸が生成される。生成した $N$-アセチルグルコサミン 6-リン酸は，ホスホアセチルグルコサミンムターゼ（PAGM）によって $N$-アセチルグルコサミン 1-リン酸に変換される。ヘキソサミン経路の最終段階では，UDP-$N$-アセチルグルコサミンピロホスホリラーゼ（UAP）の働きで $N$-アセチルグルコサミン 1-リン酸に UDP が付加され，UDP-$N$-アセチルグルコサミン（UDP-GlcNAc）が生成する。UDP-GlcNAc は，UDP ガラクトース-4-エピメラーゼによって，UDP-$N$-アセチルガラクトサミン（UDP-GalNAc）との間で相互変換することができる。UDP-GlcNAc は OGT によってタンパク質の $O$-GlcNAc 化に利用される。$O$-GlcNAc アーゼ（OGA）は，$O$-GlcNAc 化されたタンパク質から GlcNAc 基を除去することができる。転写因子や RNA ポリメラーゼ II の

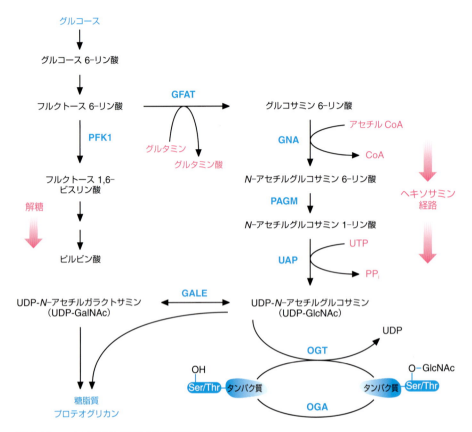

**図 6.10 ヘキソサミン経路は複合糖質を生成する。**
ヘキソサミン経路の最初の段階では，フルクトース 6-リン酸がグルタミン-フルクトース-6-リン酸アミノトランスフェラーゼ（GFAT）によってグルコサミン 6-リン酸に変換される。生成したグルコサミン 6-リン酸は，一連の反応を経て UDP-*N*-アセチルグルコサミン（UDP-GlcNAc）および UDP-*N*-アセチルガラクトサミン（UDP-GalNAc）となり，糖脂質，プロテオグリカン，糖タンパク質の産生に用いられる。*O*-GlcNAc トランスフェラーゼ（OGT）は，UDP-GlcNAc を使ってタンパク質のセリン（Ser）またはトレオニン（Thr）残基を *O*-GlcNAc 化し，そのタンパク質の活性を変化させる。*O*-GlcNAc アーゼ（OGA）は，*O*-GlcNAc 化されたタンパク質から GlcNAc 基を除去することができる。GALE：UDP ガラクトース-4-エピメラーゼ，GNA：グルコサミン-6-リン酸-*N*-アセチルトランスフェラーゼ，PAGM：ホスホアセチルグルコサミンムターゼ，PFK1：ホスホフルクトキナーゼ 1，UAP：UDP-*N*-アセチルグルコサミンピロホスホリラーゼ。

ようないくつかの細胞内タンパク質は，*O*-GlcNAc の結合によって修飾されうる。さらにまた，タンパク質の *O*-GlcNAc 化の増加が，糖尿病でみられるインスリン抵抗性に関連しているという証拠が増えてきている。UDP-GlcNAc 濃度が上昇すると，負のフィードバック機構によって GFAT の活性が抑制され，ヘキソサミン経路の活性は低下する。

UDP-GlcNAc は，細胞外マトリックスや結合組織にみられるプロテオグリカンの産生にも使われる。プロテオグリカン分子の構造の大部分は，小さなタンパク質成分に結合した多糖が占めている。重要なプロテオグリカンの 1 つはヒアルロン酸で，D-グルクロン酸が GlcNAc と結合した二糖単位が 5 万も連結してできて

いる。この高度に水和しているプロテオグリカンは，関節の潤滑剤として働く滑液の成分となっている。ヒアルロン酸が CD44 受容体と結合することによって，細胞の増殖や遊走の制御に重要な働きをしていることを示唆する証拠が近年増えている。転移能の高い乳がん幹細胞ではヒアルロン酸の発現が亢進しており，ヒアルロン酸とその主要な受容体である CD44 の間の相互作用が乳がんの転移を促進すると考えられている。また，特発性肺線維症で認められる線維芽細胞の浸潤能も，ヒアルロン酸と CD44 の相互作用に依存している。現在，抗 CD44 モノクローナル抗体を使ってヒアルロン酸と CD44 の相互作用を阻害する研究に関心が向けられている。

**BOX 6.3　フルクトースは新しいタバコか？**

　フルクトースは近年，非常に悪評の高い糖類になってしまった。カリフォルニア大学サンフランシスコ校附属ベニオフ小児病院の小児内分泌学者 Robert H. Lustig は，肥満と糖尿病の増加の一因であるとして，フルクトースの過剰な消費に反対する公衆衛生キャンペーンを多年にわたり主導している。『砂糖：苦い真実（Sugar: The Bitter Truth）』という彼の講義の YouTube ビデオは 400 万回以上も視聴されている。元ニューヨーク市長の Michael Bloomberg を含む政治家たちは Lustig の主張に賛同して，16 オンス（約 470 mL）以上の含糖飲料をレストランや売店で販売することを禁止した。長期にわたるフルクトースの消費と肥満との関連性を証明することは難しい。2 カ月もすれば誰もが通常の食事パターンに戻ってしまうため，ランダム化比較試験を行うことが不可能だからである。

　しかし，フルクトースや果糖ブドウ糖液糖（高フルクトース・コーンシロップ）の何がそれほど悪いのだろうか？　フルクトースは脂肪に変わるのだろうか？　ふつうの砂糖は果糖ブドウ糖液糖とは違うのだろうか？　果糖ブドウ糖液糖と通常の砂糖のフルクトースとグルコースの含有比については，いくつかの誤解がある。通常の砂糖，つまりスクロースは，等量（50％ずつ）のグルコースとフルクトースを含んでいる。その点では，55％のフルクトースを含む果糖ブドウ糖液糖も大した差はないのだ。しかし，グルコースとフルクトースの大きな違いは，どのように代謝されるかである。例えば，100 カロリーのジャガイモ（グルコース分子をデンプンの形で含んでいる）と，50％のフルクトースと 50％のグルコースを含む 100 カロリーの砂糖とでは，カロリーは同じだが代謝のされ方がまったく異なる。われわれの体のすべての細胞はジャガイモからのグルコースを利用することができる。ところが，おもにフルクトースを使うのは肝臓である。肝臓でのグルコースとフルクトースの代謝はまったく異なる。大部分の細胞はフルクトースの主要な輸送体である GLUT5 をもっていないが，肝臓の細胞には多くの GLUT5 が発現しており，速やかにフルクトースを代謝のために利用できるのである。興味深いことに，腫瘍細胞もフルクトースを代謝することができる。フルクトースはフルクトキナーゼによってフルクトース 1-リン酸に変換されて解糖系に入る。フルクトース 1-リン酸はアルドラーゼ B の働きでグリセルアルデヒドとジヒドロキシアセトンリン酸に変換される。

　第 3 章で述べたように，解糖系の主要な調節段階はホスホフルクトキナーゼ 1（PFK1）による反応である。フルクトースが解糖系に入るときには，この段階はスキップされる。したがって，エネルギー的な必要性が満たされれば，肝臓は過剰なフルクトースをグリセルアルデヒドに変換

するようになる。グリセルアルデヒドはトリアシルグリセロールの前駆体であるグリセロール 3-リン酸に変換される（BOX 6.3, 図1）。フルクトースはジヒドロキシアセトンリン酸を生成することもできる。ジヒドロキシアセトンリン酸はグリセルアルデヒド 3-リン酸となり，解糖系を経てミトコンドリアの TCA 回路に入る。生成した過剰なクエン酸は細胞質に輸送され，そこでアセチル CoA に変換されて，トリアシルグリセロールのもう 1 つの前駆体である脂肪酸の合成に使われる。

　このように，われわれの体はあらゆる細胞でグルコースを燃焼させることができるが，フルク

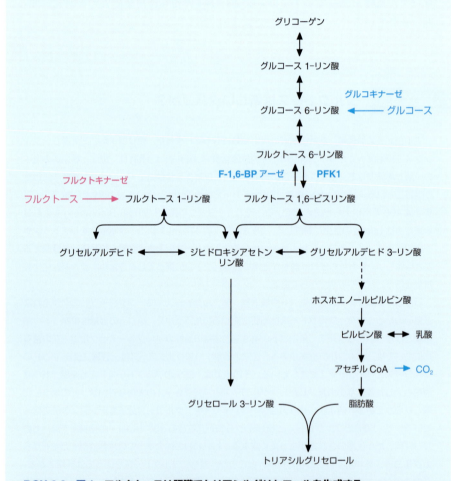

**BOX 6.3, 図1　フルクトースは肝臓でトリアシルグリセロールを生成する。**
フルクトースはフルクトキナーゼによってフルクトース 1-リン酸に変換されて解糖系に入る。フルクトース 1-リン酸はアルドラーゼ B の働きでグリセルアルデヒドとジヒドロキシアセトンリン酸に変換される。解糖系の主要な調節段階はホスホフルクトキナーゼ 1（PFK1）による反応である。フルクトースが解糖系に入るときには，この段階はスキップされる。したがって，エネルギー的な必要性が満たされれば，肝臓は過剰なフルクトースをグリセルアルデヒドに変換するようになる。グリセルアルデヒドはトリアシルグリセロールの前駆体であるグリセロール 3-リン酸に変換される。フルクトースはジヒドロキシアセトンリン酸を生成することもできる。ジヒドロキシアセトンリン酸はグリセルアルデヒド 3-リン酸となり，解糖系を経てミトコンドリアの TCA 回路に入る。生成した過剰なクエン酸は細胞質に輸送され，トリアシルグリセロールのもう 1 つの前駆体である脂肪酸の合成に使われる。F-1,6-BP アーゼ：フルクトース-1,6-ビスホスファターゼ。

トースは肝臓で脂肪に変えられ，インスリン抵抗性の原因となる．ではダイエット炭酸飲料に含まれる人工甘味料はどうだろうか？ 6万人以上の女性を対象とした14年間にわたる最近の大規模研究により，フルーツジュースや砂糖によって甘みを加えられた飲料と比較して，ダイエット飲料は糖尿病のリスクを上昇させることがわかった．人工甘味料は体をだまして，まもなく糖分がやって来ると信じさせてしまう．膵臓はインスリンを大量に送りだし，それは肝臓における脂肪のような栄養物の貯蔵を増やすことになる．脂肪の代謝については第7章でさらに述べる．

## より深く知りたい人のための文献

Brautigan DL. 2013. Protein Ser/Thr phosphatases—The ugly ducklings of cell signaling. *FEBS J* 280: 324–345.

Cahill GF, Jr. 1970. Starvation in man. *N Engl J Med* 282: 668–675.

Cantley LC. 2013. Cancer, metabolism, fructose, artificial sweeteners, and going cold turkey on sugar. *BMC Biol* 12: 8.

Cori CF. 1969. The call of science. *Annu Rev Biochem* 38: 1–20.

Cumming MC, Morrison SD. 1960. The total metabolism of rats during fasting and refeeding. *J Physiol* 154: 219–243.

Goldblatt MW. 1929. Insulin and gluconeogenesis. *Biochem J* 23: 243–255.

Larner J. 1992. Gerty Theresa Cori: August 8, 1896–October 26, 1957. *Biogr Mem Natl Acad Sci* 61: 111–135.

Leloir LF. 1971. Two decades of research on the biosynthesis of saccharides. *Science* 172: 1299–1303.

Love DC, Hanover JA. 2005. The hexosamine signaling pathway: Deciphering the "*O*-GlcNAc code." *Sci STKE* 2005: re13.

Lustig RH, Schmidt LA, Brindis CD. 2012. Public health: The toxic truth about sugar. *Nature* 482: 27–29.

Samuel VT, Shulman GI. 2012. Mechanisms for insulin resistance: Common threads and missing links. *Cell* 148: 852–871.

Taniguchi CM, Emanuelli B, Kahn CR. 2006. Critical nodes in signalling pathways: Insights into insulin action. *Nat Rev Mol Cell Biol* 7: 85–96.

# 脂 質

7

　脂肪は肥満の世界的な流行の主要な原因とされているため，いわれのない非難を浴びている。米国から世界中に広がったいわゆるファストフード食は，健康のリスクに関連づけられているBMI（body mass index）の増加を引き起こすため非難されている。しかし最近の研究では，脂肪がどこについているかが健康のリスクに関連していると強調されている。例えば腹部に余分な脂肪がついている人たちは，がんや心血管疾患のリスクが高い。脂肪の生物学が複雑であることは明らかである。脂質と同義である脂肪は，生体恒常性を維持するために細胞で重要な役割を果たす。脂質はATPを生成し，ビタミン，ホルモン，胆汁酸塩，エイコサノイドおよび細胞膜の合成，細胞シグナル伝達の調節に関与する。コレステロールおよびリン脂質は細胞内膜の主要成分である。脂質の同化および異化はそれぞれ異なる区画で起こっている。同化作用はおもに細胞質および小胞体で起こるが，異化作用はおもにミトコンドリアで起こる。

　脂質は膨大なトピックを有し，ヒトの疾患に関する多くの影響をもつ。本章では脂質生物学の3つの基本的な側面として，(1) 脂質の生成，(2) ATPを生成する脂質の異化作用，(3) シグナル伝達分子としての脂質，について説明する。

## 脂質のクイックガイド

- トリアシルグリセロール（TAG，以前はトリグリセリドと呼ばれていた）やリン脂質などの脂質はグルコース由来のグリセロールおよびミトコンドリア由来の脂肪酸から生成される（図7.1）。
- 脂肪酸合成は細胞質で行われ，そこでミトコンドリアのクエン酸がパルミチン酸を生成するための前駆体として用いられる。パルミチン酸は修飾されて最終的に他の脂肪酸にもなる。
- 脂肪酸のβ酸化はミトコンドリアマトリックスで起こる。脂肪酸はミトコンドリア外膜にあるカルニチンアシルトランスフェラーゼ（CPT）I，ミトコンドリア内膜にあるCPT IIおよびカルニチン-アシルカルニチントランスロカーゼを介してマトリックスに輸送される。

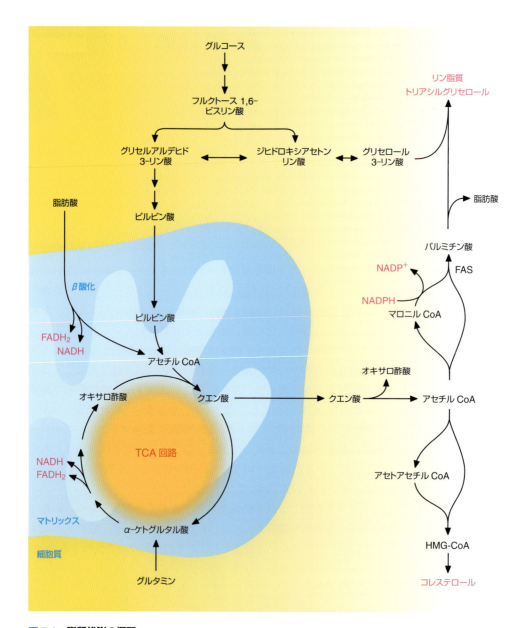

**図 7.1 脂質代謝の概要。**
脂質合成は解糖の中間体であるジヒドロキシアセトンリン酸および TCA 回路の中間体であるクエン酸がそれぞれグリセロール 3-リン酸およびアセチル CoA を生成することを必要とする。脂肪酸シンターゼ（FAS）はアセチル CoA をパルミチン酸に変換し，これはグリセロール 3-リン酸とともにトリアシルグリセロールおよびリン脂質などの脂質を生成する。アセチル CoA はコレステロールを生成するためにも使用される。脂質は脂肪酸に分解され，それはミトコンドリアで ATP を産生する β 酸化に利用できる。HMG-CoA：3-ヒドロキシ-3-メチルグルタリル CoA。

- 脂肪酸合成は NADPH → NADP$^+$ 反応と共役する一方，脂肪酸の酸化は酸化的リン酸化により ATP を生成するためにアセチル CoA，NADH，FADH$_2$ を生成する。

- 脂肪酸合成はアセチル CoA カルボキシラーゼ（ACC）によって調節され，これはクエン酸により活性化され，脂肪酸であるパルミチン酸によって阻害される。
- 脂肪酸の $\beta$ 酸化は，CPT I の活性を阻害するマロニル CoA によって調節され，それにより $\beta$ 酸化のための脂肪酸のミトコンドリアマトリックスへの流入が阻害される。
- 脂質はタンパク質を修飾してその機能を変えることができる。有名な修飾としては，$N$-ミリストイル化，$S$- または $N$-パルミトイル化，および $S$-プレニル化がある。
- エイコサノイド，ホスファチジルイノシトール，およびスフィンゴ脂質などの脂質は，シグナル伝達分子として作用する。
- コレステロール生合成経路は細胞質ではじまり，スタチン（コレステロール低下薬）の標的である 3-ヒドロキシ-3-メチルグルタリル CoA レダクターゼ（HMG-CoA レダクターゼ）によって制御される。

## 解糖系およびミトコンドリア代謝による脂質の生成

　脂質には TAG やリン脂質など，複数のタイプが存在する。TAG は，飽和および不飽和脂肪酸がグリセロールに結合している（図 7.2）。リン脂質は，典型的には，グリセロールに結合した 2 つの脂肪酸から構成され，リン酸基を介してコリンのような極性分子に結合している（図 7.2）。TAG とリン脂質の構造を詳しく調べると，脂肪酸に結合したグルコース由来の生成物（グリセロール）と複数のアセチル基に由来する長い炭化水素鎖があり，それは TAG とリン脂質の生成に関与する 2 つの代謝経路が解糖系および TCA 回路であることを示している。脂肪酸合成は，反応を起こすために NADPH/NADP$^+$ 比の高い細胞質において生じる。TAG およびリン脂質を生成するための脂肪酸へのグリセロールの添加は，小胞体で起こる。

　脂肪酸は炭素二重結合の数によって分類される。飽和脂肪酸は炭素二重結合を有さない。一価不飽和脂肪酸は炭素二重結合を 1 つ有し，多価不飽和脂肪酸は 2 つ以上の炭素二重結合を有する。一般的な飽和脂肪酸はパルミチン酸，酪酸およびステアリン酸であり，オレイン酸およびリノール酸はそれぞれ一価不飽和および多価不飽和脂肪酸である（図 7.2）。脂肪酸合成は，ミトコンドリアでクエン酸を生成するアセチル CoA に由来する 8 つの 2 炭素アセチル基を組み合わせて，16 炭素飽和脂肪酸であるパルミチン酸を形成する。パルミチン酸は，不飽和脂肪酸を生成するために不飽和化を受けるか，またはより長い脂肪酸を生成するために鎖伸長をさらに行うことによって，他の脂肪酸に修飾される。

　アセチル CoA は，細胞質における脂肪酸合成の前駆体である。ミトコンドリアにおいて，アセチル CoA は解糖系（第 3 章参照）またはアミノ酸代謝（第 8 章参照）によってグルコースから誘導されるピルビン酸（第 4 章参照）から生成される。アセチル CoA は，オキサロ酢酸と結合し，クエン酸合成のための基質とし

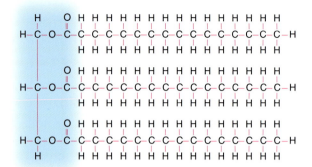
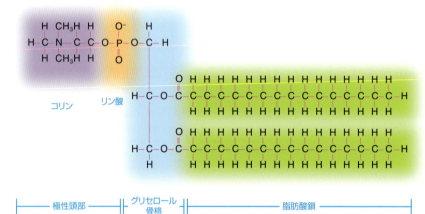
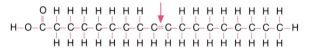
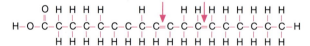

**図7.2　脂質の構造。**
トリアシルグリセロールは，グリセロールに結合した3つの脂肪酸からなる。リン脂質は，リン酸を介してコリンのような極性分子に付着するグリセロールに結合した2つの脂肪酸を含む。飽和脂肪酸は炭素二重結合を有さない。一価不飽和脂肪酸は1つの炭素二重結合を有し，多価不飽和脂肪酸は2つ以上の炭素二重結合を有する。

て働く。アセチル CoA は，ミトコンドリア膜を越えて輸送することができない。しかしながら，トリカルボン酸輸送体は，クエン酸をミトコンドリアから細胞質に輸送することができる。その後，ATP-クエン酸リアーゼ（ACLY）は，クエン酸を脂肪酸およびコレステロール合成のためのアセチル CoA と，オキサロ酢酸に分割する。リンゴ酸デヒドロゲナーゼは，NADH を $NAD^+$ にする酸化反応と共役することによってオキサロ酢酸をリンゴ酸に還元する（図 7.3）。リンゴ酸は，ミトコンドリアのマトリックスに輸送されるか，リンゴ酸酵素によって細胞質内で酸

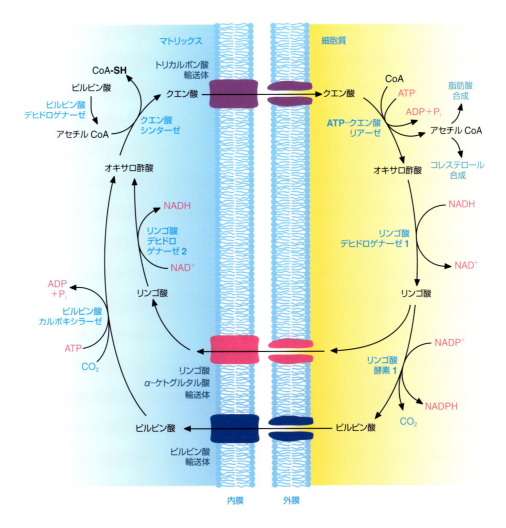

**図 7.3　ミトコンドリアでクエン酸は，脂肪酸合成のためにアセチル CoA を生成する。**
クエン酸シンターゼは，ミトコンドリアでアセチル CoA およびオキサロ酢酸からクエン酸を生成する。クエン酸は細胞質に輸送され，そこで，ATP-クエン酸リアーゼはクエン酸をアセチル CoA およびオキサロ酢酸に分割する。アセチル CoA は，脂肪酸およびコレステロール合成に使用される。リンゴ酸デヒドロゲナーゼ 1 は，NADH を $NAD^+$ に酸化する反応と共役することによりオキサロ酢酸をリンゴ酸に変換する。リンゴ酸は，オキサロ酢酸の再生成のためにミトコンドリアマトリックスに輸送されるか，リンゴ酸酵素 1 によって細胞質でピルビン酸に変換される。（Nelson and Cox 2013, p.841, ©W.H. Freeman より許可を得て改変）

化されてピルビン酸になる。後者の反応は，脂肪酸合成を促進するために使用されうる NADPH を生成する。生成されたピルビン酸はミトコンドリアのマトリックスに戻る。ペントースリン酸経路，一炭素代謝およびイソクエン酸デヒドロゲナーゼ 1 も，脂肪酸合成のための NADPH を生成する（第 5 章参照）。

脂肪酸合成は ACC によって触媒される不可逆反応からはじまり，アセチル CoA のマロニル CoA へのカルボキシ化を引き起こす（図 7.4）。この反応を引き起こすギブズの自由エネルギーは，ATP → ADP＋$P_i$ から生じる。続いて，*FASN* 遺伝子によってコードされる酵素である脂肪酸シンターゼ（FAS）によりパルミチン酸が生成される。FAS は，2 つの同一の多機能性ポリペプチドからなる多機能性タンパク質である。この複合体は，アシルキャリヤータンパク質（ACP）アセチルトランスフェラーゼ，ACP マロニルトランスフェラーゼ，β-ケトアシル ACP シンターゼ，β-ケトアシル ACP レダクターゼ，3-ヒドロキシアシル ACP デヒドラターゼ，エノイル ACP レダクターゼ，およびパルミトイルチオエステラーゼの 7 つの異なる触媒部位を含む。これらの異なる酵素は，この複合体中で共有結合しているため，中間体をこの複合体から逃がすことなく 1 つの活性部位から別の活性部位に効率的に手渡すことができる。

脂肪酸合成における中間体は，ACP のセリン残基に結合しているホスホパンテテイン基のスルフヒドリル末端に結合している。CoA もまた，ホスホパンテテイン基を含む。脂肪酸合成の伸長反応は，反応を触媒する ACP アセチルトランスフェラーゼおよび ACP マロニルトランスフェラーゼによるアセチル ACP およびマロニル ACP の形成からはじまる。

アセチル CoA＋ACP ⇌ アセチル ACP＋CoA，ACP アセチルトランスフェラーゼ
マロニル CoA＋ACP ⇌ マロニル ACP＋CoA，ACP マロニルトランスフェラーゼ

アセチル ACP とマロニル ACP が形成されると，縮合→還元→脱水→還元の順に繰り返して脂肪酸を合成する（図 7.4）。アセチル ACP とマロニル ACP は反応し，β-ケトアシル ACP シンターゼ（アシル-マロニル-ACP 縮合酵素とも呼ばれる）によって $CO_2$ と 4 炭素のアセトアセチル ACP を形成する。2 炭素のアセチル ACP および 3 炭素のマロニル ACP の反応による 4 炭素のアセトアセチル ACP の合成は，2 分子のアセチル ACP どうしの反応よりも有利であることに留意することが重要である。ATP はアセチル CoA をマロニル CoA にカルボキシ化するために使用され，マロニル CoA に保存された自由エネルギーは，アセトアセチル ACP 生成中の脱炭酸の際に放出される。

これらに続く 3 つの反応（還元，脱水，および第 2 の還元）はアセトアセチル ACP をブチリル ACP に変換して最初の伸長サイクルを完了させる。2 分子の NADPH がこれらの反応を進行させる。2 番目の脂肪酸合成のサイクルでは，4 炭素のブチリル ACP がマロニル ACP と縮合し，$C_6$-β-ケトアシル ACP を形成し，$CO_2$ が放出される。この反応はアセチル ACP がマロニル ACP と縮合して $C_4$-β-ケトアシル ACP を形成する第 1 のサイクルと同様である。還元，脱水，および第 2 の還元は $C_6$-β-ケトアシル ACP を $C_6$-アシル ACP に変換し，これにより 3 サイクル目の伸長の準備が整う。伸長サイクルは，$C_{16}$-アシル ACP が形成され

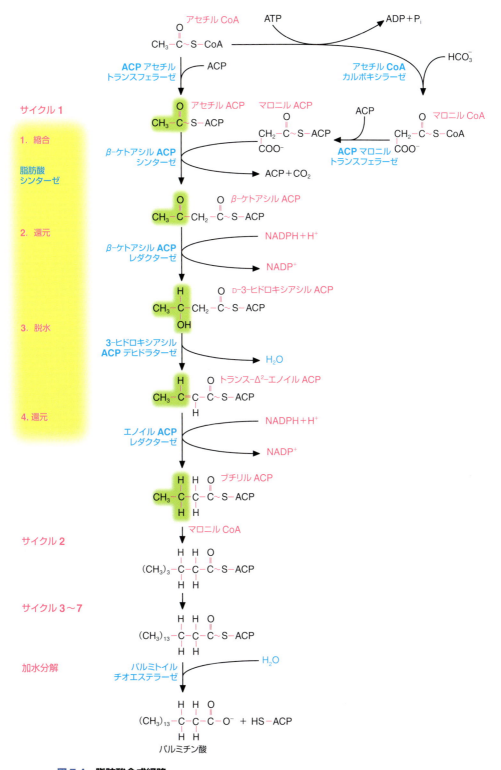

**図 7.4　脂肪酸合成経路。**
脂肪酸合成はアセチル CoA カルボキシラーゼ（ACC）によって触媒される不可逆的な反応からはじまり，アセチル CoA をマロニル CoA にカルボキシ化する。脂肪酸合成の伸長反応は，それぞれアシルキャリヤータンパク質（ACP）アセチルトランスフェラーゼおよび ACP マロニルトランスフェラーゼによるアセチル CoA およびマロニル CoA からのアセチル ACP およびマロニル ACP の形成からはじまる。脂肪酸合成は，アセチル ACP およびマロニル ACP を用いて，縮合→還元→脱水→還元反応の繰り返しにより 16 炭素脂肪酸であるパルミチン酸を合成する。

るまで続く．最後に，パルミトイルチオエステラーゼが $C_{16}$-アシル ACP を加水分解してパルミチン酸および ACP を生成する．パルミチン酸の合成の化学量論を図 7.4 に示す．

しかし，7 分子のマロニル CoA は，もともと 7 分子の ATP を使用する 7 分子のアセチル CoA に由来している．したがって，パルミチン酸合成のための全体的な化学量論は以下のとおりである．

$$8 \text{アセチル CoA} + 7\text{ATP} + 14\text{NADPH} + 6\text{H}^+$$
$$\rightarrow \text{パルミチン酸} + 14\text{NADP}^+ + 8\text{CoA} + 6\text{H}_2\text{O} + 7\text{ADP} + 7\text{P}_i$$

脂肪酸シンターゼによって産生されたパルミチン酸はエロンガーゼによって他のより長い脂肪酸を生成することができ，または不飽和脂肪酸を生成するためのデサチュラーゼによる不飽和化を受ける．

伸長のためのパルミチン酸活性化のために，脂肪酸アシル CoA シンターゼは，ATP 依存性の反応によって CoA チオエステルを付加する．伸長は，小胞体の細胞質面上の脂肪酸アシル CoA シンターゼによるパルミチン酸または他の飽和・不飽和脂肪酸アシル CoA 基質へのマロニル CoA の添加によって起こる．この縮合反応は，マロニル CoA の脱炭酸によって進行する．ACP は関与しておらず，多機能酵素も使われないことに留意すべきである．

脂肪酸が生成されると，それらはグリセロール 3-リン酸と結合して TAG を生成することができる．グリセロール-3-リン酸デヒドロゲナーゼは，解糖中間体であるジヒドロキシアセトンリン酸をグリセロール 3-リン酸に変換し，3 つの脂肪酸を順次添加して TAG を生成する（図 7.5）．第 1 の脂肪酸はグリセロール-3-リン酸アシルトランスフェラーゼ（GPAT）によって添加されてリゾホスファチジン酸を生じる．これはアシルグリセロリン酸アシルトランスフェラーゼ（AGPAT）によってアシル化され，ホスファチジン酸を生成し，これはすべてのグリセロール由来の脂質の生合成で重要な中間体となる．リン酸基は，リピンによって除去される．リピンはホスファチジン酸ホスホヒドロラーゼ（PAP）として作用してジアシルグリセロール（DAG）を生成する．最後に，得られた DAG はジアシルグリセロールアシルトランスフェラーゼ（DGAT）の作用により TAG に変換される．GPAT，AGPAT，PAP および DGAT は，小胞体に局在する．中間体であるホスファチジン酸および DAG は，それぞれカルジオリピンおよびホスファチジルセリンのような膜の成分となるリン脂質を生成することができる．

## 脂質の異化は ATP を生成する

TAG は，リパーゼによって脂肪酸とグリセロールに加水分解される．グリセロールは，グリセロールキナーゼおよびグリセロールリン酸デヒドロゲナーゼによって，解糖中間体のジヒドロキシアセトンリン酸に変換される．脂肪酸は，β 酸化を受けて，ミトコンドリアマトリックス中に ATP を生成する．グルコースレベルが細胞内で低い場合，脂肪酸酸化が ATP の主要な供給源である．グルコースがアセチル CoA を生成するためのピルビン酸を供給できないとき，脂肪酸酸化でアセチル

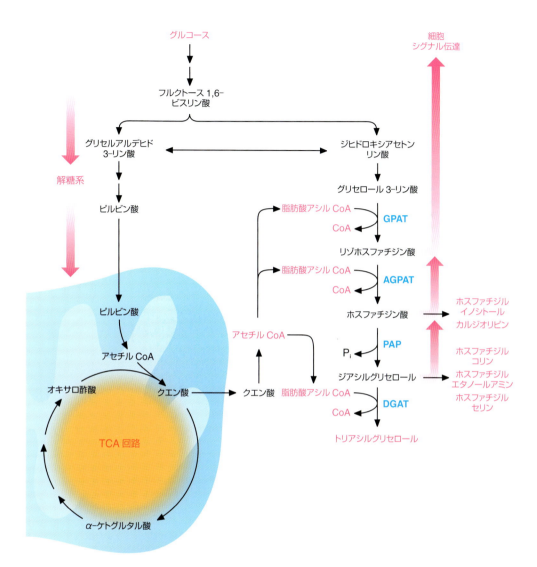

**図 7.5 脂質の合成。**
脂肪酸はグリセロール 3-リン酸と結合し，部分的に細胞質および小胞体で起こる反応を介してトリアシルグリセロールおよびリン脂質を生成する。AGPAT：アシルグリセロリン酸アシルトランスフェラーゼ，DGAT：ジアシルグリセロールアシルトランスフェラーゼ，GPAT：グリセロール-3-リン酸アシルトランスフェラーゼ，PAP：ホスファチジン酸ホスホヒドロラーゼ。

CoA を供給して TCA 回路を開始する。脂肪酸は，細胞質からミトコンドリアマトリックスに輸送されなければならない。最初の活性化の工程では，脂肪酸アシル CoA シンターゼを細胞質中で使用して 2 段階の反応で脂肪酸アシル CoA を生成する。第 1 段階では，脂肪酸は ATP を用いてアシルアデニル酸中間体を形成する（図 7.6）。これにより，迅速に無機リン酸に変換される無機ピロリン酸が生成される。この除去により，ピロリン酸の濃度が低く保たれ，好ましい反応が維持される。第 2 段階では，CoA のチオール基によって攻撃される脂肪酸アシルアデ

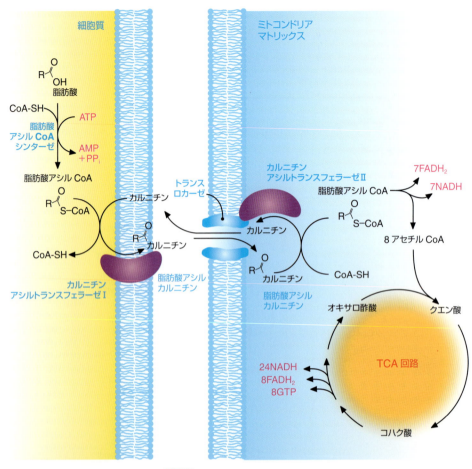

**図 7.6　脂肪酸をミトコンドリアに輸送するカルニチンシャトル。**
ミトコンドリア外膜に位置するカルニチンアシルトランスフェラーゼ (CPT) I によってカルニチンを脂肪酸アシル CoA に付加することによって脂肪酸アシル CoA のミトコンドリア内膜への輸送は達成される。内膜上のカルニチン-アシルカルニチントランスロカーゼタンパク質は，脂肪酸アシルカルニチンをカルニチンと交換する対向輸送体である。続いて，マトリックス中の脂肪酸アシルカルニチンは，CPT II によって脂肪酸アシル CoA に変換され，カルニチンが放出され，それは内膜を往復しサイクルを続ける。$FADH_2$ および NADH の数はパルミチン酸の脂肪酸化の場合を示している。(Mehta 2013 より許可を得て引用)

ニル酸中間体は，AMP および脂肪酸アシル CoA を生成し，それはミトコンドリアマトリックスに輸入される。AMP は，ATP を用いてアデニル酸キナーゼによって ADP に変換される（AMP + ATP → 2ADP）。全体として，この反応は 2 分子の ATP を使用する。

脂肪酸アシル CoA のミトコンドリアマトリックスへの輸入は，カルニチン輸送サイクルによって行われる（図 7.6）。最初の段階では，ミトコンドリア外膜に位置する CPT I が，CoA 部分をカルニチンで置換して脂肪酸アシルカルニチン分子を形成し，ミトコンドリア内膜に転位する。ミトコンドリア内膜に位置するカル

ニチン–アシルカルニチントランスロカーゼタンパク質は，脂肪酸アシルカルニチンをカルニチンと交換する対向輸送体である．マトリックス中の脂肪酸アシルカルニチンは，CPT II によって脂肪酸アシル CoA に変換され，それにより，カルニチンが放出され，カルニチンが内膜を介して戻される．したがって，カルニチンは脂肪酸アシル CoA をミトコンドリアマトリックスに入れるための標識として働いている．続いて，脂肪酸アシル CoA は β 酸化経路に入り，長鎖脂肪酸アシル CoA は 4 つの反応によって 1 分子の NADH および 1 分子の $FADH_2$ の生成を伴って 1 分子の 2 炭素アセチル CoA に順次分解される．

図 7.7 に示すように，16 炭素のパルミチン酸はパルミトイル CoA に変換され，ミトコンドリアマトリックスに移行して 14 炭素のミリストイル CoA となり，ふたたび β 酸化の基質となる．したがって，パルミトイル CoA の完全酸化は 7 回の β 酸化を必要とし，8 分子のアセチル CoA，さらに 7 分子の NADH および $FADH_2$ を生成する．正味の反応は以下のとおりである．

$$\text{パルミトイル CoA} + 7\text{CoA} + 7\text{FAD} + 7\text{NAD}^+ + 7H_2O$$
$$\rightarrow 8 \text{ アセチル CoA} + 7FADH_2 + 7NADH + 7H^+$$

各アセチル CoA は，3 分子の NADH，1 分子の $FADH_2$，および 1 分子の GTP を生成し，8 分子のアセチル CoA から全部で 24 分子の NADH，8 分子の $FADH_2$，および 8 分子の GTP が生成する．NADH および $FADH_2$ の総数は 31 NADH および 15 $FADH_2$ となる．各 NADH と $FADH_2$ は，それぞれ酸化的リン酸化によっておよそ 2.5 分子の ATP と 1.5 分子の ATP を生成することに留意すべきである（第 4 章参照）．これにより，77.5 ATP（31 NADH×2.5 ATP）＋ 22.5 ATP（15 $FADH_2$×1.5 ATP）の合計 100 分子の ATP が得られる．8 分子の GTP は 8 分子の ATP に変換され，ATP の総数は 108 分子になる．活性化工程ではパルミチン酸からパルミトイル CoA を生成するために 2 分子の ATP を使用する．したがって，パルミチン酸を酸化することによって生成される最終的な ATP はこれらの 2 分子の ATP を差し引いて，106 ATP である．

## 脂肪酸の同化と異化の調節

代謝物，ホルモン，および酵素の翻訳後修飾はすべて，脂肪酸の合成および酸化を調節する．ここでは，中間体およびリン酸化が脂肪酸の合成および酸化をどのように調節する鍵となるかについて焦点をあてる（図 7.8）．脂肪酸合成は，ACC，クエン酸，およびパルミトイル CoA によって調節される．ACC は，ホモ多量体の状態で活性型であり，単量体は不活性型である．クエン酸とパルミトイル CoA は，この酵素のアロステリック部位と結合し，それぞれ重合または脱重合を刺激する．細胞質におけるアセチル CoA 濃度は，ミトコンドリアからトリカルボン酸輸送体を通ってどの程度のクエン酸が輸出されるかに依存する．クエン酸が細胞質に蓄積すると，アセチル CoA をマロニル CoA に変換するためにフィードフォワードメカニズムで ACC を活性化させ，脂肪酸合成を増加させる．細胞が必要を超えてパルミチン酸を蓄積した場合，脂肪酸合成は減少する．パルミチ

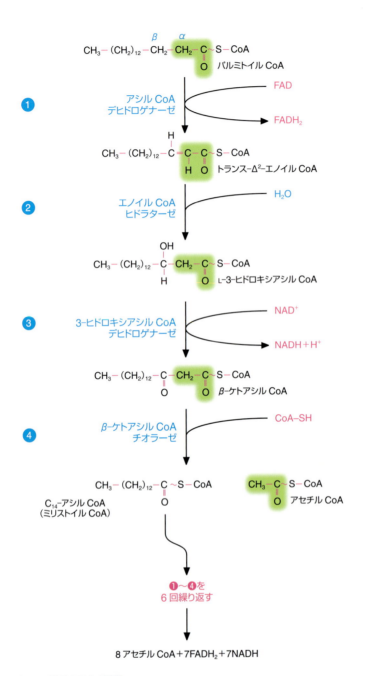

**図7.7 ミトコンドリアでのβ酸化。**
16炭素のパルミチン酸などの脂肪酸は，パルミトイルCoAに変換され，カルニチンシャトルによってミトコンドリアマトリックスに移行する。パルミトイルCoAはβ酸化経路に入り，4つの反応によって1分子のNADHおよび1分子のFADH$_2$の生成を伴って1分子の2炭素アセチルCoAに順次分解され，14炭素のミリストイルCoAとなり，それはふたたびβ酸化の基質となる。パルミトイルCoAの完全酸化は，8分子のアセチルCoAと7分子のNADHおよびFAHD$_2$を生成するために7回のβ酸化を必要とする。

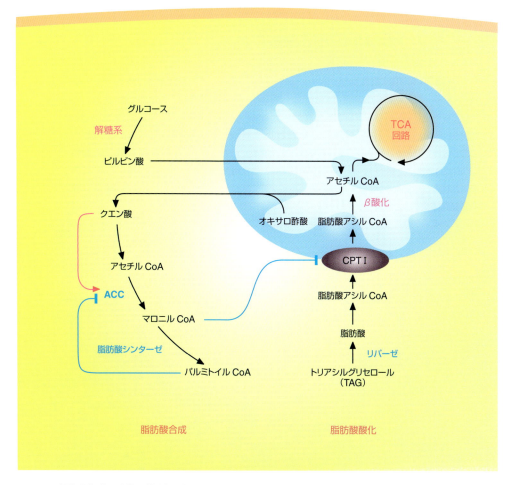

**図 7.8　脂肪酸合成と酸化の代謝調節。**
アセチル CoA カルボキシラーゼ（ACC）は，クエン酸およびパルミトイル CoA によってそれぞれ正および負に調節される。脂肪酸の酸化および合成を同時に抑制する重要なメカニズムは，細胞質のマロニル CoA の増加であり，それは β 酸化のための脂肪酸アシル CoA 分子のミトコンドリアへの流入を防ぐためにアロステリックにカルニチンアシルトランスフェラーゼ（CPT）I 活性を阻害する。

ン酸をパルミトイル CoA に変換して他の脂肪酸を合成することができる。細胞質中のパルミトイル CoA 濃度の上昇は，脂肪酸合成経路での流れを減少させることで ACC およびトリカルボン酸輸送体のフィードバック阻害因子として働く。

　脂肪酸合成のもう 1 つの主要な調節因子は，CPT I 活性をアロステリックに阻害し，β 酸化により新たに合成された脂肪酸アシル CoA 分子のミトコンドリアへの流入および分解を抑制するマロニル CoA である。これは脂肪酸の酸化および合成を同時に防止する重要なメカニズムである。マロニル CoA の増加は，脂肪酸酸化よりも脂肪酸合成を促進するシグナルとしての役割を果たす。逆に，細胞が ATP を必要とする場合，ACC 活性は AMP 活性化タンパク質キナーゼ（AMPK）によるリン酸化によって減少し，マロニル CoA レベルの低下をもたらし，CPT

## BOX 7.1　絶食はケトン体を産生する

　20世紀の大英帝国に対するMahatma Gandhiの非暴力ハンガーストライキキャンペーンは有名である。1924年と1933年のこれらの抗議の間，非常にやせていたGandhiは，21日間水だけで生き延びた。メキシコ系米国人活動家のCesar Chavezは，1968年に25日間，1988年に36日間の断食を行い生き残った。断食での鍵となる反応は，脳が機能するために不可欠な血糖値の維持である。第6章では，血糖値を維持するためのメカニズムとして，肝臓での糖新生について説明した。飢餓中，骨格筋はタンパク質異化作用を受け，その結果，血中にアラニンが放出される。肝臓はアラニンを取り込みピルビン酸に変換し，ピルビン酸は糖新生経路に入り血糖値を維持する。これは，グルコース-アラニン回路と呼ばれる。また，絶食はインスリン濃度を低下させ，グルカゴン濃度を上昇させ，結果として血糖値を維持するために肝臓中の貯蔵グリ

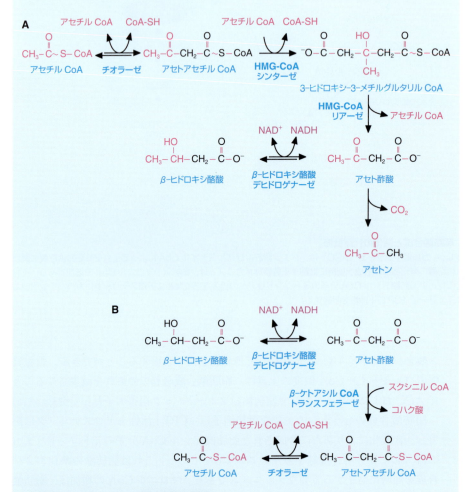

**BOX 7.1, 図1　ケトン体の産生と利用。**
(A) ケトン体であるアセト酢酸，β-ヒドロキシ酪酸，アセトンを生成する酵素反応。(B) ケトン体をアセチルCoAに変換する酵素反応。

コーゲンが枯渇する。さらに、脂肪組織に貯蔵されたトリアシルグリセロール（TAG）は、遊離脂肪酸とグリセロールに分解される。後者は肝臓でグルコースに変換される。遊離脂肪酸は、ミトコンドリアによって、心臓のようなエネルギーを必要とする組織において$\beta$酸化を介してATPを生成するために利用することができる。肝臓は、$\beta$酸化から生成されたアセチルCoAを利用して、アセト酢酸、$\beta$-ヒドロキシ酪酸（3-ヒドロキシ酪酸）、およびアセトンの3つの分子の形でケトン体を生成する（BOX 7.1、図1）。脳は遊離脂肪酸を利用しないが、ATP生成のためのアセチルCoAを生成するためにアセト酢酸および$\beta$-ヒドロキシ酪酸を利用する。脳は、グルコースとケトン体を用いてその代謝率を維持する。ケトン体の合成および利用は、ケトン体生合成経路における酵素の1つである$\beta$-ケトアシルCoAトランスフェラーゼ以外の酵素を共有している（BOX 7.1、図1）。肝臓にはこの酵素が欠けており、アセト酢酸の合成と利用のむだなサイクルを防ぐことができる。飢餓中、ケトン体の血中濃度はミリモルレベルまで上昇する。ケトーシス（ケトン体の濃度上昇）を発症している人は、ATP生成のために代謝されないアセトンの臭気によって容易にみつけることができる。ケトン体の分野における魅力的な新しい発展は、ケトン体がシグナル伝達の調節因子であり、生物学的結果を規定するという認識である。具体的には、$\beta$-ヒドロキシ酪酸は、ヒストン脱アセチル酵素の内因性阻害物質である。

の阻害を緩和する。これは、脂肪酸酸化およびその後のミトコンドリアATPの生成を促進する。

## 脂質は細胞のシグナル伝達経路を活性化させる

　脂質がシグナル伝達と共有することができる経路はいくつもある。これはタンパク質が活性化するのに必要なタンパク質への脂質の結合も含んでいる（図7.9）。近年の研究で、脂質依存性のシグナル伝達の調節における異常は、炎症性疾患や代謝性疾患の機序と重要な関係があることがわかってきた。脂質は細胞膜レベルでシグナル伝達のメッセンジャーとして働く。特定の脂質は細胞の種類やシグナル伝達のネットワークにもよるが、他の違った細胞反応を活性化できる。タンパク質への脂質の結合による最も一般的な機能は、水溶性タンパク質が疎水性の膜と反応できるようにすることである。脂質による修飾以外の機能としてはタンパク質間の相互作用の一部を形成することや、タンパク質のコンホメーションを安定させるタンパク質の三次構造の不可欠な部分を形成することなどがある。1,000のタンパク質が疎水性原子団と共有結合していると推定されており、それは脂肪酸やリン脂質、ステロール、イソプレノイド、グリコシルホスファチジルイノシトールアンカーなどを含む。これらすべての修飾因子は修飾タンパク質に対してそれぞれ異なった特性を与えられており、可逆的である。特筆すべき修飾因子は、$N$-ミリストイル化、$S$-もしくは$N$-パルミトイル化、そして$S$-プレニル化である。タンパク質はこれらの修飾因子を複数含むことができる。

　$N$-ミリストイル化は14炭素の飽和脂肪酸であるミリスチン酸の結合のことで、標的タンパク質のアミノ末端グリシン残基に結合し、$N$-ミリストイルトランスフェ

| BOX 7.2 | 忘れられた細胞小器官であるペルオキシソームは脂肪酸酸化も管理する |

　ペルオキシソームは単一の膜で包まれた細胞小器官であるが，十分に研究されておらず正当な評価を受けていない．哺乳類のペルオキシソームは活性酸素種の解毒とともに超長鎖脂肪酸の$\beta$酸化，分枝脂肪酸の$\alpha$酸化，エーテル脂質や胆汁酸の合成などの多数の代謝機能をもっている．ペルオキシソームタンパク質をコードしている遺伝子の遺伝的な欠損は無数の壊滅的な病態をもたらすが，本章に関係するところとして，脂肪酸酸化にだけ着目する．超長鎖脂肪酸（炭素数26以上）の$\beta$酸化はミトコンドリアではなくおもにペルオキシソームで起こる．この酸化は将来ATPを産生するためにミトコンドリアで酸化される脂肪酸を短縮する．ペルオキシソームには呼吸鎖がないため，脂肪酸を短縮するための超長鎖脂肪酸の酸化は，ATPよりも熱を産生する．ペルオキシソームへの脂肪酸の輸送もミトコンドリアへの輸送とは異なる．ミトコンドリアへの輸送はカルニチンシャトルに依存しているのに対して，ペルオキシソームはペルオキシソーム膜に局在する3つのATP結合カセット輸送体Dサブファミリータンパク質を利用する．それらは，ABCD1，ABCD2，ABCD3である．ABCD1はヒトの疾患の副腎白質ジストロフィー（ALD）で異変している．映画"Lorenzo's Oil（ロレンツォのオイル）"はABCD1欠損症の男の子の話である．ALD患者において長鎖脂肪酸の酸化ができないことは，これらの大きな脂肪酸の蓄積を引き起こし神経細胞周囲の髄鞘の"絶縁"を破壊する．ミトコンドリアと比較したときのペルオキシソームの異なる機能としては，$\alpha$酸化による分枝脂肪酸の酸化ができることである．分枝脂肪酸は3番目の炭素原子（$\gamma$位）にメチル基をもつことで$\beta$酸化を防いでいる．つまり，分枝脂肪酸はペルオキシソームにおいて末端のカルボキシ基を除去するために酸化的脱炭酸反応（$\alpha$酸化）を受け，メチル基の位置が2番目の炭素原子となることによってペルオキシソームとミトコンドリアでの$\beta$酸化が可能となる．ペルオキシソームの多様な代謝機能の重要性は十分にわかっていないが，近年の研究においてがん，糖尿病，神経変性疾患のようなヒト疾患とペルオキシソームの代謝機能との関連がいわれている．次世代の科学者たちがこの放置されてきた細胞小器官の研究に取り組んでくれることに期待している．

ラーゼによって触媒される．ミリストイル化されたタンパク質は，ミリストイル基が膜やほかのタンパク質に結合できるミリストイル疎通性状態と，ミリストイル基がタンパク質内の疎水性結合ポケットに局在するミリストイル不通性状態との間を可逆的に変化する．膜と安定した結合ができるほどミリストイル化自体は強固ではない．そのため，膜と結合した多くのタンパク質は$S$-パルミトイル化される．これは，パルミトイルアシルトランスフェラーゼによって触媒されるパルミトイルCoAの16炭素のパルミトイル基とシステイン残基のチオラート側鎖との結合のことである．これは14炭素のミリストイル基よりも長い疎水基であるため，いつまでもタンパク質を膜に固定させておくことができる．パルミトイルチオエステラーゼはタンパク質の脱パルミトイルを起こすことで膜からタンパク質を離し，これによって$S$-パルミトイル化は膜の局在化を調節する可逆的なスイッチとなる．キナーゼであるSrcファミリーなどの多くのシグナル伝達タンパク質は，細胞膜

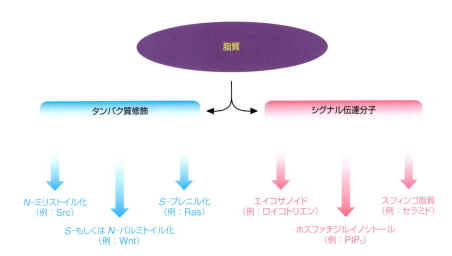

**図 7.9　脂質のシグナル伝達の概要。**
脂質は，タンパク質を修飾したり（$N$-ミリストイル化，$S$-もしくは $N$-パルミトイル化，$S$-プレニル化），シグナル伝達分子（エイコサノイド，ホスファチジルイノシトール，スフィンゴ脂質）として働くことでシグナル伝達経路を調節することができる。

に局在するための機序として $N$-ミリストイル化と $S$-パルミトイル化を使い，これは生物学的な活性のために必須である（図 7.9）。

パルミチン酸結合の 2 つ目のタイプである $N$-パルミトイル化は，ヘッジホッグ（Hh）や Wnt などの分泌タンパク質にとって必須であり，これは適切な胚発生のために必要である。ヘッジホッグアシルトランスフェラーゼ（Hhat）とポーキュパイン（Porcn）は，それぞれ Hh と Wnt タンパク質のシステイン残基とセリン残基の小胞体内腔における $N$-パルミトイル化を触媒する。コレステロールの結合はタンパク質における主要な脂質修飾ではないけれども，Hh はコレステロールによって修飾されることで発生の過程で拡散することができる。多くのがん細胞も Hh と Wnt タンパク質を利用することで増殖し生き延びることができる。Hhat と Porcn に対する小分子阻害薬によってがん細胞における Hh と Wnt の利用を阻害する試みが行われている。

そのほかの重要な脂質修飾として $S$-プレニル化がある。これはカルボキシ末端から 5 アミノ酸以内にある特定のシステイン残基にファルネシルトランスフェラーゼ（FT）またはゲラニルゲラニルトランスフェラーゼの作用でそれぞれファルネシル（$C_{15}$）基またはゲラニルゲラニル（$C_{20}$）基を共有結合させることである。タンパク質は $S$-プレニル化によって膜結合性を獲得する。それはファルネシル基またはゲラニルゲラニル基が疎水性であるためである。1 つの例として，タンパク質の Ras GTP アーゼファミリーはその最適活性のためにこの修飾が必要である。Ras は変異によって発がん性を獲得するため，FT を標的とした Ras の発がん活性を阻害するための薬物の開発が進んでいる。

タンパク質の翻訳後修飾に加えて，脂質自身がシグナル伝達分子として働く。1 つの例として，おもに 20 炭素多価不飽和脂肪酸のアラキドン酸由来のエイコサノ

イドがある。エイコサノイドはすばやく分解され産生部位近くの標的細胞に特異的な効果をもたらすために，しばしば局所ホルモンとして言及される。アラキドン酸に由来するエイコサノイドの3つの主要な種類は，プロスタグランジン，ロイコトリエン，トロンボキサンであり，炎症の誘導，血圧の調節，血液凝固などの種々の生理的過程の調節をしている。放出されたエイコサノイドは通常細胞膜のGタンパク質共役受容体と相互作用することで近くの細胞に影響を及ぼし，種々の細胞シグナル伝達経路を活性化させる。

エイコサノイド合成はホスホリパーゼ $A_2$ によるリン脂質からのアラキドン酸の放出からはじまる。アラキドン酸はリポキシゲナーゼによってロイコトリエンに，もしくはシクロオキシゲナーゼ（COX）-1 と COX-2 によってプロスタグランジン $H_2$（$PGH_2$）に変換される。$PGH_2$ は種々のプロスタグランジンやトロンボキサンの前駆体である。$PGH_2$ 由来のエイコサノイドは炎症を増幅させる。したがって，炎症や発熱，痛みを抑えるために COX-1 と COX-2 を標的とした薬物がある。これらの薬物は非ステロイド性抗炎症薬（NSAIDs）に分類される。はじめに発見された COX-1 と COX-2 を阻害する NSAIDs はサリチル酸であった。ドイツの製薬会社バイエルが純粋で安定した形のアセチルサリチル酸を合成した。それはサリチル酸よりも刺激が少なく，アスピリンとして市販された。現在では，COX-1 と COX-2 を阻害する NSAIDs はイブプロフェンやナプロキセンなど多数ある。これらの分子には胃出血などの有害な副作用がある。サリチル酸にはCOX-1 と COX-2 を阻害する以上の複数の効果があり，それは代謝反応を含み，その一部はサリチル酸による AMPK の活性化によって引き起こされる。

ホスファチジルイノシトールとスフィンゴ脂質は脂質の重要な種類であり，シグナル伝達における最重要な部分を担っている。ホスホリパーゼ C はホスファチジルイノシトール 4,5-ビスリン酸を DAG とイノシトール 1,4,5-トリスリン酸に加水分解し，それはプロテインキナーゼ C の活性化と貯蔵 $Ca^{2+}$ の放出をそれぞれ引き起こす。そのうえ，イノシトールキナーゼとホスファチジルイノシトールキナーゼは多様な可溶性イノシトールポリリン酸と膜のポリホスファチジルイノシトール脂質を生成させる。特に，ホスファチジルイノシトール-3-キナーゼは代謝を調節するキナーゼ AKT を活性化させるシグナル伝達脂質であるホスファチジルイノシトール 3,4,5-トリスリン酸の形成を促進する（第10章参照）。スフィンゴ脂質はセリンとパルミトイル CoA から新たに合成される。スフィンゴシン 1-リン酸とセラミドなどのスフィンゴ脂質は細胞の増殖や細胞死などのさまざまな生物学的転帰と関係がある。重要なことは，ホスファチジルイノシトールとスフィンゴ脂質は糖尿病，がん，炎症などの多彩な病態を引き起こすことである。

## コレステロールの合成と調節

コレステロールは多くの人にとって加齢とともに強迫観念となる。多くの人がパーティーやレストランで食事するときにコレステロール値が高い，もしくはコレステロールを下げる薬をとらなければならないことに悩んでいる。高いコレステ

ロール値は対処する必要があるけれども，コレステロールには重要な生物学的な働きがあることを理解することも必要である。コレステロールは細胞膜に組み込まれ，タンパク質の修飾として機能し，ステロイドホルモンやビタミンDの前駆体として働く。コレステロールは多くの細胞が生成できるため，われわれの食事に必須ではない。コレステロールを最も多く産生するのは肝臓であるが，そこでコレステロールエステルにエステル化され，脂肪滴に貯蔵され，リポタンパク質粒子に包まれ，末梢組織に運ばれるかもしくは胆汁酸に変化する。胆汁酸は胆管を通して小腸に分泌され，食事脂肪を消化するときの乳化剤として働く。胆汁酸の一部は排泄され，このようにして過剰なコレステロールは除去されるが，大部分は肝臓に戻り胆嚢に移動し貯蔵され，脂質の消化に利用される。最も豊富な胆汁酸はコール酸である。

コレステロールの生合成は細胞質で行われ，スタチン系薬物の標的（BOX 7.3

## BOX 7.3　コレステロール降下薬であるスタチン系薬物のお話

血中コレステロール値の上昇による有害反応は，血管内膜への動脈硬化プラークの形成との関連である。もし動脈硬化プラークが破裂すると線維物質の欠片が引きちぎれ，より細い血管へと移動して血栓を形成し（血栓症），脳や心臓などの重要臓器への血流を遮断し脳卒中や心臓発作を起こす。動脈硬化プラークを減らすためにどうやってコレステロール値を低下させるかについて考えたとき，科学者たちはコレステロールの生合成経路に着目した。最初に，triparanol 化合物を使って経路の後ろの段階を標的としたが，この薬物は白内障の進行などの副作用のために臨床使用できなくなった。triparanol はデスモステロールをコレステロールに転換する酵素を阻害することでデスモステロールの蓄積を引き起こした。対照的に，コレステロール生合成経路の早い段階での HMG-CoA レダクターゼの阻害は，毒性がなく，分解に別の代謝経路を有するヒドロキシメチルグルタル酸の蓄積をもたらす。1970 年代に日本人の微生物学者である遠藤章が Penicillium citrinum の発酵ブロスから HMG-CoA レダクターゼを阻害する ML236B（コンパクチン）を発見した。日本の三共がこの化合物を臨床使用に発展させたが，毒性の心配から市場に出回ることはなかった。結局市場にでた阻害薬は 1987 年の lovastatin であった。はじめに mevinolin と命名されたこの阻害薬は，1970 年代後半に Aspergillus terreus の発酵ブロスから Merck Research Laboratories にて発見された。その後，2 番目のスタチン系薬物であるシンバスタチンが 1988 年に承認され，lovastatin とは側鎖に追加のメチル基をもつ点で異なっていた。コンパクチン由来のプラバスタチンが三共から 1991 年に続いた。そのつぎのスタチン系薬物はフルバスタチンが 1994 年に，アトルバスタチンが 1997 年に，cerivastatin が 1998 年に，ロスバスタチンが 2003 年に承認され，これらはすべて合成化合物で微生物由来ではなかった。遠藤博士はオリジナルのスタチンであるコンパクチンの発見という先駆的な取り組みに対して，2008 年に高名な Lasker-DeBakey 臨床医学研究賞を受賞した。彼の最初の発見から 40 年が経った今，100 万人以上がスタチン系薬物を使用して心血管疾患に関連する罹患率と死亡率を減らしてきた。

参照）である HMG-CoA レダクターゼによってはじまり，1 分子のアセチル CoA と 1 分子のアセトアセチル CoA から 6 炭素分子のメバロン酸が生成される（図 7.10）。その後メバロン酸はリン酸化と脱炭酸され，活性化された 5 炭素分子のイソプレノイド中間体であるイソペンテニルピロリン酸が形成される。つぎに，3 分子のイソペンテニルピロリン酸がファルネシルピロリン酸（$C_{15}$）を形成するために結合し，ファルネシルピロリン酸は $C_{30}$ コレステロール前駆体であるスクアレンを生成するために使われる。$C_{15}$ は Ras などのタンパク質をプレニル化するために使われる。スクアレンシンターゼはスクアレンを生成するために NADPH の還元とともに 2 つの $C_{15}$ 分子の縮合を触媒する。スクアレンは 27 炭素分子のコレステロールを生成するために複数の反応を経る。

　コレステロールから得られる重要な副産物はステロイドホルモンである。われわれの多くはエストロゲンやテストステロンといったステロイドホルモンに慣れ親しんでいる。それは女性と男性の生殖生理においてそれぞれ重要な役割を担っているからである。これらの 2 つのホルモンは，グルココルチコイドであるコルチゾールとミネラルコルチコイドであるアルドステロンとともにプロゲステロン由来である（図 7.10）。コルチゾールは血糖を上昇させるために糖新生を促し，免疫機能においては強力な抑制因子となる。またアルドステロンは腎臓においてイオン輸送を調節する。コレステロールはプロゲステロンを産生するためにプレグネノロンを生成する。その多面的な役割のために，合成ステロイドは喘息（グルココルチコイド）を含む幅広い病理を治療するための薬物として開発されている。

## 複数のメカニズムが細胞のコレステロール値を調節する

　コレステロールは複数の生物学的な過程に必須であるため，細胞は短期または長期でコレステロール合成を調節する機序をもっている。コレステロール合成の律速段階は小胞体膜に局在する HMG-CoA レダクターゼである。AMPK はこの酵素の活性を阻害するためにリン酸化し，コレステロール合成を中止するために代謝的にストレスを受けた細胞にあるこの酵素を調節する。すでに述べたように，AMPK 活性はミトコンドリアによる ATP 産生を促進するために脂肪酸酸化を促進する。覚えておいてほしいこととして，代謝的にストレスを受けた細胞は概して ATP を消費する同化作用機能を中止し，付随して高い ATP/ADP 比を維持するために ATP を合成する異化作用機能を促進する。

　コレステロール合成の長期での調節は，経路中のコレステロールと他のステロールの濃度の変動を感知することによって達成され，それは HMG-CoA レダクターゼを含むコレステロール経路の複数の遺伝子の変化を誘発する。コレステロールは膜に埋め込まれるため，ステロール濃度の変化の感知はステロールセンシングドメインを含む小胞体膜に埋め込まれた 2 つのタンパク質によって膜で起こる。それは HMG-CoA と SCAP（SREBP cleavage-activating protein）である。HMG-CoA は自身のステロールセンシングドメインによってステロールの増加を検出することで，INSIG（insulin-induced gene：インスリン誘導遺伝子）-1 およ

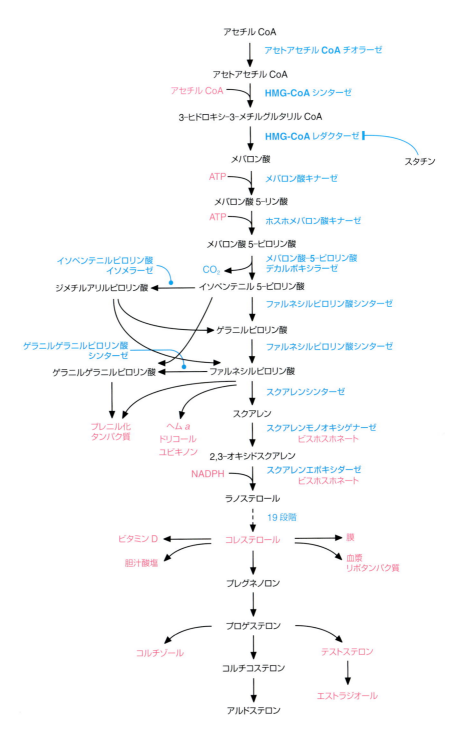

**図 7.10　コレステロール生合成経路。**
コレステロールの生合成経路はスタチン系薬物の標的である HMG-CoA レダクターゼからはじまり，1 分子のアセチル CoA と 1 分子のアセトアセチル CoA から 6 炭素分子のメバロン酸が生成される。メバロン酸はさまざまな反応を経て 27 炭素分子のコレステロールを生成する。コレステロールに由来する重要な副産物としては，ステロイドホルモン，胆汁酸塩，ビタミン D，血漿リポタンパク質と膜の構成成分がある。

びINSIG-2と呼ばれる2つの他の小胞体膜タンパク質と結合し，ユビキチンリガーゼに結合する。これはHMG-CoAタンパク質のプロテアソームでの分解を引き起こす。

SCAPは転写因子SREBP（sterol regulatory element-binding protein：ステロール調節エレメント結合タンパク質）ファミリーの活性化に必須である。SREBPはコレステロールと脂肪酸合成に関与する遺伝子を調節している。哺乳類細胞ではSREBPには3つの密接に関連したアイソフォームがあり，SREBP1a, SREBP1c, SREBP2と呼ばれる。SREBP1aとSREBP1cは選択的スプライシングおよび異なるプロモーターの使用を介して同じ遺伝子から産生され，脂肪酸合成に影響する。SREBP1cとSREBP2はそれぞれ脂肪酸とコレステロール合成に関与する遺伝子を調節している。SREBP1aはどちらの経路の遺伝子も調節できる。SREBPは転写因子の塩基性ヘリックス・ループ・ヘリックス・ロイシンジッパー（bHLH-Zip）ファミリーに属している。しかしながら，これはほかのbHLH-Zipタンパク質とは異なる。なぜならSREBPは小胞体に付着する不活性前駆体として合成され，転写活性をもつためには核に到達する必要があるからである。コレステロール値が低くなると，SCAPがSREBPに結合しそれを小胞体からゴルジ体に誘導する。つぎに，SREBPはSite-1とSite-2プロテアーゼによって連続したタンパク質プロセシングを受け，ゴルジ体膜からN末端のbHLH-Zip領域が遊離する。bHLH-Zip領域は核に入り，標的遺伝子のエンハンサー/プロモーター領域の中のステロール応答配列に結合し転写を活性化させる。コレステロールが増加すると，SCAPはINSIGに結合し，小胞体膜にあるSREBP複合体を捕捉する。すると，SREBPはゴルジ体に到達することができずbHLH-Zip領域が放出されないために，遺伝子の転写も活性化されない。

特筆すべきことは，コレステロール経路の調節におけるHMG-CoA分解とSCAPのSREBP調節の2つの機序は，異なるステロールに反応することである。ラノステロールはおもにHMG-CoAの分解を引き起こし，コレステロールはSREBP活性を阻害する。コレステロールの前駆体であるラノステロールはHMG-CoA分解においてコレステロールよりも強力な誘導体である。ラノステロールは細胞毒性をもつことが知られているため，その濃度が高まると経路を遮断してHMG-CoAタンパク質を分解できることは理にかなっている。もしラノステロールの蓄積がHMG-CoA分解よりもSREBPプロセシングの遮断を引き起こすことになっていたら，ラノステロールのコレステロールへの転換を要求する酵素を減少させることになり，これはラノステロールの一過性の増加をもたらすこととなる。したがって，ラノステロールがSREBPではなくHMG-CoAレダクターゼを分解することにより，酵素がラノステロールをコレステロールに変換することを可能にしながら，ラノステロールのさらなる合成を遮断する。コレステロールの増加によってこの経路を遮断するためにSREBP遺伝子は阻害される。

コレステロール経路の解明はどのスタチン系が血中コレステロール値を低下させるかの機序を示し，一見するとこの機序はHMG-CoAレダクターゼの阻害によってコレステロール合成を低下させるようにみえる。しかしながら，その機序

はやや複雑であり，低密度リポタンパク質（LDL）受容体の誘導を含む。これは，1970年代にMichael BrownとJoseph Goldsteinによって発見された。彼らは家族性高コレステロール血症（familial hypercholesterolemia：FH）の発症機序を解明しようと試みた。FH患者の血中コレステロール濃度は異常に高値であり，早期の心臓発作について高リスクとなる。ホモ接合のFH患者から単離された線維芽細胞を検査すると，これらの細胞はLDLの取り込みができないことが示された。さらにクラスリン被覆小孔と呼ばれる膜上の特異的な部位でLDL受容体に結合するLDLが受容体のインターナリゼーションを引き起こし，LDL粒子からコレステロールを放つためにリソソームの加水分解が続くということが実験によって示された。コレステロールの増加は，前述したようにタンパク質の分解およびSREBPの阻害による転写の抑制によってHMG-CoAレダクターゼ活性を阻害する。SREBPはLDL受容体も誘導する。もしSREBPがLDL受容体のインターナリゼーションによるコレステロールの増加によって阻害されるならば，LDL受容体の転写は減少する。コレステロール値の増加はコレステロールエステル化酵素（コレステロールアシルトランスフェラーゼ）も活性化させ，それによってコレステロールがエステル小滴として細胞内に貯蔵される。したがって，スタチン系薬物が直接HMG-CoAレダクターゼを阻害するとき，コレステロールの減少を引き起こし，細胞表面のLDL受容体のSREBPを介した誘導とそれに続く血中からのLDL受容体粒子のエンドサイトーシスを活性化させる。肝臓によって取り込まれた粒子は貯蔵および体からの排出のために胆汁酸に放出される。スタチン系薬物はこの機序によって血清のLDLレベルを20〜40％低下させる。BrownとGoldsteinは，この「コレステロール代謝の調節に関する発見」により1985年のノーベル生理学・医学賞を受賞した。コレステロールの代謝以上に彼らの発見で重要なことは，受容体依存性エンドサイトーシスと受容体の再利用の概念であり，これによって細胞がホルモンや増殖因子，ウイルスなどのインターナリゼーションを可能にする概念上の枠組みをもたらしたことである。コレステロール生物学とスタチン系薬物の話は，機械論的な還元主義的アプローチがどのように基礎生物学を説明し患者に利益をもたらすことができるかを示す好例である。

## 参考文献

Mehta SA. 2013. Activation and transportation of fatty acids to the mitochondria via the carnitine shuttle with activation. http://pharmaxchange.info/press/2013/10/activation-and-transportationof-fatty-acids-to-the-mitochondria-via-the-carnitine-shuttle-with-animation/.

Nelson DL, Cox MM. 2013. *Lehninger principles of biochemistry*, 6th ed. WH Freeman, New York.

## より深く知りたい人のための文献

FosterDW. 2012. Malonyl-CoA: The regulator of fatty acid synthesis and oxidation. *J Clin Invest* 122: 1958–1959.

Goldstein JL, Brown MS. 2009. The LDL receptor. *Arterioscler Thromb Vasc Biol* 29: 431–438.

Goldstein JL, DeBose-Boyd RA, Brown MS. 2006. Protein sensors for membrane sterols. *Cell* 124: 35–46.

Lodhi IJ, Semenkovich CF. 2014. Peroxisomes: A nexus for lipid metabolism and cellular signaling. *Cell Metab* 19: 380–392.

Menendez JA, Lupu R. 2007. Fatty acid synthase and the lipogenic phenotype in cancer pathogenesis. *Nat Rev Cancer* 7: 763–777.

Newman JC, Verdin E. 2014. Ketone bodies as signaling metabolites. *Trends Endocrinol Metab* 25: 42–52.

Resh MD. 2013. Covalent lipid modifications of proteins. *Curr Biol* 23: R431–R435.

Tobert JA. 2003. Lovastatin and beyond: The history of the HMG-CoA reductase inhibitors. *Nat Rev Drug Discov* 2: 517–526.

Wymann MP, Schneiter R. 2008. Lipid signalling in disease. *Nat Rev Mol Cell Biol* 9: 162–176.

# アミノ酸

8

　私の地元の近所のビタミンや栄養剤の店は人気がある。最近その店に入り，多くの科学者たちがアミノ酸や培地，細胞培養試料を購入するバイオテクノロジー企業に類似しているということを実感した。そこにはあらゆる病気を治療する栄養補助食品があるが，1番人気があるのはアミノ酸とのことである。店員が言うには，多くの客がアミノ酸を購入し，それをスムージードリンクに加え，筋肉パフォーマンス，筋力増強といったことを行っているそうだ。私たちの多くはタンパク質源として卵やレンズマメ，魚，肉などを食べ，それらは細胞内のタンパク質合成に必要なアミノ酸の生成のために消化される。タンパク質を合成するのに必要なアミノ酸は20種類存在する。動物は通常，食事からの摂取を必要とせず合成することのできる"条件付き必須アミノ酸"を7種類もっている。しかし，それらを十分量合成することができないある集団においては，条件付き必須アミノ酸は食事に不可欠である。ほかにも，4種類の"非必須アミノ酸"を合成でき，これらは食事からの摂取は必要ない。残り9種類の"必須アミノ酸"は食事から得る必要がある。しかしほとんどの植物，細菌は20種類すべてのアミノ酸を合成することができる。ほとんどの人はアミノ酸はタンパク質合成のために重要であると考えているが，アミノ酸はグルコース，ATPおよび脂肪酸を生成することもでき，ヘム基，ヌクレオチド塩基，シグナル伝達分子（カテコールアミン，神経伝達物質）を含む多数の生体分子の代謝前駆体である。それに加え，エピジェネティックな修飾のために必須である。本章では（1）アミノ酸の生成，（2）アミノ酸の分解，（3）アミノ酸によるカテコールアミンとヘムの生成とエピジェネティクスにおける役割を扱う（図8.1）。

## アミノ酸のクイックガイド

・20種類のアミノ酸がある。動物には"必須アミノ酸"と呼ばれる合成できない9種類のアミノ酸があり，それらを食事から摂取する必要がある（図8.1）。残りの11種類は"非必須"または"条件付き必須"アミノ酸である。
・解糖系とTCA回路の中間体は非必須，条件付き必須アミノ酸を生成する。

- 細胞タンパク質または食品タンパク質の分解から生成された遊離アミノ酸は $NH_4^+$ および炭素骨格を得るために脱アミノされる。$NH_4^+$ は尿素回路に入り，炭素骨格は ATP，グルコースおよび脂肪酸を生成するために代謝経路に入ることができる（図 8.1）。
- グルタミン酸は窒素の供与体および受容体の両方として作用し，アミノ酸間での窒素の移動のための中心的存在である。
- チロシンはノルアドレナリン，アドレナリン，ドーパミンおよびメラニン生成の前駆体である。
- メチオニンはエピジェネティクスを調節するためにメチル基を多くの DNA とヒストンメチルトランスフェラーゼに提供する。
- システイン，グルタミン酸，グリシンは抗酸化物質であるグルタチオンを生成する。

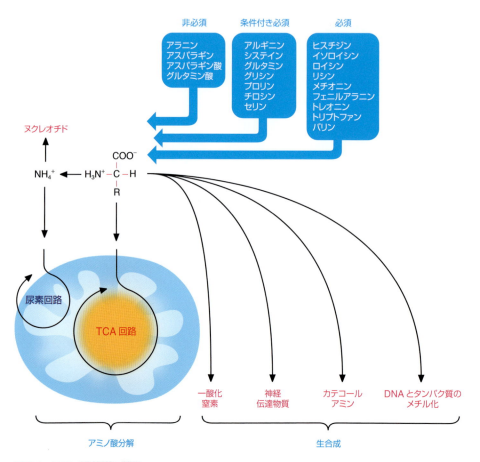

**図 8.1　アミノ酸代謝の概要。**
アミノ酸は尿素回路に入る $NH_4^+$ と，代謝経路に入り ATP，グルコース，脂肪酸を生成する炭素骨格に分解される。アミノ酸は NO，神経伝達物質，カテコールアミンを生成するためにも使用される。メチオニンはエピジェネティクスを調節するために多くの DNA およびヒストンメチルトランスフェラーゼにメチル基を提供する。

- 一酸化窒素（NO）シンターゼは一酸化窒素の合成にアルギニンを使用する。
- グリシンとグルタミン酸は神経伝達物質として機能することができる。グルタミン酸はタンパク質合成に関与しないアミノ酸神経伝達物質であるγ-アミノ酪酸（GABA）を生成するために使用される。
- トリプトファンは別の神経伝達物質であるセロトニン生成のための前駆体として使用される。セロトニンはメラトニンの生成に使われる。

## 非必須アミノ酸を産生する代謝経路

　動物は必須アミノ酸を生成する酵素を欠いているため，これらのアミノ酸は食事から得なければならない。一般的に必須アミノ酸の構造は非必須アミノ酸よりも複雑である。必須アミノ酸は合成のために著しく多くの酵素反応を必要とし，それは植物や下等生物でみられる。チロシンとアルギニンは条件付きで必須となる。チロシンはフェニルアラニンヒドロキシラーゼにより必須アミノ酸であるフェニルアラニンから誘導される。内因性のチロシンの生成は食品中のフェニルアラニンに依存しているが，チロシンの多くは食事から得られる。少量のアルギニンは尿素回路のアルギニノコハク酸から生成することができる（「尿素回路はアミノ酸分解のために必要である」のセクションを参照）。

　動物は解糖系および TCA 回路の中間体を利用して条件付き必須アミノ酸，非必須アミノ酸を合成することができる。解糖系の中間体である 3-ホスホグリセリン酸はセリンとグリシンを生成する。これらの反応は図 8.2 に概説されている。最初の段階で 3-ホスホグリセリン酸は $NAD^+$ の NADH への還元反応と共役し，3-ホスホグリセリン酸デヒドロゲナーゼによって酸化され，3-ホスホヒドロキシピルビン酸を生成する。続いて，3-ホスホヒドロキシピルビン酸はホスホセリンアミノトランスフェラーゼ 1 に触媒されるグルタミン酸結合アミノ基転移反応を受けて 3-ホスホセリンとなり，それはホスホセリンホスファターゼにより加水分解されセリンを生じる。セリンヒドロキシメチルトランスフェラーゼはセリンをグリシンに転換し，この反応はテトラヒドロ葉酸（THF）から 5,10-メチレン THF への転換と共役している。セリンはシステイン生成にも必要とされている。シスタチオニン β-シンターゼはホモシステインとセリンをシスタチオニンに，シスタチオニン γ-リアーゼはシスタチオニンをシステインに転換する（図 8.11 参照）。

　グリシンの重要な役割は，図 8.3 に示すようにヘムの代謝前駆体であるということである。最初の段階では δ-アミノレブリン酸シンターゼにより触媒され，グリシンと TCA 回路の中間体であるスクシニル CoA を結合しミトコンドリアマトリックス内で δ-アミノレブリン酸を生成する。つぎに δ-アミノレブリン酸は細胞質に運ばれ，2 つの分子が縮合してポルホビリノーゲンを生成する。一連の反応が細胞質とミトコンドリアで起こり，最終段階でフェロケラターゼが $Fe^{2+}$ をヘム環に挿入する反応を触媒する。

　主要な TCA 回路の中間体である α-ケトグルタル酸（2-オキソグルタル酸）は複数のアミノ酸生成の中心にある。特にグルタミン酸と α-ケトグルタル酸の相互

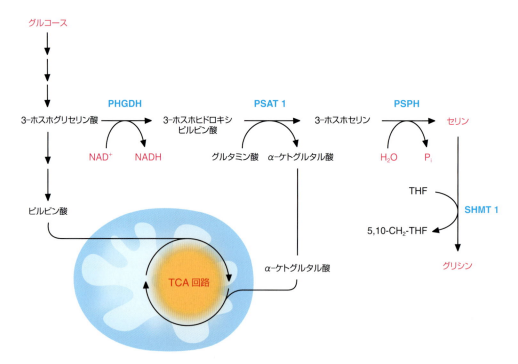

**図 8.2　解糖系の中間体である 3-ホスホグリセリン酸はセリンとグリシンを生成する。**
3-ホスホグリセリン酸デヒドロゲナーゼ（PHGDH）は 3-ホスホヒドロキシピルビン酸を生成するために 3-ホスホグリセリン酸を酸化し，それはホスホセリンアミノトランスフェラーゼ（PSAT）1 により 3-ホスホセリンに転換される。続いてホスホセリンホスファターゼ（PSPH）は 3-ホスホセリンをセリンに転換する。セリンヒドロキシメチルトランスフェラーゼ（SHMT）1 はテトラヒドロ葉酸（THF）を 5,10-メチレン THF（5,10-CH$_2$-THF）へ転換する反応と共役することによりセリンをグリシンに転換する。

変換はアラニン，アスパラギン酸，アルギニンを含む多種のアミノ酸の生成を可能にする。グルタミン酸は細胞質，ミトコンドリアマトリックスの両方でアラニンおよびアスパラギン酸を生成する 2 つのアミノ基転移反応を受ける。アスパラギン酸アミノトランスフェラーゼ（AST）はグルタミン酸とオキサロ酢酸を使用してアスパラギン酸と α-ケトグルタル酸を生成し，アラニンアミノトランスフェラーゼ（ALT）はグルタミン酸とピルビン酸を使用してアラニンと α-ケトグルタル酸を生成する（図 8.4）。オルニチンアミノトランスフェラーゼはグルタミン酸の α-ケトグルタル酸への変換に共役し，オルニチンを生成する。続いてオルニチンは尿素回路を通じてアルギニンを生成できる（図 8.7 参照）。グルタミン酸は α-ケトグルタル酸およびグルタミンから生成することができる。グルタミン酸デヒドロゲナーゼは NADPH の NADP$^+$ への転換と共役し，α-ケトグルタル酸および NH$_4^+$ をグルタミン酸に変換する。グルタミンシンターゼは ATP と NH$_4^+$ を使用し，グルタミン酸からグルタミンを生成する。逆にグルタミナーゼは NH$_4^+$ の放出とともにグルタミンをグルタミン酸に変換する。グルタミンはアスパラギンシンターゼによりアスパラギン酸と ATP を基質としてグルタミン酸とアスパラギン酸に変換

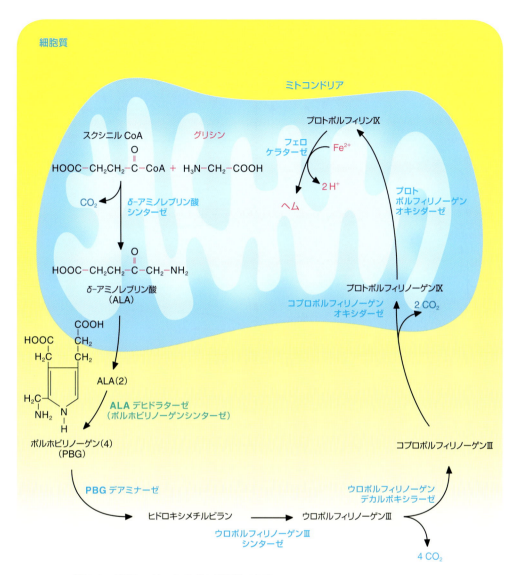

**図 8.3 グリシンはヘム合成の前駆体である。**
ヘム合成の最初の段階は，δ-アミノレブリン酸シンターゼにより触媒され，ミトコンドリアマトリックスでδ-アミノレブリン酸を生成するためにグリシンを TCA 回路の中間体であるスクシニル CoA に結合させる。つぎに，δ-アミノレブリン酸はヘム環を生成するために細胞質とミトコンドリアで一連の反応を受ける。

することができる（図 8.4）。最後にγ-グルタミルキナーゼは ATP を利用してグルタミン酸をグルタミン酸 5-リン酸に変換し，それはピロリン-5-カルボン酸レダクターゼによりδ-ピロリン-5-カルボン酸およびプロリンに変換される（図 8.4）。

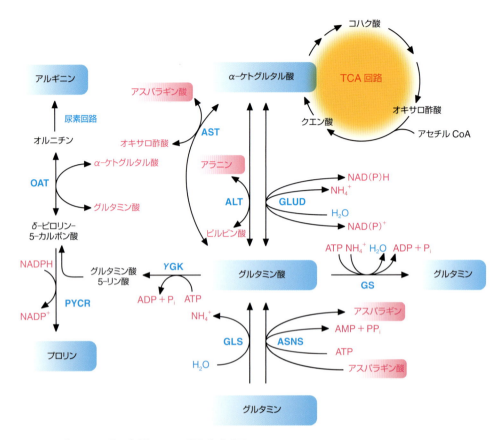

**図 8.4　グルタミン酸は多種のアミノ酸を生成する。**
アスパラギン酸アミノトランスフェラーゼ（AST）はグルタミン酸とオキサロ酢酸からアスパラギン酸およびα-ケトグルタル酸を生成し，アラニンアミノトランスフェラーゼ（ALT）はグルタミン酸とピルビン酸からアラニンとα-ケトグルタル酸を生成する。オルニチンアミノトランスフェラーゼ（OAT）はオルニチンを生成し，オルニチンは尿素回路を通じてアルギニンを生成できる。グルタミン酸デヒドロゲナーゼ（GLUD）はNADPHからNADP$^+$への反応と共役することでα-ケトグルタル酸とNH$_4^+$をグルタミン酸に変換する。グルタミンシンターゼ（GS）はATPとNH$_4^+$を使用しグルタミン酸からグルタミンを生成する。逆にグルタミナーゼ（GLS）はNH$_4^+$の放出とともにグルタミンをグルタミン酸に変換する。アスパラギンシンターゼ（ASNS）はアスパラギン酸，グルタミンおよびATPを使用してアスパラギンを生成する。γ-グルタミルキナーゼ（γGK）はATPを使用してグルタミン酸をグルタミン酸 5-リン酸に変換し，それは後にピロリン-5-カルボン酸レダクターゼ（PYCR）によりδ-ピロリン-5-カルボン酸およびプロリンに変換される。

## 尿素回路はアミノ酸分解のために必要である

　遊離アミノ酸は細胞タンパク質または食品タンパク質の分解から生成される。遊離アミノ酸は単純に保存することはできないため，タンパク質合成へ再利用されたり，NH$_4^+$や炭素骨格を産生するために脱アミノされる。NH$_4^+$は細胞に対して毒性があり，ヌクレオチドまたはアミノ酸のような窒素含有化合物を合成することにより除去されるか，尿素の形で排泄されて除去される。アミノ酸の炭素骨格はATP，グルコース，脂肪酸を生成する代謝経路に送りこまれる（図 8.5）。

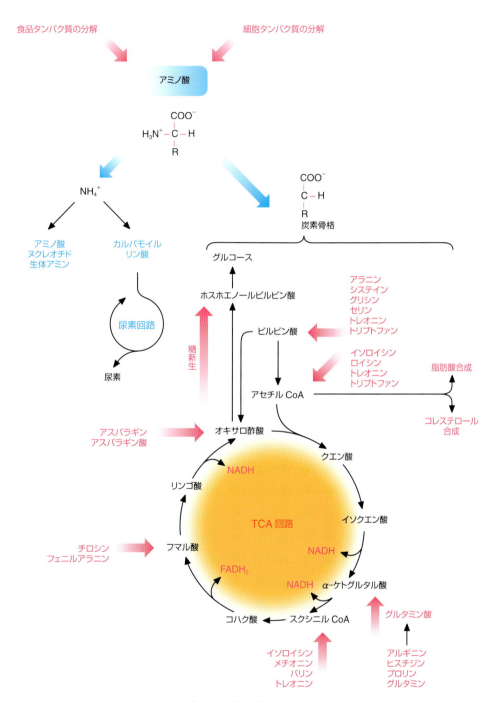

**図 8.5 アミノ酸の分解は $NH_4^+$ および炭素骨格を生成する。**
$NH_4^+$ はヌクレオチドのような窒素含有化合物の合成または尿素の形で排泄することで除去される。アミノ酸の炭素骨格は TCA 回路の中間体に変換され，酸化的リン酸化を介して ATP を生成，または脂肪酸合成および糖新生のための前駆体を提供するために使用される。

アミノ酸の炭素骨格はTCA回路の中間体に変換することができ，それらは酸化的リン酸化を介したATPの生成，または脂肪酸合成および糖新生のための前駆体を提供するために使用することができる（図8.5）。通常アミノ酸はATP生成の10〜15%を占める。しかし高タンパク質食下もしくは筋肉のタンパク質が分解されている飢餓状態では大部分のATPがアミノ酸から生成される。逆に細胞が十分なATPをもっている場合，過剰な遊離アミノ酸はグルコースや脂肪酸を生成することのできるTCA回路の中間体に変換することができる。アミノ酸分解で生じた過剰な窒素（$NH_4^+$）は肝臓で尿素回路により合成される尿素として除去することができ，腎臓へ運ばれて濃縮され，尿中に排泄されるために膀胱に運ばれる。Hans Krebsと彼の研究室で働いていた医学生のKurt Henseleitは1932年に尿素回路を発見した（BOX 8.1参照）。尿素分子は2つの窒素と1つの炭素を有している。尿素回路の2つの基質は，カルバモイルリン酸とアスパラギン酸である。グルタミンとグルタミン酸が窒素を1つ与え，ミトコンドリアマトリックスで行われるTCA回路の酸化的代謝でカルバモイルリン酸合成のための$HCO_3^-$が与えられる。アスパラギン酸は尿素生成を完成させるために2つ目の窒素を与える。血中窒素の2つの主要キャリヤーはグルタミンとアラニンで，尿素回路に入るため肝臓で吸収される（図8.6）。組織により生成された過剰のアンモニアは，グルタミンシンターゼによりグルタミンを生成するためにグルタミン酸と反応する。組織から生成されたグルタミンは，血中に放出され肝臓へ吸収されてグルタミナーゼにより$NH_4^+$およびグルタミン酸を生成する。アラニンは筋組織から生成され，これはエネルギー源としてアミノ酸を異化したものである。筋組織において，過剰なアンモニアはアラニンを生成するためにALTによりピルビン酸に変換され血中に放出される。肝臓で吸収されたアラニンはALTによりグルタミン酸，ピルビン酸に変換される。肝臓におけるほかのグルタミン酸の供給源は摂取した食事，筋肉や細胞内のタンパク質分解から生成されたアミノ酸である。これらのアミノ酸は肝臓でα-ケトグルタル酸依存性アミノトランスフェラーゼによりグルタミン酸を生成できる。そしてミトコンドリアマトリックスにおいてグルタミン酸はグルタミン酸デヒドロゲナーゼにより$NH_4^+$を遊離しα-ケトグルタル酸を生成する（図8.6）。ASTもグルタミン酸をアスパラギン酸に変換し，尿素回路に供給され2つ目の窒素の供給源となる。

　尿素回路には5つの酵素反応が含まれる（図8.7）。最初の2つの段階はミトコンドリアで，残りの3つの反応は細胞質で行われる。尿素合成のための最初の工程は2分子のATPを必要とし，カルバモイルリン酸シンターゼIにより触媒され，$NH_4^+$と$HCO_3^-$からカルバモイルリン酸を生成する。つぎに，カルバモイルリン酸はミトコンドリアマトリックスでオルニチンカルバモイルトランスフェラーゼにより触媒されオルニチンと結合しシトルリンを生成する。シトルリンは細胞質に輸送され，アルギニノコハク酸シンターゼによりアルギニノコハク酸に変換される。この反応はアスパラギン酸から2つ目の窒素を組み込む。つぎの反応でアルギニノスクシナーゼがアルギニノコハク酸を分解しフマル酸とアルギニンを生成する。最後にアルギナーゼがアルギニンを尿素とオルニチンに変換し，尿素回路

## BOX 8.1　Hans Krebs と尿素回路

　1953 年のノーベル賞の講演で，Hans Krebs は 1932 年の尿素回路の解明が 1937 年に TCA 回路の分析に役立ったと指摘している。尿素回路の公表によって彼が有名になったことが，ナチスドイツから Krebs そしてユダヤ人が逃れる手助けとなったことは重要である。

　Krebs は 1900 年にドイツに生まれ，はじめは彼の父のように耳鼻咽喉科医になる予定だった。しかし 1925 年にハンブルク大学で医学博士号を受けたのち，彼はベルリンのダーレムにあるカイザー・ヴィルヘルム生物学研究所の Otto Warburg 研究室に就職した。Warburg 研究室で Krebs は組織切片での酸素消費量測定のための検圧法や分光光度法を学んだ。Warburg の圧力計はたった 10 層の厚みの細胞組織切片での呼吸を in vitro で研究することができた。彼はまた研究の問題点を解決するための実験アプローチをどう策定するかも学んだ。Krebs は「Warburg は科学研究の初歩を教えてくれた」と述懐している。彼が Warburg 研究室を去った理由はさまざまな説があった。どうやら Warburg は評価を高めつつある優秀な研究者を雇わなかったらしいが，Krebs によれば，Warburg は Krebs が研究者として成功するとは考えていなかったようだ。また，Krebs と Warburg は細胞内呼吸をどのように研究するかについて意見が一致していなかった。Warburg は正常細胞とがん細胞を比較することに興味があったが，Krebs は特定の代謝反応の段階を研究したく，Warburg はその取り組みを自分の研究目標からの逸脱であるとみなしていた。何はともあれ，Krebs は 1930 年に Warburg 研究室を去りフライブルク大学で臨床を始めたが，同時に研究も行っていた。

　「それが最も単純な生合成のプロセスで，高率で起こるものであるようにみえたので」Krebs は最初のプロジェクトとして肝臓での尿素の合成を選んだ。肝臓組織切片を使用して Krebs と研究員の Kurt Henseleit はシトルリンとアルギニンと同様にオルニチンがアンモニアと二酸化炭素からの尿素の生成に触媒として作用することを示した。これらの結果は一連の 3 つの論文で発表され，それは Krebs に即時に評価をもたらした。彼の重要な考察は，この代謝経路が直線ではなく回路であることに気づいたことである。この考察とアミノ酸代謝について熟知するようになったことが，1937 年に TCA 回路の解析でノーベル賞を受賞する重要な要因となった。驚くべきことに，1957 年に Krebs は Hans Kornberg とともに第 3 の代謝回路であるグリオキシル酸回路，つまり TCA 回路のグリオキシル酸バイパスを発見した。

を完成させる。オルニチンはオキサロ酢酸と同様に TCA 回路で再利用される。ほかにここで再利用される分子はアスパラギン酸である。細胞質の尿素回路で生成されたフマル酸はフマラーゼによってリンゴ酸に変換され，リンゴ酸−アスパラギン酸シャトルによってミトコンドリアマトリックスに輸送される。その後リンゴ酸デヒドロゲナーゼによりオキサロ酢酸に変換され，還元当量の NADH を生成し，酸化的リン酸化により ATP を生成できる。このように尿素回路の ATP コストは NADH 分子の生成により相殺される。生成されたオキサロ酢酸は AST によりアスパラギン酸を生成するための基質として使用することができ，これはリンゴ酸−

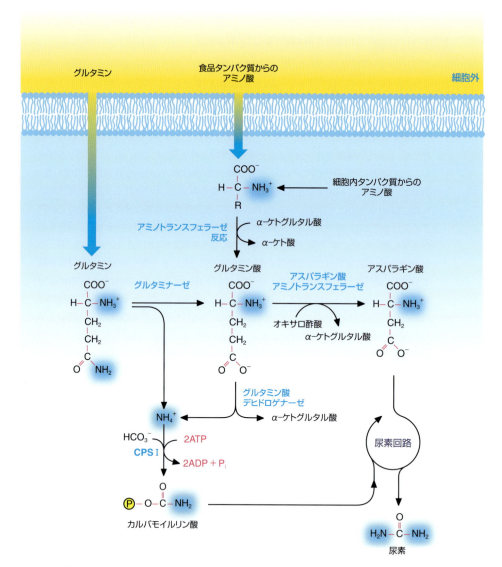

**図 8.6　グルタミンとグルタミン酸は尿素回路に 2 つ目の窒素を生成する。**
尿素分子には 2 つの窒素が含まれている。グルタミナーゼは $NH_4^+$ とグルタミン酸を生成する。その後，グルタミン酸はグルタミン酸デヒドロゲナーゼにより別の $NH_4^+$ を放出してα-ケトグルタル酸に変換される。カルバモイルリン酸シンターゼ（CPS）I は基質として $NH_4^+$，$HCO_3^-$，ATP を使用してカルバモイルリン酸を生成し，尿素生成のための 1 つ目の窒素源となる。アラニンのようなアミノ酸はアミノトランスフェラーゼによりグルタミン酸に変換される。つぎにアスパラギン酸アミノトランスフェラーゼがグルタミン酸をアスパラギン酸に変換し，これが尿素回路に供給されて尿素生成のための 2 つ目の窒素源となる。

アスパラギン酸シャトルによって細胞質へ輸送され尿素回路で使用される。したがって，尿素回路と TCA 回路は共通の代謝中間体を介して代謝的にリンクしている。

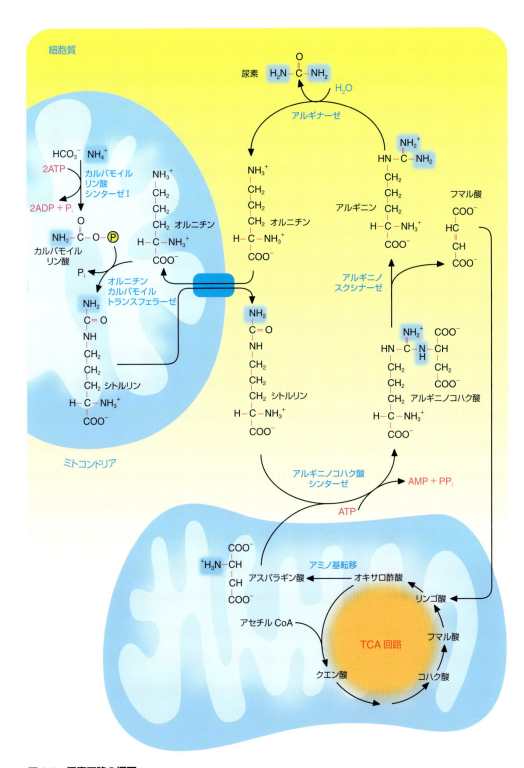

**図 8.7　尿素回路の概要。**
尿素合成のための最初の工程はミトコンドリアマトリックスの酵素，カルバモイルリン酸シンターゼIによって1つ目の窒素を取り込むことである。その後，オルニチンカルバモイルトランスフェラーゼがミトコンドリアマトリックスでシトルリンを生成するための基質としてカルバモイルリン酸とオルニチンを使用する。つぎにシトルリンは細胞質に輸送されアルギニノコハク酸シンターゼによってアルギニノコハク酸に変換される。この反応によりアスパラギン酸から2つ目の窒素が取り込まれる。つぎにアルギニノスクシナーゼがフマル酸とアルギニンを生成するためにアルギニノコハク酸を分解する。最後にアルギナーゼがアルギニンを尿素とオルニチンに変換して尿素回路を完成させる。

## 高分子の生合成およびエネルギー産生以外のアミノ酸の役割

　見落とされがちなアミノ酸の重要な機能は，カテコールアミンおよび神経伝達物質の生成，エピジェネティクス，活性酸素種および活性窒素種の調節における中心的役割である。以降のセクションではこれらの重要な分子の生成に中心的に関与しているアミノ酸について述べる。ある種のアミノ酸がシグナル伝達経路を活性化できることに留意することも重要である。特にロイシンは第10章で議論するようにmTOR（同化作用を促進する強力なキナーゼ）の強力な活性化因子である。

### アミノ酸は神経伝達のために必要である

　はじめアミノ酸は遍在的に生成され，そしてタンパク質合成に必要とされることから，神経伝達物質とは考えられていなかった。しかし，今日ではグルタミン酸とグリシンはそれぞれ興奮性および抑制性の神経伝達物質として認識されている。また，アミノ酸は神経伝達物質の前駆体でもある。例えばアミノ酸神経伝達物質であるGABAは，グルタミン酸を基質としてグルタミン酸デカルボキシラーゼ（GAD）により生成される。GABAはニューロンに局在し，グリシンやグルタミンと異なりタンパク質合成には関与しない。シナプス伝達のために使用されるアミノ酸はシナプス前ニューロンでカルシウム依存性エキソサイトーシスにより放出されるシナプス小胞に隔離されている。よって，タンパク質合成と神経伝達に使用されるアミノ酸はそれぞれ別の区画に存在する。

　グルタミン酸やGABAなどの神経伝達物質の受容体はシナプス後ニューロンに配置されており，神経伝達物質は直接イオンチャネル（イオンチャネル型）を開くか，もしくはGタンパク質共役受容体に結合して神経伝達を誘発する。脳内のGABA濃度はGABAシャントにより維持されている（図8.8）。GABAシャントの最初の段階はTCA回路またはグルタミンからのグルタミン酸の生成である。続いて，GADがGABA形成のためにグルタミン酸の脱炭酸を触媒する。GABAとα-ケトグルタル酸は4-アミノ酪酸トランスフェラーゼ（GABA-T）により代謝され，コハク酸セミアルデヒドとグルタミン酸を生成する。コハク酸セミアルデヒドは，コハク酸セミアルデヒドデヒドロゲナーゼ（SSADH）によって酸化されてコハク酸を生成し，これはTCA回路にふたたび入って回路を完成させる。興味深いことに，最近の研究でリポ多糖刺激マクロファージもコハク酸を生成するためにGABAシャントを使用していることが示唆されており，それは自然免疫のためにインターロイキン1βの産生を亢進させる転写因子である低酸素誘導因子（HIF）1を活性化させる。

　トリプトファンは神経伝達物質であるセロトニン生成の前駆体として利用される。セロトニン濃度の上昇は幸福の感情に関連するのに対し，その低下はうつ病と関連している。セロトニン合成における最初の段階は，L-トリプトファンヒドロ

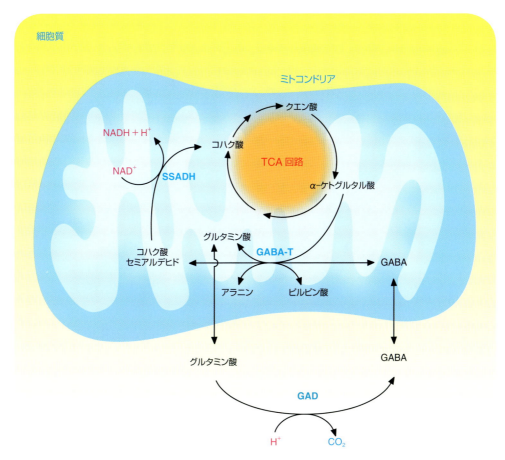

**図 8.8 γ-アミノ酪酸（GABA）シャントは GABA 濃度を維持する。**
GABA シャントは GABA を生成するためにグルタミン酸の脱炭酸を触媒するグルタミン酸デカルボキシラーゼ（GAD）により開始される。その後 GABA とα-ケトグルタル酸は 4-アミノ酪酸トランスフェラーゼ（GABA-T）により代謝され，コハク酸セミアルデヒドとグルタミン酸を生成する。コハク酸セミアルデヒドはコハク酸セミアルデヒドデヒドロゲナーゼ（SSADH）により酸化されてコハク酸となり，TCA 回路にふたたび入ることができる。

キシラーゼによる L-トリプトファンの 5-ヒドロキシトリプトファンへの変換であり，これが律速段階となる（図 8.9）。続く代謝工程は，5-ヒドロキシトリプタミン（すなわちセロトニン）を生成するための芳香族アミノ酸デカルボキシラーゼによる 5-ヒドロキシトリプトファンの脱炭酸である。興味深いことに，睡眠ホルモンであるメラトニンの生成はセロトニン合成の下流にある（図 8.9）。セロトニン-N-アセチルトランスフェラーゼ（アリールアルキルアミン-N-アセチルトランスフェラーゼ）はセロトニンとアセチル CoA を N-アセチルセロトニンに変換し，それはアセチルセロトニン-O-メチルトランスフェラーゼによりメラトニンに変換される。

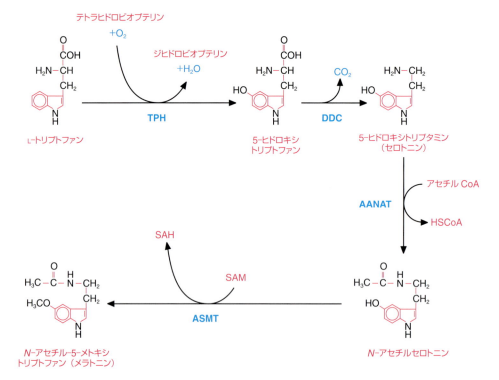

**図 8.9　トリプトファンは神経伝達物質であるセロトニンを生成する。**
セロトニン合成における最初の律速段階は，L-トリプトファンヒドロキシラーゼ（TPH）による L-トリプトファンの 5-ヒドロキシトリプトファンへの変換である。その後，芳香族-L-アミノ酸デカルボキシラーゼ（DDC）により 5-ヒドロキシトリプトファンからセロトニンが生成される。セロトニンはメラトニンも生成することができる。アリールアルキルアミン-N-アセチルトランスフェラーゼ（AANAT）はセロトニンにアセチル基を付加して N-アセチルセロトニンを生成する。アセチルセロトニン-O-メチルトランスフェラーゼ（ASMT）は S-アデノシルメチオニン（SAM）から N-アセチルセロトニンにメチル基を転移させ，S-アデノシルホモシステイン（SAH）とメラトニンの生成をもたらす。

## チロシンの代謝によりカテコールアミン神経伝達物質およびメラニンが生成される

　チロシンはカテコールアミンであるノルアドレナリン，アドレナリン，ドーパミンの前駆体である（図 8.10）。チロシンヒドロキシラーゼはチロシンを変換し，ドーパミン，ドーパキノンの代謝前駆体であるジヒドロキシフェニルアラニン（L-DOPA）を生成する。チロシンヒドロキシラーゼには補酵素のテトラヒドロビオプテリンが必要である。L-DOPA は芳香族アミノ酸デカルボキシラーゼによってドーパミンに変換される。ドーパミンは多くの脳機能に必要とされる強力な神経伝達物質である。パーキンソン病（運動障害と振戦を特徴とする消耗性の疾患）の患者は黒質と呼ばれる中脳領域に正常のドーパミン産生細胞がわずかしかない。よって L-DOPA はドーパミン濃度を上昇させるためにパーキンソン病患者に処方される。高いドーパミン濃度が統合失調症で観察されるという証拠も相次いでい

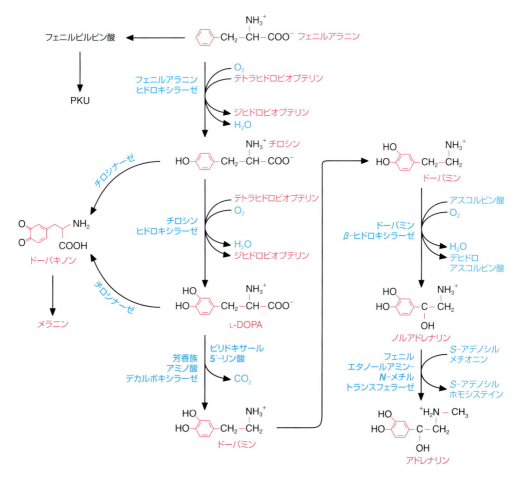

**図 8.10　チロシンの代謝によりカテコールアミン神経伝達物質およびメラニンが生成される。** チロシンヒドロキシラーゼがチロシンをジヒドロキシフェニルアラニン（L-DOPA）に変換し，それは芳香族アミノ酸デカルボキシラーゼによりドーパミンに変換される。ドーパミンはドーパミン β-ヒドロキシラーゼの作用でノルアドレナリンを生成する。フェニルエタノールアミン-N-メチルトランスフェラーゼはノルアドレナリンをアドレナリンに変換する。チロシンは，チロシンまたは L-DOPA がチロシナーゼにより酸化されたドーパキノンを介したメラニンの前駆体でもある。フェニルアラニンヒドロキシラーゼはフェニルアラニンからチロシンを生成する。フェニルアラニンヒドロキシラーゼ遺伝子の遺伝的欠損の結果が代謝性疾患のフェニルケトン尿症（PKU）である。PKU 患者はフェニルアラニン濃度の高値を呈し，それによりフェニルピルビン酸のような毒性代謝物が蓄積し，神経学的障害や発達の障害を生じる。

る。治療のための抗精神病薬はドーパミン濃度を制限することにより作用する。ドーパミンはアドレナリンとノルアドレナリンの前駆体として副腎髄質で生成される。カテコールアミンは闘争・逃走反応と関連し，環境ストレスに対処するために身体に備わっている。カテコールアミンの効果は交感神経系に対するもので，血圧，心拍数，血糖値の上昇と関連している。チロシンはメラノサイト内のメラニン（ユーメラニン，フェオメラニン）生成の前駆体であり，皮膚や毛髪の色素沈着を生じさせる（図 8.10）。ユーメラニンは茶色や黒などの暗い色素，フェオメラニンは赤や黄色の色素沈着を生じさせる。メラノサイト内のユーメラニンとフェ

オメラニンの比率が皮膚や毛髪の色を決定する。チロシナーゼ遺伝子を欠いている人は色素を生成することができず，白皮症（albinism）と称される。

　チロシン代謝の多数の役割を考えると，細胞内のチロシン濃度の維持は生命維持に不可欠である。チロシンは食事から得るかフェニルアラニンから生成することができる。フェニルアラニンヒドロキシラーゼは食事性のフェニルアラニンをチロシンに変換する（図 8.10）。フェニルアラニンヒドロキシラーゼ遺伝子の欠損による代謝性疾患であるフェニルケトン尿症（PKU）の患者では，フェニルアラニンの血中濃度が著明に上昇する。それによりフェニルピルビン酸，フェニル酪酸，フェニル乳酸のような毒性代謝物が蓄積し，神経学的障害や発達の障害を呈する。PKU は常染色体劣性遺伝病で一般的な代謝性遺伝疾患の 1 つである。PKU 患者は生後間もなくルーチンの簡易な血液検査により診断され，フェニルアラニンの蓄積を制限して神経学的および発達の合併症を防ぐために，生涯厳格なフェニルアラニン除去食をとらなければならない。

## メチオニン代謝はエピジェネティクスの調節および システイン生成のために必要である

　エピジェネティクスは遺伝子をコードしている DNA 配列を変えることなくその発現を調節する強力なメカニズムである。DNA を包むヒストンタンパク質は修飾を受けることができ，それによって遺伝子を活性化あるいは不活性化するタンパク質が DNA にアクセスできるかどうかが変わる。1 つの修飾はヒストンメチルトランスフェラーゼによって触媒されるメチル化で，ヒストン上の特定の残基にメチル基を付加する。メチル基を除去するヒストン脱メチ酵素もある。メチオニンはヒストンメチルトランスフェラーゼのほか，ノルアドレナリンをアドレナリンへ変換するものなどを含む多くのメチルトランスフェラーゼにメチル基を提供する。これらメチルトランスフェラーゼは $S$-アデノシルメチオニン（SAM）を使用する。SAM はメチオニンアデノシルトランスフェラーゼにより触媒される ATP とメチオニンの縮合により生成される。メチル基（$CH_3$）は SAM のメチオニン硫黄原子に結合する。SAM 生成時にアデノシン成分のみがメチオニンに付加するようにすべてのリン酸基が失われる（図 8.11）。

　SAM は DNA またはタンパク質へメチル基を転移させる際に $S$-アデノシルホモシステイン（SAH）に変換される。SAH はアデノシルホモシステイナーゼによりホモシステインとアデノシンに切断される。メチオニンシンターゼはホモシステインをメチオニンに戻すことができ，それは 5-メチルテトラヒドロ葉酸(5-MTHF)をメチル基供与体として必要とする反応である。結果として生じる THF は葉酸サイクルとして知られる 5-MTHF を生成するための一連の反応を受けることができる（図 8.11）。食事性の葉酸が THF を提供する。ベタイン-ホモシステイン-$S$-メチルトランスフェラーゼはホモシステインおよびベタインを基質としてメチオニンを生成することができる。ホモシステインは硫黄転移（trans-sulfuration）として知られる一連の反応によりシステインを生成することができる（図 8.11）。ホモシ

# メチオニン代謝はエピジェネティクスの調節およびシステイン生成のために必要である

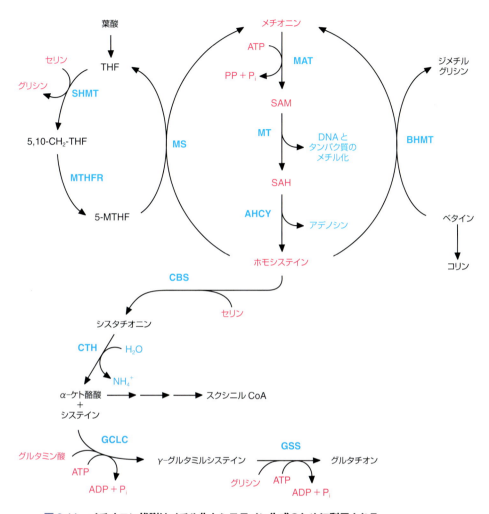

**図 8.11　メチオニン代謝はメチル化とシステイン生成のために利用される。**
メチオニンアデノシルトランスフェラーゼ（MAT）はメチオニンと ATP を基質として使用して S-アデノシルメチオニン（SAM）を生成する。メチルトランスフェラーゼ（MT）はメチル化のために SAM を使用する。SAM の脱メチルは S-アデノシルホモシステイン（SAH）の生成に終わり，それはアデノシルホモシステイナーゼ（AHCY）によりホモシステインとアデノシンに変換される。メチオニンシンターゼ（MS）はホモシステインをメチオニンに戻すことができ，この反応はメチル供与体として 5-メチルテトラヒドロ葉酸（5-MTHF）を必要とする。生成したテトラヒドロ葉酸（THF）はセリンヒドロキシメチルトランスフェラーゼ（SHMT）により 5,10-メチレンテトラヒドロ葉酸（5,10-$CH_2$-THF）に変換される。5,10-$CH_2$-THF はメチレンテトラヒドロ葉酸レダクターゼ（MTHFR）により 5-MTHF に還元される。ベタイン-ホモシステイン-S-メチルトランスフェラーゼ（BHMT）はベタインのジメチルグリシンへの変換に共役することでホモシステインからメチオニンを生成することもできる。ホモシステインは硫黄転移（trans-sulfuration）として知られる一連の反応によってシステインを生成する。セリンはシスタチオニン β-シンターゼ（CBS）によりシスタチオニンを生成するためにホモシステインと縮合する。その後，シスタチオニンはシステインと α-ケト酪酸を生成するためにシスタチオニン γ-リアーゼ（CTH）により切断される。グルタミン酸-システインリガーゼ（GCLC）は γ-グルタミルシステインを生成するためにグルタミン酸とシステインを基質として使用し，それはグルタチオンシンターゼ（GSS）によってグリシンと結合しグルタチオンに変換される。

ステインはシスタチオニンを生成するためにセリンと縮合しそれはシスタチオニンγ-リアーゼ（別名シスタチオナーゼ）により切断され，α-ケト酪酸とシステインを生成する。α-ケト酪酸はプロピオニル CoA に変換され，3 段階の過程を経て TCA 回路の中間体であるスクシニル CoA に変換される。システインは細胞の抗酸化物質であるグルタチオン（GSH）を生成するためにグルタミン酸およびグリシンとの一連の反応を受けることができる（図 8.11）。GSH 合成の律速段階はグルタミン酸-システインリガーゼによるγ-グルタミルシステインの生成である。血中のシステインは一般的にはシスチンであることに留意することが重要で，これはジスルフィド結合によって共有結合する 2 つのシステイン分子の酸化により形成されるアミノ酸である。シスチンは細胞に輸送され容易に非酵素的還元によりシステインに変換され，GSH 産生のためのシステインの別の供給源となる。輸送タンパク質である SLC7A11 または xCT はグルタミン酸と交換にシスチンを輸送する。

## アルギニン代謝は NO を生成する

NO は過去 30 年間で重要な分子であることが明らかになってきた。1998 年にノーベル生理学・医学賞が Robert F. Furchgott, Louis J. Ignarro, Ferid Murad の「心血管系におけるシグナル伝達分子としての NO に関する発見について」に授与された。Robert Furchgott は血管の内側を覆う平滑筋細胞のアセチルコリンによる弛緩が正常の血管内皮に依存していることを示した（図 8.12）。これは内皮由来弛緩因子（EDRF）発見の基礎を築いた。Louis Ignarro は EDRF が血管を弛緩させ，EDRF は NO と同一であることを報告した。Ferid Murad は NO がサイクリックグアノシン一リン酸（cGMP）濃度を上昇させ，筋肉の弛緩を引き起こすことを示した。ノーベル賞委員会によって見落とされた 4 人目の科学者は Salvador Moncada で，彼もまた EDRF は NO であり，NO は L-アルギニンの末端グアニジン窒素から生合成されることを示していた。誘導型，血管内皮型，神経型の 3 つの NO シンターゼ（NOS）は L-アルギニンと NADPH を使用して NO およびシトルリンを生成する（図 8.12）。可溶性グアニル酸シクラーゼの NO による活性化は cGMP を生成させ，それは通常ホスホジエステラーゼ 5 型（PDE5）により分解される。勃起障害（インポテンス）の治療に使用される大ヒット薬バイアグラ®の活性成分は，PDE5 阻害作用のあるシルデナフィルである。バイアグラ®は cGMP の分解を防ぎ，血管弛緩を持続させてペニスへの血流を改善し勃起を維持する。可溶性グアニル酸シクラーゼの活性化に加え，NO はミトコンドリア電子伝達系においてシトクロム $c$ オキシダーゼの酸素との結合に競合し細胞呼吸を調節することができる。さらに NO はチオール基に付加して $S$-ニトロソチオール（SNO）を形成することで，タンパク質の翻訳後修飾を引き起こすことができる（図 8.12）。SNO 修飾は，リン酸化に類似したタンパク質活性の変化をもたらす。これはチオレドキシンによって除去されうる可逆的な修飾である。この修飾はすべての生物界で観察されることから，古くからあるシグナル伝達機構で

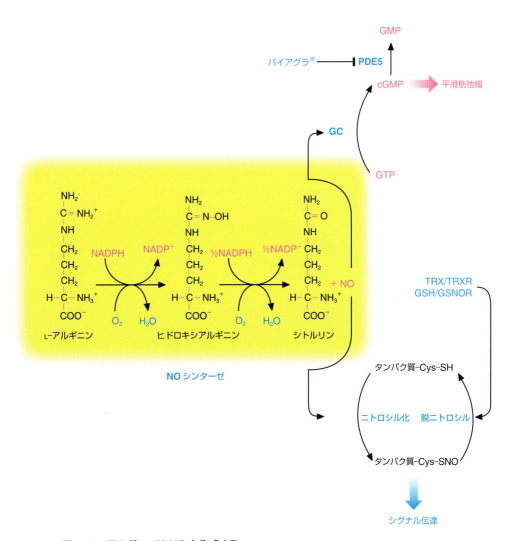

**図 8.12　アルギニンは NO を生成する。**
NO シンターゼは L-アルギニンと NADPH を使用し NO とシトルリンを作り出す。可溶性グアニル酸シクラーゼ（GC）の NO による活性化はサイクリックグアノシン一リン酸（cGMP）を生じ，それは通常ホスホジエステラーゼ 5 型（PDE5）により分解され，グアノシン一リン酸（GMP）となる。バイアグラ® は PDE5 阻害薬である。NO はチオール（SH）基に付加して S-ニトロソチオール（SNO）を形成することで，タンパク質の翻訳後修飾を引き起こすことができる。この修飾されたチオール基はチオレドキシン（TRX）/チオレドキシンレダクターゼ（TRXR）またはグルタチオン（GSH）/S-ニトロソグルタチオンレダクターゼ（GSNOR）の作用を介して還元型に戻ることができる。

あると考えられている。

## より深く知りたい人のための文献

Altman LA. 1981. Sir Hans Krebs, Winner of Nobel for Research on Food Cycles, Dies. *The New York Times*, Obituary, December 9, 1981.

Hess DT, Stamler JS. 2012. Regulation by *S*-nitrosylation of protein post-translational modification. *J Biol Chem* 287: 4411–4418.

Kornberg H. 2000. Krebs and his trinity of cycles. *Nat Rev Mol Cell Biol* 1: 225–228.

Krebs HA. 1964. The citric acid cycle. Nobel lecture, December 11, 1953. In Nobel Lectures, Physiology or Medicine 1942–1962. The Nobel Foundation, Elsevier, Amsterdam.

Krebs HA. 1973. The discovery of the ornithine cycle of urea synthesis. *Biochem Education* 1: 19–23.

Locasale JW. 2013. Serine, glycine and one-carbon units: Cancer metabolism in full circle. *Nat Rev Cancer* 13: 572–583.

Lu C, Thompson CB. 2012. Metabolic regulation of epigenetics. *Cell Metab* 16: 9–17.

Moncada S, Higgs EA. 2006. The discovery of nitric oxide and its role in vascular biology. *Br J Pharmacol* 147 Suppl. 1: S193–S201.

# ヌクレオチド

9

　20世紀最大の発見を1つだけあげるとすれば，それはJames D. WatsonとFrancis H.C. CrickがMaurice Wilkins, Rosalind Franklinの協力を得て行ったDNAの構造の解明であろう。Watson, Crick, Wilkinsは1962年に「核酸の分子構造および生体物質による情報伝達におけるその重要性に関する発見」に対してノーベル生理学・医学賞を授与された（Franklinは1958年に亡くなっていたため受賞はかなわなかった）。親から子へと継承されていく遺伝暗号が存在するという発見は人々の心をとらえ，生物学的にも社会的にも広範な影響を与え続けている。超現実主義の芸術家Salvador Daliは，1963年にこの発見に対する敬意を"Galacidalacidesoxiribunucleicacid"と題する絵に表した。彼らの発見は称えられ，いろいろな形で記念されているが，私のお気に入りは英国ケンブリッジのThe Eagleというパブにある記念の銘板だ。ここは1953年にWatsonとCrickが彼らの発見を同僚たちにはじめて公にした場所なのである。それから何十年も経った今でもなお，DNAは常に生物学の中心にある。さらに，ここ20年の間に発見されたマイクロRNA，ノンコーディングRNA，RNA干渉は生物科学を一変させた。ヌクレオチドは遺伝学の範疇を超えて細胞レベルでも，エネルギーの供給において（ATPはヌクレオチドである！），またシグナル伝達分子として重要な役割を果たしている（図9.1）。

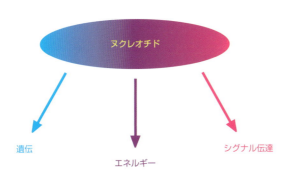

**図9.1　ヌクレオチド代謝の概要。** ヌクレオチドはDNAとRNAの重要な構成要素である（遺伝）だけでなく，エネルギーの供給（ATP），シグナル伝達経路の活性化にも重要な役割を果たす。

## ヌクレオチドのクイックガイド

- ヌクレオシドはリボースか 2-デオキシリボースをもち，そこにプリン塩基またはピリミジン塩基が結合している。ヌクレオシドに 1 つもしくは複数のリン酸が付加することでヌクレオチドとなる。
- プリン塩基（アデニン，グアニン）は窒素を含む五員環と六員環が縮合した構造をもつ。
- ピリミジン塩基（シトシン，チミン，ウラシル）は窒素を含む六員環のみをもつ。
- リボヌクレオチドレダクターゼ（RR）はヌクレオシド二リン酸（NDP）からデオキシヌクレオシド二リン酸（dNDP）を合成する。NDP キナーゼは ATP を利用して dNDP をリン酸化し，デオキシヌクレオシド三リン酸（dNTP）を生成させる。
- プリンヌクレオチドの合成は 5-ホスホリボシル 1-二リン酸（ホスホリボシルピロリン酸：PRPP）の形成からはじまり，一連の反応を経てイノシン一リン酸（IMP，イノシン酸）が生成する。IMP は別々の経路によって AMP もしくは GMP に変換される。AMP と GMP は，それぞれ ADP と GDP に変換されうる。
- ピリミジンヌクレオチドの合成はカルバモイルリン酸とアスパラギン酸からはじまり，ピリミジン塩基であるオロト酸がまず生成する。オロト酸に PRPP が結合してオロチジン一リン酸（OMP，オロチジル酸）が生成し，脱炭酸を経て UMP となる。UMP は UDP，UTP，CTP に順次変換されうる。
- ヒトはプリン環を分解することができない。プリンヌクレオチドは異化されて尿酸となる。それに対して，ピリミジン環は完全に分解される。ピリミジンヌクレオチドは異化されて，最終的に $\beta$-アラニンまたは $\beta$-アミノイソ酪酸，そしてアンモニアおよび二酸化炭素となる。
- ヌクレオチドはシグナル伝達分子として働き，神経伝達や炎症をはじめとする多くの生理的過程を調節している。
- ATP はイオンチャネル型受容体（$P_{2X}$）と代謝調節型受容体（$P_{2Y}$）を活性化させる。細胞外のアデノシンは細胞表面の G タンパク質共役受容体（$A_1$，$A_{2A}$，$A_{2B}$，$A_3$ の 4 つのサブタイプに分類される）を活性化させる。

## 窒素塩基，ヌクレオシド，ヌクレオチド

窒素を含有する核酸塩基には 2 種類あり，それはプリン塩基とピリミジン塩基である。プリン塩基は窒素を含む五員環と六員環が縮合した構造をもつ（図 9.2）。主要なプリン塩基はアデニン，グアニン，ヒポキサンチン，キサンチンである。アデニンとグアニンは DNA と RNA の両方に存在する。ヒポキサンチンとキサンチンは核酸には含まれていないが，プリンヌクレオチドの合成および分解における重要な中間体である。ピリミジン塩基は窒素を含む六員環のみをもつ（図 9.2）。主要なピリミジン塩基はシトシン，チミン，ウラシルである。シトシンとチミンは

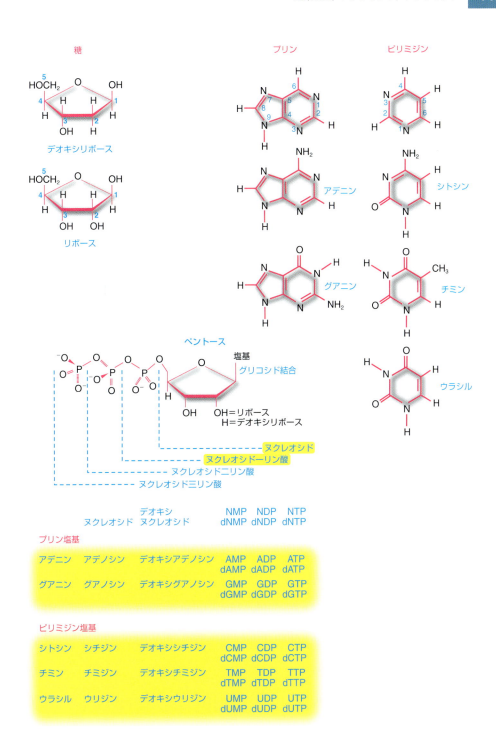

**図 9.2 プリン塩基とピリミジン塩基の構造。**
ヌクレオシドはリボースか 2-デオキシリボースをもち，そこにプリン塩基またはピリミジン塩基が結合している。ヌクレオシドに 1 つもしくは複数のリン酸が付加することでヌクレオチドとなる。プリン塩基（アデニン，グアニン）は窒素を含む五員環と六員環が縮合した構造をもつ。ピリミジン塩基（シトシン，チミン，ウラシル）は窒素を含む六員環のみをもつ。AMP：アデノシン一リン酸（アデニル酸），CMP：シチジン一リン酸（シチジル酸），GMP：グアノシン一リン酸（グアニル酸），NDP/dNDP：ヌクレオシド二リン酸／デオキシヌクレオシド二リン酸，NMP/dNMP：ヌクレオシド一リン酸／デオキシヌクレオシド一リン酸，NTP/dNTP：ヌクレオシド三リン酸／デオキシヌクレオシド三リン酸，TMP：チミジン一リン酸（チミジル酸），UMP：ウリジン一リン酸（ウリジル酸）。

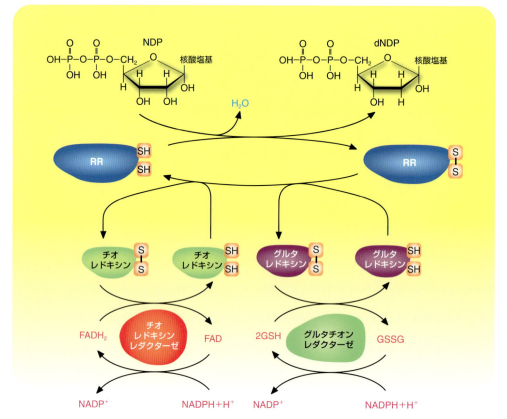

**図 9.3　リボヌクレオチドレダクターゼ（RR）はデオキシヌクレオシド二リン酸（dNDP）を産生する。**
RR はヌクレオシド二リン酸（NDP）から dNDP を合成する。NDP キナーゼは ATP を利用して dNDP をリン酸化し，デオキシヌクレオシド三リン酸（dNTP）を生成させる。GSH：還元型グルタチオン，GSSG：酸化型グルタチオン。

DNA と RNA の両方に存在するが，ウラシルは RNA にのみ存在する。ヌクレオシドは糖（リボースか 2-デオキシリボース）をもち，そこにプリン塩基またはピリミジン塩基が結合している（図 9.3）。プリン塩基は 9 位の窒素で糖の 1′ 位の炭素に結合し，ピリミジン塩基は 1 位の窒素で糖の 1′ 位の炭素に結合する。プリンヌクレオシドとピリミジンヌクレオシドの名称の語尾は，それぞれ -osine，-idine である。ヌクレオシドの糖部分に 1 つもしくは複数のリン酸が付加することでヌクレオチドとなる（図 9.2）。

## デオキシヌクレオチド

　1959 年のノーベル生理学・医学賞は「リボ核酸およびデオキシリボ核酸の生物学的合成機構の発見」に対して Severo Ochoa と Arthur Kornberg に授与された。RNA ポリメラーゼおよび DNA ポリメラーゼは，ヌクレオチドを利用してそれぞ

れRNA分子とDNA分子を合成する．ほとんどの細胞はDNAよりもRNA（メッセンジャーRNA，リボソームRNA，転移RNA〔トランスファーRNA〕）を多く含んでいる．したがって，ヌクレオチド生合成の過程では十分な量のヌクレオチドが合成される．一方，増殖細胞はみずからのゲノムを複製する必要があるので，デオキシヌクレオチドの産生も重要である．その過程はRRがNDPを還元してdNDPが生成する反応からはじまる（図9.3）．RRは大型のR1サブユニットと小型のR2サブユニットからなり，前者は90 kDaの単量体分子の二量体，後者は45 kDaの単量体分子の二量体である．この多機能酵素には酸化還元活性をもつチオール基があり，還元反応における電子移動に関与している．NDPが還元されてdNDPになると同時に，RRは酸化型となる．酸化型のRRはチオレドキシンまたはグルタレドキシンによって還元型に戻る．その過程でチオレドキシンやグルタレドキシンは酸化型となるが，それぞれチオレドキシンレダクターゼとグルタレドキシンレダクターゼによって還元型に戻る．これらの反応を駆動する電子の根本的な源はNADPHである（第5章も参照）．

RRはすべてのデオキシヌクレオチドの合成に利用される唯一の酵素であるため，その活性は厳密に調節され，DNAの複製に必要な4種類すべてのdNTPの安定した供給を保証している．R1単量体のそれぞれに2つのdNTP結合部位があり，dNTPは酵素活性のアロステリック調節因子として働く．活性調節部位と呼ばれているこのアロステリック部位にdNTPが結合すると，酵素の全体的な触媒活性が阻害される．その結果，4種類すべてのNDPの還元が抑制され，効果的にDNA合成が阻害される．逆に，ATPがこれらの部位に結合すると酵素は活性化される．したがって，ATP/dATP比によって酵素活性が調節され，DNA合成に必要十分な量のdNTPが産生されるようになっている．もしこの調節機構が働かなければ，RNA合成に必要なヌクレオチドがむだにデオキシヌクレオチドに変換されて枯渇してしまうことになる．

基質特異性部位として知られている別のアロステリック部位は，DNA複製がもっとも正確に行われるようにヌクレオチドプールをバランスよく維持する役割を果たしている．この基質特異性部位にdTTPが結合すると，酵素の構造が変化して，触媒部位がGDPをdGDPに還元できるようになる．また，ATPもしくはdATPの結合は，CDPとUDPが還元されてそれぞれdCDPとdUDPが生成する反応を引き起こす．dGTPの結合はADPが還元されてdADPになる反応を引き起こす．RRの働きで生成したdNDPはリン酸化を受けてdNTPが産生される．この反応はATPをリン酸の供与体として利用し，NDPキナーゼによって触媒される．NDPキナーゼとは別にヌクレオシド一リン酸（NMP）キナーゼがあり，NMP/dNMP + ATP ⇄ NDP/dNDP + ADPというタイプのATP依存性の反応を触媒する．NTP/dNTPの細胞内レベルをNDP/dNDPよりも高く維持するために，NDPキナーゼの活性はNMPキナーゼの活性よりも高くなっている．

## プリンヌクレオチドの生合成

　プリンヌクレオチドの合成は PRPP の形成からはじまり，一連の反応を経て IMP が生成する。最初の反応は PRPP シンターゼ（リボースリン酸ピロホスホキナーゼ）によって触媒され，リボース 5-リン酸と ATP 分子内の 2 つの高エネルギーリン酸基から PRPP が合成される。リボース 5-リン酸はプリン環構造を構築するための足場となる。PRPP はプリン合成経路だけでなく，ピリミジン塩基やヒスチジンの生合成など，ほかの経路でも利用されている。2 番目の反応はアミドホスホリボシルトランスフェラーゼによって触媒され，PRPP をプリン合成に引き渡し，厳密な調節を受けている。この反応では PRPP からピロリン酸が失われ，グルタミンのアミノ基が付加される。それに続く 9 段階の酵素反応により，ヒポキサンチンを窒素塩基としてもつ IMP が形成される。はじめに五員環がつくられ，続いて六員環がつくられる（図 9.4）。窒素源となるのはアミノ酸のグルタミン，グリシン，アスパラギン酸で，アンモニウム（$NH_4^+$）は生合成反応では窒素源とならない。1 分子の IMP の合成には，5 分子の ATP と 2 分子ずつのグルタミンおよびギ酸，そして 1 分子ずつのグリシン，二酸化炭素，アスパラギン酸が必要である。ホルミル基はテトラヒドロ葉酸（THF）によって 10-ホルミル THF の形で運搬される。プリン生合成経路の律速段階となるのは最初の 2 つの反応である（図 9.4）。PRPP シンターゼによって触媒される最初の反応は，ADP と GDP によるフィードバック阻害を受ける。アミドホスホリボシルトランスフェラーゼによって触媒される 2 番目の反応も，AMP，GMP，IMP の結合によりアロステリックなフィードバック阻害を受ける。逆に，アミドホスホリボシルトランスフェラーゼの活性は PRPP によって促進される。

　IMP は別々の経路によって AMP もしくは GMP に変換される（図 9.5）。AMP の生成には GTP が必要であり，GMP の産生には ATP を要する。したがって，AMP や GMP の産生量を，それぞれ GTP と ATP の供給量に応じて調節できるようになっている。GTP が蓄積すると，GMP の産生を犠牲にして IMP から AMP が合成される。逆に ATP が過剰になると，AMP の合成を犠牲にして GMP が産生されるようになる。さらに，AMP または GMP が蓄積すると，それぞれアデニロコハク酸シンターゼまたは IMP デヒドロゲナーゼを阻害して，それ以上の産生が抑制される（図 9.6）。それに続いて AMP と GMP は，それぞれアデニル酸キナーゼとグアニル酸キナーゼによって，ATP を利用して ADP と GDP に変換される（図 9.5）。これらの反応のリン酸源としては一般に，遊離ヌクレオチドの中で最も多く存在する ATP が利用される。

## プリンヌクレオチドの分解

　ヒトはプリン環を分解することができず，プリンヌクレオチドは異化されて尿酸となる（図 9.7）。異化の過程で基本的なプリン骨格は変化しない。尿酸は水に

## プリンヌクレオチドの分解

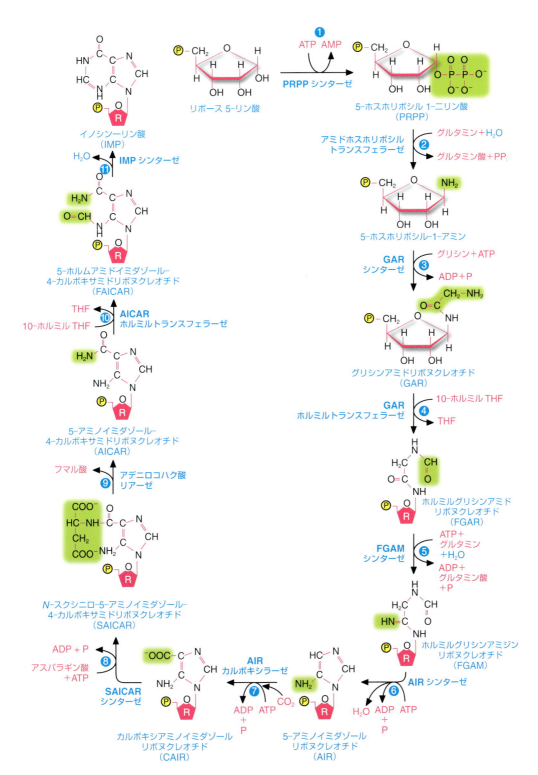

**図9.4 プリン合成経路。**
プリン環は5-ホスホリボシル 1-二リン酸（PRPP）のリボース糖を足場として構築される。プリンヌクレオチドの合成はPRPPの形成からはじまり，一連の反応を経てイノシン一リン酸（IMP）が生成する。THF：テトラヒドロ葉酸。（Garrett and Grisham 1999より引用）

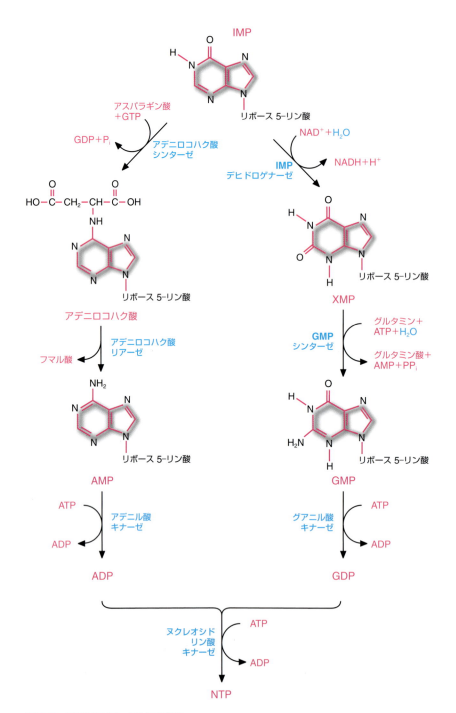

**図 9.5 プリンヌクレオチドの産生。**
イノシーン一リン酸（IMP）は別々の経路によって AMP もしくは GMP に変換される。AMP と GMP は，それぞれアデニル酸キナーゼとグアニル酸キナーゼによって ADP と GDP に変換される。NTP：ヌクレオシド三リン酸，XMP：キサントシン一リン酸（キサンチル酸）。

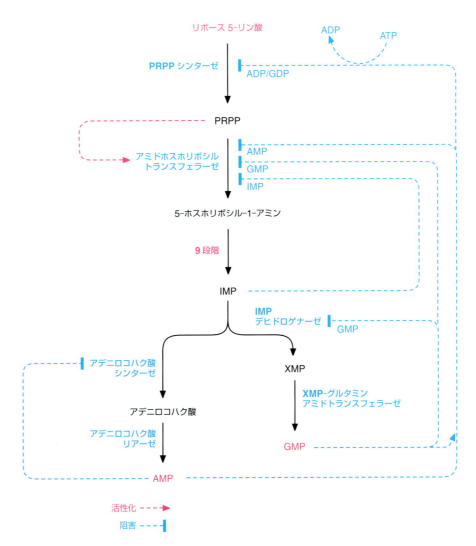

**図 9.6　プリン生合成の調節。**
プリン生合成経路の律速段階となるのは最初の 2 つの反応で，その段階が調節を受けている。IMP：イノシン一リン酸，PRPP：5-ホスホリボシル 1-二リン酸，XMP：キサントシン一リン酸（キサンチル酸）。(Nelson and Cox 2013，© W.H. Freeman and Company より許可を得て引用)

難溶性で，尿酸ナトリウムの結晶として尿中に排出される。AMP はまず IMP もしくはアデノシンに変換され，いずれもイノシンを経てヒポキサンチンとなる。GMP はグアノシンを経てグアニンに変換される。ヒポキサンチンとグアニンは，いずれもキサンチンに変換される。最終段階はキサンチンオキシダーゼによるキサンチンから尿酸への変換であり，この反応では過酸化水素が産生される。

## プリンヌクレオチドの再利用経路

ヌクレオチドは再利用経路（サルベージ経路）といわれる一連の反応によって，

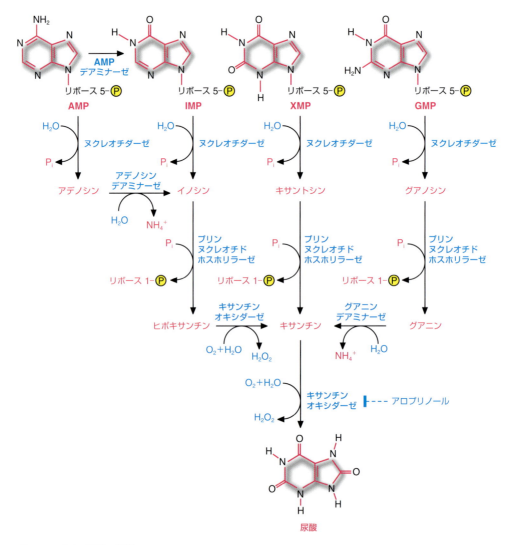

**図 9.7 プリン塩基の異化。**
ヒトはプリン環を分解することができず，プリンヌクレオチドは異化されて尿酸となる。尿酸は水に難溶性で，尿酸ナトリウムの結晶として尿中に排出される。キサンチンオキシダーゼ阻害薬であるアロプリノールは痛風の治療に用いられる。IMP：イノシン一リン酸，XMP：キサントシン一リン酸（キサンチル酸）。

プリン塩基やプリンヌクレオシドからも合成できる。ホスホリボシル化によって，遊離プリン塩基のアデニン，グアニン，ヒポキサンチンがそれぞれ対応するヌクレオチドに変換される。プリン塩基の再利用経路では2つの鍵となる転移酵素が働いている。1つはアデノシンホスホリボシルトランスフェラーゼ（APRT）で，アデニンを AMP に変換する。もう1つはヒポキサンチン–グアニンホスホリボシルトランスフェラーゼ（HGPRT）で，PRPP を基質としてヒポキサンチンを IMP に，グアニンを GMP にそれぞれ変換する（図9.8）。再利用経路は PRPP を基質として利用することで，PRPP レベルを低下させて新規のプリン合成を減ら

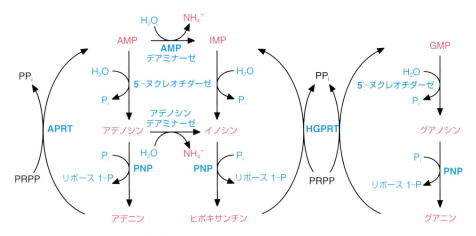

**図9.8 プリン塩基の再利用経路。**
プリン塩基の再利用経路では2つの鍵となる転移酵素が働いている。1つはアデノシンホスホリボシルトランスフェラーゼ（APRT）で，アデニンをAMPに変換する。もう1つはヒポキサンチン-グアニンホスホリボシルトランスフェラーゼ（HGPRT）で，5-ホスホリボシル 1-二リン酸（PRPP）を基質としてヒポキサンチンをイノシン一リン酸（IMP）に，グアニンをGMPにそれぞれ変換する。PNP：プリンヌクレオチドホスホリラーゼ。

す。プリン塩基の新生経路と再利用経路は，PRPPの供給量に応じて緊密に連携しあっている。

1つの重要な再利用経路はプリンヌクレオチド回路であり，これはTCA回路の中間体であるフマル酸を産生し，それによってTCA回路を活性化させ，ATP産生に必要なNADHの合成を促す（図9.9）。筋肉の活動性があがるとATPの代謝需要が高まる。AMPレベルの上昇は，TCA回路と電子伝達系によるエネルギー産生が代謝需要に対して不十分であることを示している。筋細胞には主要なアナプレロティック反応（経路の中間体を補充する反応）に必要な酵素の大部分が存在しないため，このプリンヌクレオチド回路が非常に重要である。つまり，筋肉ではプリンヌクレオチド回路で合成されたフマル酸からTCA回路の中間体を補充している。ミオアデニル酸デアミナーゼはAMPデアミナーゼの筋特異的なアイソザイムであり，この酵素が欠損すると運動後の疲労と筋痙攣を引き起こす。

## BOX 9.1　痛風

ヒトのヌクレオチド代謝に関連する臨床的な問題は，ピリミジン塩基ではなくプリン塩基の異化の異常によるものが圧倒的に多い。ピリミジン環は完全に分解されるが，プリン環は分解されずに難溶性の尿酸となることを思い出してほしい。尿酸の濃度が高くなると，結晶として関節に析出して痛風を発症したり，腎結石が形成されたりする。痛風の原因となる尿

酸の血中濃度の高値（高尿酸血症）は，尿酸の産生過剰もしくは排泄低下により引き起こされる。析出した尿酸の結晶はインフラマソームの形成を誘発する。これがカスパーゼ-1の活性化を介してインターロイキン 1β やインターロイキン 18 の産生を引き起こし，関節炎をもたらす。高尿酸血症は尿酸の排泄低下による場合がほとんどであるが，少数は産生過剰によって引き起こされる。5-ホスホリボシル 1-二リン酸（PRPP）シンターゼをコードする遺伝子に，PRPP の供給量を増加させ，プリン塩基の産生過剰をもたらす変異がいくつか同定されている。また，まれな遺伝性疾患であるレッシュ・ナイハン症候群は，ヒポキサンチン-グアニンホスホリボシルトランスフェラーゼ（HGPRT）の欠損によって起こり，ヒポキサンチンとグアニンの再利用が阻害され，PRPP の供給量が増加して高尿酸血症をきたす。ヒポキサンチンの構造類似体であるアロプリノールはキサンチンオキシダーゼ阻害薬で，痛風の治療に用いられる。アロプリノールによって，尿酸と比較して溶解性の高い代謝物であるキサンチン，ヒポキサンチン，グアニンとして排泄されるプリン塩基が多くなる。

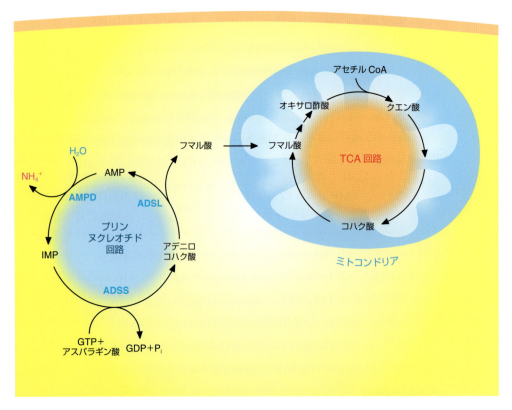

**図 9.9　プリンヌクレオチド回路。**
プリンヌクレオチド回路では，AMP デアミナーゼ（AMPD）によって AMP が IMP に変換される。つぎに，アデニロコハク酸シンターゼ（ADSS）がアスパラギン酸と GTP を基質として IMP をアデニロコハク酸に変換する。それに続いてアデニロコハク酸リアーゼ（ADSL）がアデニロコハク酸をフマル酸と AMP に変換する。生成したフマル酸は TCA 回路に入る。

## ピリミジンヌクレオチドの生合成

　ピリミジン合成はプリン合成とは異なり，プリン環がPRPPのリボース糖を足場として構築されるのに対して，ピリミジン環はリボース糖に結合する前に合成が完了する。ピリミジン塩基は六員環のみをもつ構造であるため，その合成経路はプリン塩基に比べれば単純である（図9.10）。環構造の構築にはカルバモイルリン酸とアスパラギン酸が使われる。カルバモイルリン酸は細胞質内のグルタミン1分子，ATP 2分子，重炭酸1分子に由来する。カルバモイルリン酸は尿素回路でも利用されるが，その場合はミトコンドリアのアンモニアと重炭酸に由来することに注意が必要である。尿素回路での反応はカルバモイルリン酸シンターゼI（CPS I）によって触媒されるのに対して，ピリミジンヌクレオチドの前駆体はCPS IIによって合成される。カルバモイルリン酸はアスパラギン酸カルバモイルトランスフェラーゼの働きでピリミジンヌクレオチド生合成経路に入るが，この反応がピリミジン生合成の律速段階である。つぎの段階で生成するオロト酸は，すでに完全な形のピリミジン塩基である。オロト酸にPRPPが結合してOMPが生成し，脱炭酸を経てUMPとなる。UMPからATP依存性のNMPキナーゼの働きでUDPが形成され（UMP＋ATP → UDP＋ADP），UDPからNDPキナーゼによってUTPが形成される（UDP＋ATP → UTP＋ADP）（図9.10）。UTPからはATPとグルタミンを使ってCTPが合成される。この反応はCTPシンターゼによって触媒される。

　ウリジンヌクレオチドはチミンヌクレオチドの新規合成における前駆体でもある。しかしながら，チミジンはDNAにしか存在しないため，最初の段階はUDPからdUDPへの変換である。この反応はRRによって触媒され，2′-ヒドロキシ基が除去されてデオキシヌクレオチドがつくられる。dUDPはdUMPに変換され，これがdTMP合成の前駆体となる（図9.11）。dUDPがリン酸化されてdUTPが生成すると，これはUTPジホスファターゼによって速やかにdUMPに変換される。つまり，dUTPの供給量を減らすことでウラシルが誤ってDNAに入ることを防いでいるのである。DNAの窒素塩基として使われるチミンは5-メチルウラシルである。したがって，dUMPのメチル化によるdTMPの合成は，5,10-メチレンTHFをメチル基の供与体としてチミジル酸シンターゼによって触媒される（図9.11）。この反応で5,10-メチレンTHFはジヒドロ葉酸（DHF）に変換される。チミジル酸シンターゼによる反応を続けるために，ジヒドロ葉酸レダクターゼ（DHFR）によってDHFからTHFが再合成され，同時にNADPHがNADP$^+$に変換される。THFはセリンを基質としてセリンヒドロキシメチルトランスフェラーゼによって5,10-メチレンTHFに変換される。チミジンヌクレオチド生合成で必須の役割を果たしているDHFRは，がん治療における格好の標的となる。盛んに分裂するがん細胞は，DNA合成のためにチミジンヌクレオチドを必要としているからである。

　THFを再合成できなくなった細胞は，DNA合成ができなくなり，ついには死

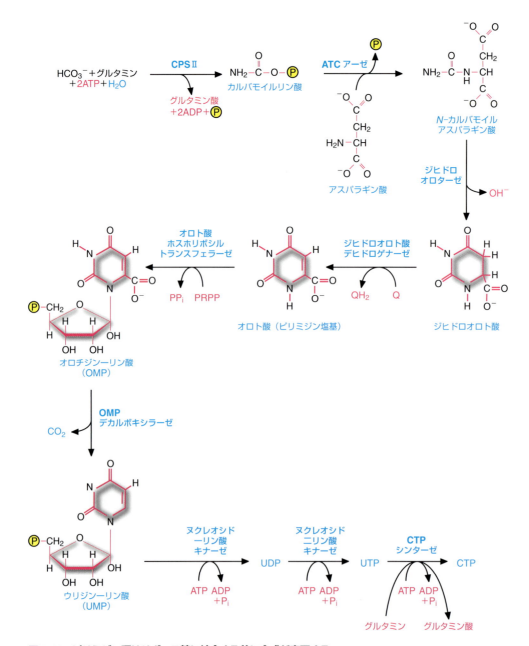

**図 9.10 ピリミジン環はリボース糖に結合する前に合成が完了する。**
ピリミジンヌクレオチドの合成はカルバモイルリン酸とアスパラギン酸からはじまり，ピリミジン塩基であるオロト酸が生成される。オロト酸に 5-ホスホリボシル 1-二リン酸（PRPP）が結合してオロチジン一リン酸（OMP）が生成し，脱炭酸を経て UMP となる。UMP は UDP，UTP，CTP に順次変換されうる。ATC アーゼ：アスパラギン酸カルバモイルトランスフェラーゼ，CPSⅡ：カルバモイルリン酸シンターゼⅡ。（Garrett and Grisham 1999 より引用）

に至る。5-フルオロウラシルのようなチミジル酸シンターゼの阻害薬を使って，盛んに増殖するがん細胞をねらった治療をすることができる（図 9.11）。5-フルオ

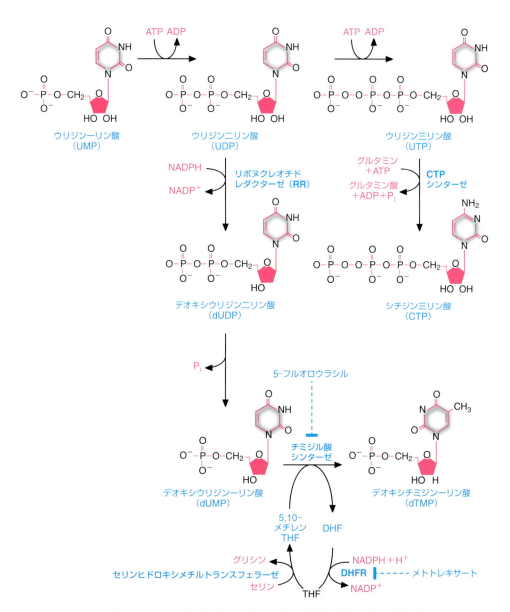

**図 9.11　ウリジンヌクレオチドはチミンヌクレオチドの新規合成における前駆体でもある。**
UDP から dUDP への反応はリボヌクレオチドレダクターゼ（RR）によって触媒される。生成した dUDP は dUMP に変換される。dUMP のメチル化による dTMP の合成は，5,10-メチレンテトラヒドロ葉酸（5,10-メチレン THF）をメチル基の供与体としてチミジル酸シンターゼによって触媒される。DHF：ジヒドロ葉酸，DHFR：ジヒドロ葉酸レダクターゼ。

ロウラシルは代謝されて 5-フルオロ dUMP となり，不可逆的にチミジル酸シンターゼに結合する。メトトレキサートなどの葉酸アナログは DHFR を可逆的に阻害し（図 9.11），それにより THF の供給を減らしてプリン合成を抑制するとともに，dUMP から dTMP へのメチル化も減少させる。

　動物では，ピリミジン合成の調節は CPS Ⅱによって触媒される最初の段階でお

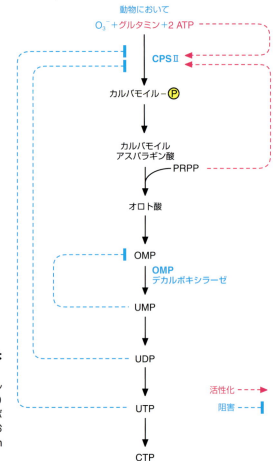

**図 9.12 ピリミジン合成の調節は複数の段階でなされる。**
動物では，ピリミジン合成の調節はカルバモイルリン酸シンターゼⅡ（CPSⅡ）とオロチジン一リン酸（OMP）デカルボキシラーゼによって触媒される段階でおもになされる。(Garrett and Grisham 1999 より引用)

もになされる。CPS Ⅱ は ATP によって活性化され，UDP と UTP によるフィードバック阻害を受ける（図 9.12）。また，UMP シンターゼの基質である PRPP によってアロステリックに活性化される。PRPP はプリン生合成の最初の段階の基質でもあるため，ピリミジン塩基とプリン塩基の産生を同時に促進するフィードフォワード活性化因子といえる。CPS Ⅱ のほかに，OMP デカルボキシラーゼも調節を受けている。OMP デカルボキシラーゼは UMP（および，それよりは少ないが CMP）による競合阻害を受ける。さらに，CTP シンターゼは CTP によるフィードバック阻害を受ける。

## ピリミジンヌクレオチドの異化

　プリン環とは異なり，ピリミジン環は完全に分解される。ピリミジン塩基は水溶性であり，ピリミジン環は TCA 回路などの代謝経路に入っていく代謝物に分解することができる。したがって，ピリミジン塩基の再利用経路はプリン塩基のものほど重要ではない。ピリミジンヌクレオチドは異化されて，最終的に β-アラ

ニンまたは$\beta$-アミノイソ酪酸，そしてアンモニアおよび二酸化炭素となる。UMPとCMPは分解されてウラシルとシトシンになり，$\beta$-アラニンを経てマロニルCoAに変換され，脂肪酸合成に利用される（図9.13）。dTMPは分解されてチミンになり，$\beta$-アミノイソ酪酸を経てメチルマロニルCoA，スクシニルCoAに変換され，TCA回路で利用される。$\beta$-アラニンと$\beta$-アミノイソ酪酸の両者は尿中にも排出される。

## ヌクレオチドとシグナル伝達

環状ヌクレオチドであるcAMPとcGMPはシグナル伝達分子としてよく知られている。しかしながら，ヌクレオチド自体やその分解産物も，特異的な受容体と相互作用する重要なシグナル伝達分子であることがわかってきた（図9.14）。50年以上前に行われた実験で，ある種の神経はATPを放出することが示唆され，のちに"プリン作動性神経"として提唱された。現在では，細胞外のATPが$P_2$プリン受容体と呼ばれるヌクレオチド受容体を活性化させることで，神経伝達や炎症をはじめとする多くの生理的過程を調節していることがよく知られている。ATPが$P_{2X}$受容体と$P_{2Y}$受容体を活性化させるのに対して，ADPは$P_{2Y}$受容体のみを活性化させる。これらの受容体はイオンを通過させる孔（ポア）をもち，ヘテロ三量体Gタンパク質を介して細胞内セカンドメッセンジャー経路とつながっている。

細胞外のATPはまた，エクトヌクレオチダーゼであるCD39とCD73によって，それぞれAMPとアデノシンに分解される。細胞外のアデノシンは細胞表面のGタンパク質共役受容体（$A_1$, $A_{2A}$, $A_{2B}$, $A_3$の4つのサブタイプに分類される）を活性化させる。$A_1$および$A_3$受容体は，Gタンパク質と共役するとともに，細胞内に貯蔵されたカルシウムイオンの放出を引き起こす。$A_{2A}$および$A_{2B}$受容体は$G_s$タンパク質を介してアデニル酸シクラーゼを刺激する。$A_{2B}$受容体は$G_q$タンパク質を介してホスホリパーゼCも活性化させる。すべてのアデノシン受容体は，ERK1（extracellular signal-regulated kinase 1），ERK2，JNK（Jun amino-terminal kinase），p38 MAPKを含む，マイトジェン活性化プロテインキナーゼ（MAPK）経路も活性化させることができる。アデノシン受容体シグナル伝達は細胞外のアデノシン量に依存している。細胞外のアデノシンはアデノシンデアミナーゼによって分解され，また，細胞膜に埋め込まれたヌクレオシド輸送体によって細胞内に輸送され，それによってアデノシン受容体の活性が低下する。

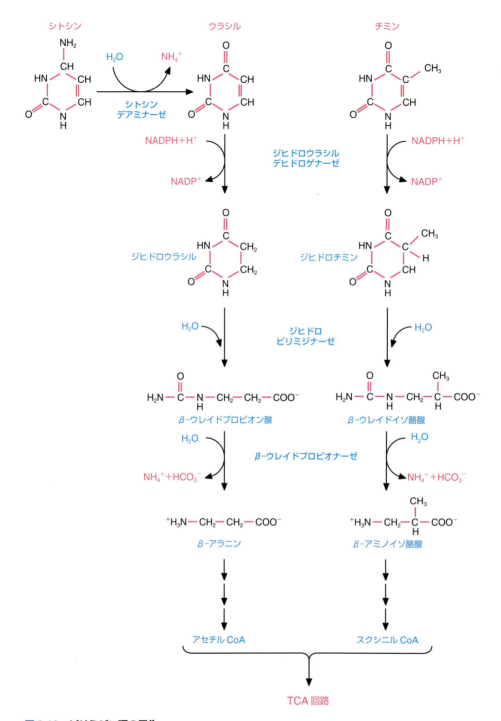

**図 9.13　ピリミジン環の異化。**
シトシンとチミンのピリミジン環は完全に分解される。シトシンとチミンは異化されて，最終的にそれぞれ β-アラニンと β-アミノイソ酪酸，そしてアンモニアおよび二酸化炭素となる。（Moran et al. 2012, p.570 より Pearson Education Inc., Upper Saddle River, New Jersey の許可を得て引用）

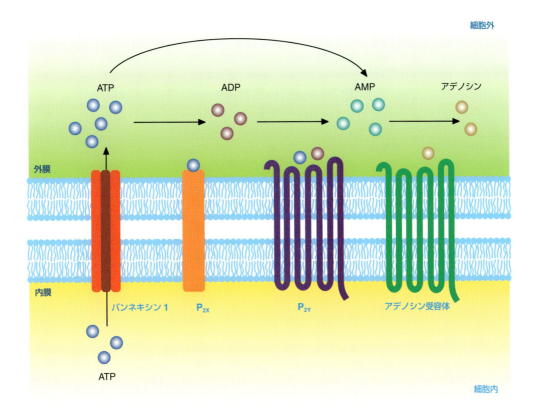

**図 9.14 ヌクレオチドによるシグナル伝達。**
ヌクレオチドはシグナル伝達分子として働き，神経伝達や炎症をはじめとする多くの生理的過程を調節している。細胞外の ATP はイオンチャネル型受容体（$P_{2X}$）と代謝調節型受容体（$P_{2Y}$）を活性化させる。細胞外の ADP は $P_{2Y}$ 受容体を活性化させる。細胞外のアデノシンは細胞表面の G タンパク質共役受容体（$A_1$，$A_{2A}$，$A_{2B}$，$A_3$ の 4 つのサブタイプに分類される）を活性化させる。(http://en.wikipedia.org/wiki/Purinergic_receptor#mediaviewer/File:Purinergic_signalling.jpg より引用)

## BOX 9.2　カフェイン

　カフェインは 1895 年にドイツの化学者 Hermann Emil Fischer によってはじめて原料から合成されたプリン塩基である。Fischer はプリン塩基の発見者として著名で，1902 年に「糖およびプリン合成の研究による特別な功労」に対してノーベル化学賞を授与された。今ではカフェインは日々の行動に影響を及ぼす物質の中で，間違いなく最も広く消費されているものである。カフェインは"悪者"であると一般的には認識されているが，アルコールと同じように，カフェイン含有飲料の適度な摂取は有益であることを示すデータがある。最近の症例対照研究や前向き研究では，カフェインの摂取が，2 型糖尿病，慢性肝硬変，パー

キンソン病やアルツハイマー病のような神経変性疾患，認知症のリスクを低下させることが示されている。さらに，長期のカフェイン摂取と疾患罹患率の上昇との間には関連が認められていない。カフェインの薬理学的標的は，おもにアデノシン受容体，特に$A_{2A}$受容体である。そのような知見，およびアデノシンが炎症，がん，神経変性と関係していることを示す動物実験の結果から，アデノシン受容体の特異的拮抗薬の開発が進められている。そのうちの１つであるイストラデフィリンはパーキンソン病の治療薬として使われている。

## 参考文献

Garrett RH, Grisham CM. 1999. *Biochemistry*, 2nd ed. Thomson Brooks/Cole, Belmont, CA.

Moran LA, Horton RA, Scrimgeour G, Perry M. 2012. *Principles of biochemistry*, 5th ed. Pearson, Glenville, IL.

Nelson DL, Cox MM. 2013. *Lehninger principles of biochemistry*, 6th ed. WH Freeman, New York.

## より深く知りたい人のための文献

Antonioli L, Blandizzi C, Pacher P, Haskó G. 2013. Immunity, inflammation and cancer: A leading role for adenosine. *Nat Rev Cancer* 13: 842–857.

Freedman ND, ParkY, Abnet CC, Hollenbeck AR, Sinha R. 2012. Association of coffee drinking with total and cause-specific mortality. *N Engl J Med* 366: 1891–1904.

Idzko M, Ferrari D, Eltzschig HK. 2014. Nucleotide signalling during inflammation. *Nature* 509: 310–317.

Neogi T. 2011. Clinical practice. Gout. *N Engl J Med* 364: 443–452.

Nordlund P, Reichard P. 2006. Ribonucleotide reductases. *Annu Rev Biochem* 75: 681–706.

# シグナル伝達と代謝 10

　これまでの9章でさまざまな同化，異化経路の基本的な面を取り上げてきた。哺乳類細胞においてこれらの経路は，栄養の供給や細胞外因子が細胞表面受容体と結合することによるシグナル伝達経路の刺激により，緻密に調節されている。哺乳類細胞は，細胞自律的に栄養素を取り込む酵母細胞とは異なり，これらのシグナル伝達経路の指示の下に栄養素を取り込んでいる。代謝要求の維持のために十分な栄養素を取り込むことで，これらのシグナル伝達経路は恒常性を維持している。豊富な栄養素と一定の増殖因子の存在下では，細胞は大型化し，ときに細胞増殖を伴う。特定の栄養素（アミノ酸，酸素，グルコース）が枯渇したときのために，細胞は同化から異化へとプログラムを変更させる栄養センシング機構を有する。同様に，栄養素が過剰だが，栄養吸収にかかわるシグナル伝達経路を活性化させる細胞外因子が存在しないときにも，異化へ変更する。同化作用の低下により細胞は代謝要求を減少させ，異化経路を活性化させることにより細胞は生存に必要なエネルギー充足率の維持を目標として，代謝供給を増加させる（第2章参照）。オートファジー（自食作用）は細胞内の栄養素の吸収や供給が減少したときに活性化される生体の異化プログラムである。オートファジーは，ATP産生に利用される細胞内のアミノ酸とその他の基質を生成する。異化する物質がなくなると，細胞は生体エネルギー産生の破綻により死んでしまうため，オートファジーを維持し続けることはできない。驚くことに，この破綻の前に細胞内へ栄養素の再導入をすることで，細胞はもとの大きさに戻ることが可能である。

　本章では，栄養素吸収の促進，栄養素の変化への反応，またオートファジーの調節を行うシグナル伝達経路に注目する。2つの重要な代謝経路は解糖系とミトコンドリアでの酸化的代謝経路である（第3，4章参照）。そのため，グルコースや酸素レベルが低下した際のシグナル伝達経路について解説する。最後に，代謝物がいかにしてアセチル化などの代謝経路内の酵素を制御する翻訳後修飾に影響を与えているかにも注目する。

## シグナル伝達による栄養の取り込みと利用の調節

　哺乳類細胞においては，細胞外因子が受容体に結合しシグナル伝達経路を活性化させ，それに付随して同化代謝経路および栄養素の取り込みを担う輸送体も活性化される（図 10.1）。インスリンは最も強力な同化因子であり，細胞膜の受容体チロシンキナーゼ（RTK）の1つであるインスリン受容体を刺激し，グルコース，

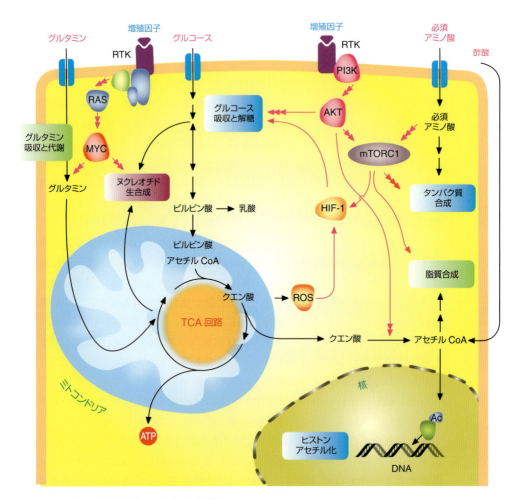

**図 10.1　シグナル伝達経路による代謝の制御。**
多細胞生物において，細胞は栄養を取り込むために増殖因子を利用する。増殖因子は受容体チロシンキナーゼ（RTK）を介してホスファチジルイノシトール-3-キナーゼ（PI3K）を活性化させ，解糖系と脂質合成を促進する AKT と mTORC1 を刺激する。mTORC1 シグナルは必須アミノ酸レベルに反応してタンパク質合成を刺激する。低酸素誘導因子（HIF）-1 転写因子は解糖系をさらに亢進させる。RTK の活性化はまた，解糖系とミトコンドリア代謝を亢進させる MYC 転写因子を活性化させる。MYC はミトコンドリア代謝とヌクレオチド生合成の維持に必要なグルタミン代謝を刺激する。代謝のシグナル伝達へのフィードバックの例として，ミトコンドリアでの ROS とアセチル CoA の産生は HIF-1 活性化とヒストンのアセチル化を促進する。（Ward and Thompson 2012 より許可を得て引用）

アミノ酸，脂肪酸を細胞内へ取り込み，脂質，タンパク質，糖質の合成を促している。RTK は，PI3K/AKT/mTOR や RAS/RAF/MEK 経路を含むさまざまなシグナル伝達経路を活性化させる。RTK は，脂質キナーゼであるホスファチジルイノシトール-3-キナーゼ（PI3K）を活性化させ，続いて膜脂質であるホスファチジルイノシトール 4, 5-ビスリン酸（$PIP_2$）をリン酸化し，ホスファチジルイノシトール 3, 4, 5-トリスリン酸（$PIP_3$）を合成する。$PIP_3$ はセリン-トレオニン特異的プロテインキナーゼ（AKT，プロテインキナーゼ B とも呼ばれる）を細胞膜上に動員し，ホスファチジルイノシトール依存性キナーゼ 1（トレオニン 308），mTOR（mechanistic target of rapamycin）複合体 2（mTORC2，セリン 473）がリン酸化を受けて活性化される。AKT シグナル伝達はおもに mTOR 複合体 1（mTORC1）を活性化させ，タンパク質や脂質の合成を含む多数の同化経路を亢進させる（つぎのセクションで説明する）。mTORC1 非依存性，依存性どちらの経路を介しても AKT は細胞膜のグルコース輸送体やアミノ酸輸送体を活性化させ，発現を増加させることができる。さらに AKT は，解糖系の最初の律速酵素であるヘキソキナーゼを含む多数の解糖系の酵素を活性化させる。mTORC1 を介して AKT は低酸素誘導因子（HIF）-1α タンパク質の翻訳を促進することも可能である。HIF-1α は HIF-1β とヘテロ二量体を形成して転写活性のある HIF となり，グルコース輸送体と解糖系酵素を増加させる。

代謝酵素の付加的な転写誘導は，ERK MAP キナーゼ経路の RAS（rat sarcoma viral oncogene）活性化による MYC タンパク質の安定化によりもたらされる。新たに合成された MYC はユビキチン化を受けて分解されるが，ERK 活性によりセリン 62 がリン酸化されると安定化する。安定化した MYC は，脂質，ヌクレオチド，アミノ酸，糖質の代謝だけでなく，解糖系，ミトコンドリア代謝に関連する酵素の転写を活性化させるために，MAX タンパク質と二量体を形成する。要約するとシグナル伝達は，代謝酵素，栄養輸送体を介した HIF-1，MYC による転写調節に加えて，AKT，mTORC1 による翻訳後調節を介して代謝をコントロールしている。

## mTOR による栄養供給と増殖因子シグナルの統合

上述の通り，栄養素と RTK が代謝を調節している。非定型セリン-トレオニンプロテインキナーゼである mTOR は増殖因子と栄養素による代謝調節を統合している。mTOR の同定は，1990 年代初頭に行われた，ラパマイシンの酵母に対する毒性効果の伝達物質として TOR1, TOR2 を解明しようとした遺伝学的スクリーニング検査にはじまり，続く生化学的解析により mTOR の発見につながった。哺乳類細胞に投与すると，ラパマイシンは FKBP12 と結合して薬物受容体複合体を形成し，これが mTOR と結合する。ラパマイシン-FKBP12 の相互作用が mTOR の機能を阻害する機序は完全には解明されていない。mTOR は mTORC1 と mTORC2 として知られる 2 つの大きなタンパク質複合体の構成要素である。2 つの複合体は共通のタンパク質を有しているが，異なるタンパク質もそれぞれ有し

ている。重要なことは，これら 2 つの複合体は異なる生物学的機能に関与しているということである。

十分な栄養素と増殖因子の存在下で，mTORC1 の活性化は，タンパク質，脂質合成に関連する同化経路を促進し，また解糖系とミトコンドリア代謝を刺激する (図 10.2)。mTORC1 の抑制はこれらの経路を阻害し，オートファジーとリソソームにおける生合成を誘導する。mTORC1 の顕著な特徴は，細胞のエネルギー状

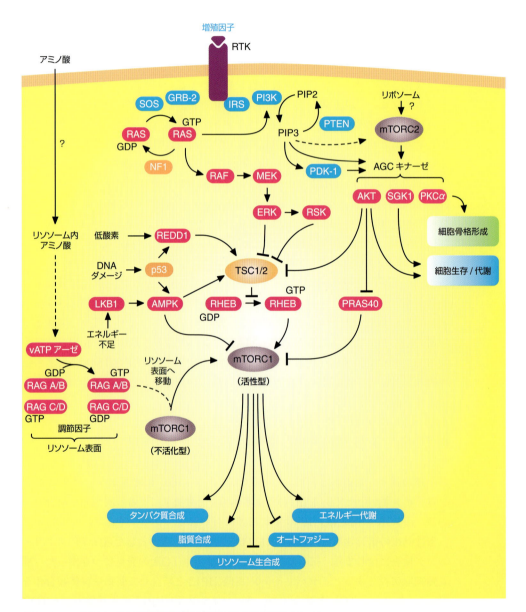

**図 10.2　mTOR シグナル伝達は代謝と細胞の生存を制御している。**
mTORC1 は栄養と増殖因子の存在下で複数の同化代謝経路（脂質とタンパク質合成）を刺激する。反対に，栄養と増殖因子の供給制限は，異化経路を亢進させる（オートファジー）。mTORC2 は AKT の活性化を介して細胞の生存を促進している。RTK:受容体チロシンキナーゼ。(Laplante and Sabatini 2012 より引用)

態の低下だけでなく，アミノ酸，酸素，増殖因子の供給に応じて，その活性を変化させることである。mTORC1 の上流調節因子は TSC（tuberous sclerosis：結節性硬化症）1 と TSC2 からなるヘテロ二量体であり，RHEB（Ras homolog enriched in brain）GTP アーゼに対する GTP アーゼ活性化タンパク質として機能する。GTP 結合型 RHEB は mTORC1 キナーゼ活性を刺激し，TSC1/TSC2 複合体は RHEB を不活性型の GDP 結合状態へと変換する。つまり，TSC1/TSC2 を抑制することは，RHEB が mTORC1 キナーゼ活性を刺激することになる。mTORC1 活性を調節するために TSC1/TSC2 を抑制，または活性化させる多くの入力がある。AKT による増殖因子活性化は TSC1/TSC2 を阻害し，mTORC1 を刺激して同化を促進する。一方で，細胞が低酸素状態になったりエネルギー的に負荷がかかると，エネルギーを消費する同化経路を抑制するために mTORC1 は阻害され，オートファジーのような異化経路が活性化される。

　アミノ酸の供給は，TSC1/TSC2 を介さずに mTORC1 活性を調節している。豊富なアミノ酸，特にロイシンとアルギニンは未知の機序によってリソソーム表面で RAG（Ras-related GTP binding）GTP アーゼを活性化させ，mTORC1 の活性化を促進していることが知られている。細胞にエネルギー負荷がかかったとき，または酸素やアミノ酸の供給が減少したときには，増殖因子の刺激が存在していても，mTORC1 活性は抑制される。よって，増殖因子は栄養素が欠乏した状態では mTORC1 依存性の同化を促進することはできない。mTORC1 とは対照的に，mTORC2 はおもに増殖因子に反応しており，栄養素には反応しない。

## BOX 10.1　mTOR とイースター島

　mTOR の発見は，1964 年にカナダの科学者が，土壌やその他の生物学的試料を採取するために，地元の人にはラパ・ヌイ島として知られていたイースター島へ向けて太平洋を横断したときにはじまった。その調査では，土壌サンプルをモントリオールのエアスト研究所の科学者たちと共有した。有名なモアイ像で名高いこの島は，島の土壌中から発見された放線菌 *Streptomyces hygroscopicus* が産生する脂溶性のマクロライドという，生物学の宝を有していた。この抗生物質は 1972 年に Suren Sehgal 博士によって単離同定され，この島の本来の名前にちなんでラパマイシン（一般名：シロリムス）と名づけられた。Sehgal 博士と彼の同僚は，ラパマイシンが強力な抗真菌作用と免疫抑制作用を有していることを発見した。彼らはこの薬物を国立がん研究所へ送り，そこではラパマイシンが抗腫瘍活性を示すことが発見された。エアスト社がワイス社と合併した 1980 年代後半まで，ラパマイシンのさらなる研究がなされることはなかったが，それ以降，移植片拒絶反応を防ぐ免疫抑制剤としての開発がなされた。1999 年に食品医薬品局（FDA）が，腎移植患者における拒絶反応の予防に対するラパマイシンの使用を認可した。過去 10 年間に，ラパマイシンとその誘導体は血管形成術後の再狭窄予防や，ある特定のがんに対する治療薬として認可されてきている。

mTORC2がどのように活性化されるかは明らかではないが，最新の知見ではリボソームが，PI3K依存性にmTORC2に結合し活性化させるといわれている。この活性化はAGCサブファミリーのキナーゼをリン酸化するが，特にセリン473でAKTをリン酸化することで，PI3K下流のAKT活性をより増強し，有効なAKT基質の範囲を増加させる。mTORの活性化が，栄養素過剰による肥満において重要な働きをしていることは，いくつかの基礎研究から示されており，mTOR経路の複雑性を理解することは，この経路を標的とする創薬において重要である。一方で，多数のモデル生物において，薬理学的，遺伝学的なmTOR活性の抑制は寿命を延長させることが知られている。

## AMPKによる異化の誘導

mTORは栄養素が十分なときには同化作用を正に調節するが，細胞は，栄養素が制限されているときには異化へと転換するシグナル伝達機構を有している。第2章で述べたように，細胞は常に，生存に必要な細胞プロセスの維持が可能な最適な量のエネルギーを必要としている。よってATPの需要と供給のバランスが重要である。AMP活性化プロテインキナーゼ（AMPK）は代謝需要が供給を上回ったときに活性化され，エネルギー恒常性を回復させるためにオートファジーなどの異化を亢進させる一方で，ATP/ADP比を減少させ，脂質やタンパク質合成のような同化経路を遮断する。エネルギー負荷のない典型的な細胞はATP/ADP比が10：1，ATP/AMP比が100：1である。細胞のATP/ADP比が高くなると，エネルギー的に好ましくない反応が起こる（第2章参照）。ATP供給に見合わないATP消費の上昇は，ADPの上昇を招き，これはアデニル酸キナーゼによって急速にATPに変換される。アデニル酸キナーゼは2ADP $\rightleftharpoons$ ATP + AMPの可逆反応を触媒する。この反応が生じると，ATP，またはADPの変化と比較してAMP値の劇的な上昇が生じる。

AMPKはAMP値の上昇に反応する（図10.3）。AMPKは触媒サブユニット（$\alpha$）と2つの調節サブユニット（$\beta$，$\gamma$）からなるヘテロ三量体として存在している。AMPK活性化の重要なステップである，$\alpha$サブユニットキナーゼドメインの活性化ループ内のトレオニン172のリン酸化を制御するために，$\gamma$サブユニットはAMP，ADP，ATPと結合している。AMPによるAMPK活性化には複数の機序が存在する。はじめに，AMPはがん抑制キナーゼLKB1（liver kinase B1）を含む複合体によるトレオニン172のリン酸化を引き起こす。2番目に，AMP結合によるアロステリック効果によって，リン酸化によって上昇した活性がさらに10倍まで増幅される。3番目に，ADPとAMPがホスファターゼによるトレオニン172の脱リン酸を阻害する。AMPによる阻害のほうがADPよりも約10倍強力である。ATPはこれらすべての効果に拮抗する。AMPKはまた，アデニンヌクレオチドの変化なしに，細胞内カルシウム濃度の上昇を必要とする機序を介して，CaMKK$\beta$によって触媒されるトレオニン172のリン酸化により活性化される。

もともとAMPKは，脂肪酸とステロール合成の主要な調節因子であるアセチ

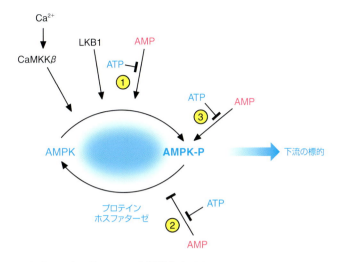

**図 10.3　AMP とカルシウムは AMPK を活性化させる。**
(1) リン酸化を促進し，(2) トレオニン 172 における脱リン酸を阻害するために AMPK-$\gamma$ サブユニットで AMP が ATP に置き換わると，AMPK の活性化が生じる。構成的活性化キナーゼである LKB1（liver kinase B1）はトレオニン 172 のリン酸化に必要である。AMP はさらにリン酸化 AMPK を活性化させる (3)。AMPK は，CaMKK$\beta$ に触媒されるトレオニン 172 のリン酸化によっても活性化されうる。CaMKK$\beta$ はまた，AMP，LKB1 とは無関係に，細胞内 $Ca^{2+}$ 濃度の上昇を介してトレオニン 172 で AMPK を活性化させる。(Hardie and Alessi 2013 より引用)

ル CoA カルボキシラーゼ（ACC）と 3-ヒドロキシ-3-メチルグルタリル CoA レダクターゼをリン酸化し，不活性化させる酵素として発見された。続いて，AMPK は ATP を産生する異化経路を活性化させる一方で，NADPH と ATP を使用する同化経路を抑制するために，転写因子，コアクチベーターだけでなく多数の代謝酵素をリン酸化していることも判明した（図 10.4）。例えば，AMPK は新規の脂肪酸合成，ATP，NADPH の消費経路を阻害する一方で，ATP 産生を増加させるためにミトコンドリアで脂肪酸酸化を促進している。AMPK はまた，mTORC1 の制御サブユニットである TSC2 と Raptor をリン酸化することによって同化キナーゼである mTORC1 活性を抑制している。AMPK がかかわる主要な異化プログラムはオートファジーの活性化であり，つぎのセクションで説明する。

## オートファジーは生存を維持する異化プログラムである

　故 Christian de Duve（リソソームの発見により 1974 年ノーベル賞受賞）は 1960 年代に，オートファジーを発見し，命名した。数十年後の 1990 年代前半に，オートファジーに異常のある酵母の遺伝学的研究を通して，オートファジーの根本にある分子レベルでの詳細の多くが解明されはじめた。これらの研究で多数のオートファジー関連遺伝子（ATG）が同定され，多くが哺乳類の中で機能的に保存されていることがわかった。オートファジーとは，飢餓への適応に必要なタンパク質の産生や，ATP の産生のために，TCA 回路を介した異化に必要なアミノ

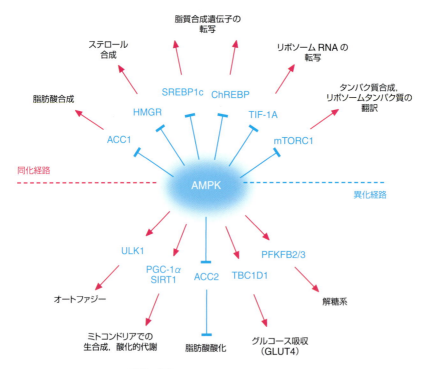

**図 10.4　AMPK による代謝の制御。**
AMPK は異化・同化経路を正にも負にも調節している。(Hardie and Alessi 2013 より引用)

酸を産生することで，真核単細胞生物が飢餓状態を乗り越えるための 1 つのストレス反応として進化したと考えられている。オートファジーは酵母，ハエ，線虫を含む多数の生物において飢餓状態を乗り切るために重要な役割を果たしている。マウスでは出生後間もなく胎盤からの栄養供給が途絶えると，神経組織を除くほぼすべての組織でオートファジーが亢進する。オートファジー欠損マウスは，出生時には正常なアミノ酸値を示すが，アミノ酸プールを維持することができないため生後数時間以内に死んでしまう。興味深いことに，低レベルでのオートファジーの誘導は，経時的に集積する損傷を受けた細胞小器官や異常タンパク質を除去することにより，寿命を延長させると考えられている。

　マクロオートファジー，ミクロオートファジー，シャペロン介在性オートファジー（CMA）という 3 種類のオートファジーが存在する（図 10.5）。細胞小器官を含む細胞質の広範な領域が，オートファゴソームと呼ばれる二重膜小胞に取り囲まれたときにマクロオートファジーは生じる。オートファゴソームは分解のためにリソソームと融合し，生存に必要な ATP 産生に利用されるアミノ酸などの代謝物を産生する。一方で，ミクロオートファジーでは，リソソーム膜が細胞質の小範囲を取り込むために膜自身が陥入し，リソソーム内腔に取り込まれる。CMA では，基質タンパク質が，リソソーム表面へとそれらを運搬する細胞質シャペロンによって特異的に認識され，受容体介在性にリソソーム内腔へと取り込み，分解する。オー

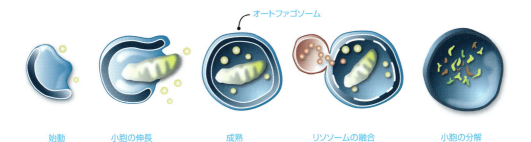

始動　　小胞の伸長　　成熟　　リソソームの融合　　小胞の分解

**図 10.5　オートファジーの概略。**
オートファジーの経路には，最終段階で分解される損傷を受けた細胞小器官を含むオートファゴソームなど，多数のステップがある。これにより細胞小器官の品質を管理し，栄養制限下での ATP 産生のために代謝物を作り出すことができる。（Choi et al. 2013, © Massachusetts Medical Society より許可を得て引用）

トファジーは損傷を受けた細胞小器官やタンパク質の分解にかかわっているため，増殖因子と十分な栄養素の存在下では基底レベルで常に生じていることに留意することが重要である。栄養素やその吸収に関与する増殖因子の欠乏は劇的にマクロオートファジーを誘導する。

マクロオートファジーの経路は，隔離膜となるプレオートファゴソーム構造の形成に関連する始動段階，続く小胞の膨張やオートファゴソームの成熟などのいくつかの段階に分けられる。続いて，オートファゴソームはリソソームと融合し，オートファゴソームの内容物は，リソソーム酸性加水分解酵素によって分解され，アミノ酸などの代謝物が生じ，生存のためのエネルギー源として利用される。これらの分子現象は，もともと酵母で同定された ATG のホモログ（*atg*）によって遂行されている。オートファゴソーム膜の始動は，UNC-51-like kinase 1（ULK1），ATG13，ATG101，FIP200 からなる複合体の細胞質から小胞体の特定のドメインへの移動を必要とし，始動の鍵となるホスファチジルイノシトール 3-リン酸（PI3P）の産生のために Beclin 1 interacting complex〔Beclin 1, class Ⅲ PI3K（VPS34），ATG14L〕を動員する（図 10.6）。オートファゴソームの伸張は微小管結合タンパク質軽鎖 3（LC3-ATG8）と ATG5-ATG12 複合体の 2 つのユビキチン様結合システムを必要とする。細胞質の遊離型 LC3（LC3-I）からオートファゴソーム膜に結合するホスファチジルエタノールアミン結合型（LC3-II）への変換は，オートファゴソーム形成の指標となる。

オートファジーは，細胞内の栄養供給が十分で細胞の同化が亢進しているときには，安易に刺激されないよう厳しく調節されている。mTORC1 と AMPK はオートファジーの主要な調節因子である。細胞内のアミノ酸や他の栄養素が十分に存在するときは，オートファジーの異化プログラムは抑制される一方，細胞の増殖に対応して同化プログラムを刺激するために mTORC1 は活性化コンホメーションで維持される。栄養素，特にアミノ酸が制限されているときには mTORC1 はオートファジーを抑制するために ULK1 をリン酸化し，負に調節する。栄養素の制限はまた mTORC1 を阻害する AMPK を活性化させ（前述），オートファジー

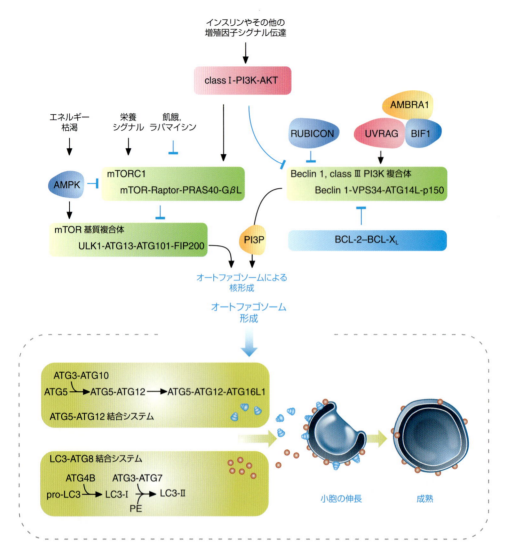

**図 10.6　オートファジーの調節因子。**
増殖因子と栄養素はそれぞれ，PI3K/AKT と mTORC1 を介してオートファジーを負に調節する。AMPK はオートファジーを正に調節する。オートファジーはまた Beclin 1 interacting complex によっても調節されている。オートファゴソームの伸長は ATG5-ATG12，LC3-ATG8 のユビキチン様結合システムを必要とする。哺乳類においては，LC3-I（遊離型）から LC3-II（ホスファチジルエタノールアミン結合型）への転換がオートファジーの指標として使用される。(Choi et al. 2013, © Massachusetts Medical Society より許可を得て引用)

を誘導する ULK1 を直接リン酸化する。それゆえ，ULK1 はオートファジーを調節する mTORC1, AMPK シグナル伝達を統合している。

## 酸素とグルコースによる転写ネットワークの調節

　細胞が応答する栄養素の変化は，環境中の酸素と血糖値である。酸素の恒常性は後生動物の生命維持と健康に必須である。ゆえに，酸素の減少（低酸素症）に

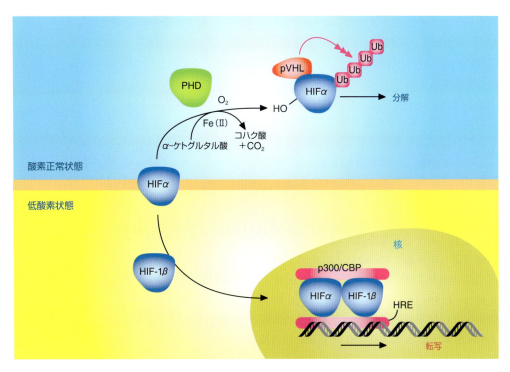

**図 10.7　酸素レベルが低酸素誘導因子（HIF）を調節している。**
HIF はヘテロ二量体で，構造的に安定な HIF-1β と酸素感受性の HIFα サブユニットからなる。酸素レベルが正常な状態では，HIFα サブユニットはプロリルヒドロキシラーゼ（PHD）によって酸素依存性分解ドメイン（ODD）のプロリン残基がヒドロキシ化される。酸素に加えて，PHD はヒドロキシ化の基質として鉄（$Fe^{2+}$）と α-ケトグルタル酸を必要とする。フォンヒッペル・リンダウタンパク質（pVHL）は，ヒドロキシ化されたプロリン残基を認識して，プロテアソームにより HIFα サブユニットを急速に分解する。低酸素状態では，HIFα の分解を阻害し，標的遺伝子のプロモーター領域にある特異的な低酸素応答性領域配列（HRE）と結合するための HIF-1β との二量体形成を促進するために，HIFα のヒドロキシ化反応は抑制されている。(Balligrand et al. 2009, © The American Physiological Society より許可を得て引用)

適応するためにさまざまなメカニズムが進化してきた。これらの生物の適応反応には，換気量の増大，肺動脈の収縮，血管新生，赤血球形成だけでなく，解糖系を亢進させる細胞質の転写プログラムが含まれる。酸素レベルが低下するにつれて，より多くの血流をもたらす血管新生や，酸素運搬量を増加するための赤血球形成とともに，解糖系が亢進することは理にかなっている。

　細胞レベルでは，酸素レベル 5％で HIF の著明な活性化がはじまる（図 10.7）。HIF は解糖系酵素，赤血球形成を刺激するためのエリスロポエチン，血管新生を誘導する血管内皮細胞増殖因子（VEGF）など多くの標的遺伝子のプロモーター／エンハンサー領域の低酸素応答配列に結合する。HIF は 2 つの塩基性ヘリックス・ループ・ヘリックス／PAS タンパク質，HIF-1α または HIF-2α，および HIF-1β からなるヘテロ二量体である。HIF-1β サブユニットは細胞内に常時存在し，HIFα サブユニットは低酸素状態でのみ存在する。酸素レベルが正常な状態では，HIF-1α は特異的因子であるフォンヒッペル・リンダウ（VHL）がん抑制因子を

含む E3 ユビキチンリガーゼによってポリユビキチン化され分解の対象となる。VHL の HIFα への結合は HIFα の酸素依存性分解ドメイン（ODD）内のプロリン残基のヒドロキシ化に依存している。プロリルヒドロキシラーゼ（PHD）1, 2, 3 と呼ばれる α-ケトグルタル酸（2-オキソグルタル酸）依存性ジオキシゲナーゼファミリーがこのヒドロキシ化反応を促進する。遺伝学的研究によって，PHD2 が HIFα サブユニットのヒドロキシ化反応の最初の酵素であることが明らかとなった。PHD2 活性は低酸素状態では阻害され，転写反応を誘導するために HIFα タンパク質が集積し，続いて HIF-1β サブユニットと結合する。HIF-1 と HIF-2 の標的には，それぞれ異なる遺伝子と重複している遺伝子とがある。HIF は特に活性酸素種（ROS）などの他の刺激で活性化され，肺高血圧，炎症やがんなどの病的状態と関連している。

　低酸素に対する重要な適応は，代謝を減らすことで，これはミトコンドリア酸素消費量（呼吸数）の減少によって測定される。代謝の減少は酸素適合といわれる現象であり，シトクロム $c$ オキシダーゼ（複合体Ⅳ）への酸素供給が限界となる値（<0.3% $O_2$）よりも酸素レベルが十分に高い状態（1〜3% $O_2$）で起こる。複合体Ⅳは酸素を使用し，ATP 産生を行う電子伝達系において中心となる酵素である（第 4 章参照）。ATP, ADP, AMP 値は酸素レベルが 1〜3% では変化しない。にもかかわらず，これらの酸素レベルでは数分以内に，AMPK が CaMKKβ を介して活性化 mTORC1 を抑制することで，同化から異化へと移行する。低酸素症はまた，数分以内に ATP を大量に消費する形質膜 $Na^+/K^+$-ATP アーゼ活性を低下させる。低酸素への長時間の曝露は，解糖系およびオートファジーを刺激する一方で，HIF-1 介在性の mTORC1 やその他の同化経路の抑制をもたらす（図 10.8）。

　低酸素状態の問題点としては，ミトコンドリア電子伝達系から産生される ROS が増加することである。この現象の根本にある詳細は，完全には解明されていない。しかしながら，ミトコンドリア ROS の抑制は，HIF, AMPK 活性化のような低酸素による多くの効果を減弱させる。ミトコンドリア ROS は酸素レベルの低下をさまざまな生物学的効果へとつなげるシグナル伝達分子として働く。長時間低酸素曝露が続くと，著しい高 ROS 状態となり，細胞に酸化的障害を引き起こす。細胞は低酸素状態では，ROS の蓄積に対応するために適応策を講ずる。特に，HIF-1 は乳酸デヒドロゲナーゼ（LDH-A）とピルビン酸デヒドロゲナーゼキナーゼ（PDK）1 の誘導を介して，ピルビン酸からアセチル CoA への変換を阻害する。PDK1 はピルビン酸デヒドロゲナーゼ（PDH）の触媒サブユニットをリン酸化し，不活性化させる。PDK1 タンパク質レベルの上昇は，ピルビン酸から乳酸への変換を促進する一方で，PDH 活性を低下させ，ピルビン酸からアセチル CoA への変換を妨げる。LDH-A は解糖系から産生される NADH を利用して，ピルビン酸を乳酸へ変換する。PDK1 と LDH-A の協調的な発現上昇は，ピルビン酸をミトコンドリアへ供給する方向から，乳酸産生の方向へと転換させる。ミトコンドリアでのアセチル CoA の減少は，TCA 回路の活性を低下させ，ミトコンドリアの NADH と $FADH_2$ 産生を抑制し，電子伝達系の電子の流れを減少させる。HIF-1

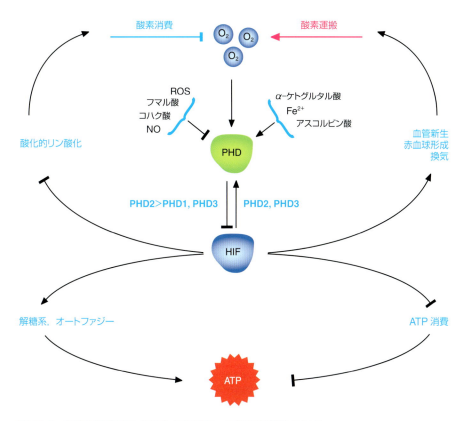

**図 10.8　低酸素誘導因子（HIF）は低酸素への適応を制御している。**
低酸素症，ROS，TCA 回路の代謝物（コハク酸，フマル酸），NO を含む多数の入力が，プロリルヒドロキシラーゼ（PHD）を抑制することで，HIF を活性化させる。個体レベルでは HIF は酸素運搬を増加させるために血管新生，赤血球形成，換気を刺激する。細胞レベルでは HIF は酸化的リン酸化を抑制し，解糖系を亢進させる。HIF はまた，細胞内の高い ATP/ADP 比を維持するために ATP 消費反応を抑制する。(Kaelin and Ratcliffe 2008 より引用)

はまた，複合体ⅠとⅣを制御する遺伝子を誘導することによりこれらの活性を低下させる。低酸素状態での HIF-1 の発現低下は，ROS を細胞死を誘導する値まで上昇させることになる。低酸素状態において HIF-1 は，ROS の過剰産生を避けるために電子伝達系の活性を低下させている。

　哺乳類細胞はまたグルコースレベルの変化を感知し，その変化を転写応答へとつなげるメカニズムを有する。細胞内のグルコースは急速にグルコース 6-リン酸に変換される。機序は不明だが，グルコース 6-リン酸は MondoA と糖質応答配列結合タンパク質（ChREBP）を活性化させ，これらは機能的な転写因子を産生するために Mlx タンパク質とヘテロ二量体を形成する（図 10.9）。ChREBP/Mlx 複合体は低血糖状態では細胞質に局在する一方，MondoA/Mlx 複合体はミトコンドリア外膜に局在する。グルコース 6-リン酸の上昇に応答して，MondoA/Mlx 複合体と ChREBP/Mlx 複合体は核へ移行し，糖質応答配列（ChoRE）と結合して，解糖系や脂質合成にかかわる酵素をコードする遺伝子を活性化させる。

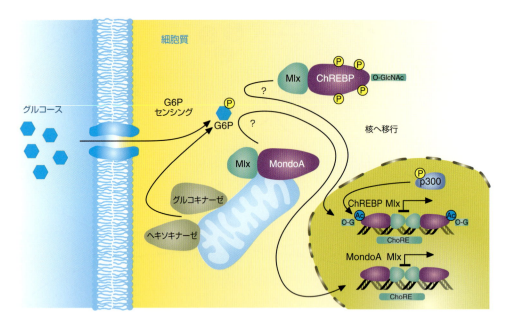

**図 10.9　Mondo 転写因子はグルコース変動に応答する。**
Mondo 転写因子である糖質応答配列結合タンパク質（ChREBP）と MondoA は，共通して結合する Mlx とともに，グルコース 6-リン酸（G6P）レベルの上昇に応答して未知の機序で活性化される。続いて，MondoA/Mlx と ChREBP/Mlx 複合体は糖質応答配列（ChoRE）と結合する場である核へ移行し，解糖と脂質合成を行う酵素をコードする遺伝子を活性化させる。（Havula and Hietakangas 2012 より Elsevier の許可を得て引用）

ChoRE の最初の同定は，ChREBP の精製を可能とした。ChREBP は最大限の転写活性を発揮するために，$O$-GlcNAc 化などのさまざまな翻訳後修飾を受ける。

　グルコース 6-リン酸の下流の代謝物はフルクトース 6-リン酸であり，$O$-GlcNAc 化のためにヘキソサミン経路に入ることができる。ChREBP は多くの組織で検出可能だが，特に肝臓において高値である。ChREBP/Mlx 複合体は，ACC，脂肪酸シンターゼ，ステアロイル CoA デサチュラーゼ 1 を含む脂肪酸合成に関連した多くの主要遺伝子を誘導することによりグルコース代謝から脂質の生合成へと方向転換させる。ChREBP/Mlx 複合体はまた肝臓のピルビン酸キナーゼ遺伝子を誘導する。空腹時には，糖新生や脂肪酸の酸化が亢進する一方で，肝臓での解糖と脂質の生合成は抑制される（第 6 章参照）。この同化から異化へのシフトは，cAMP 濃度を上昇させて cAMP 活性化プロテインキナーゼ（プロテインキナーゼ A：PKA）を活性化させるグルカゴンやアドレナリンなどのホルモンによって調節されている。PKA は ChREBP をリン酸化し，不活性化させる。同様に，細胞内の AMP の蓄積は AMPK 活性化を介して ChREBP を阻害する。Mondo/Mlx 複合体も多くの組織で検出可能だが，特に骨格筋において強く発現している。Mondo/Mlx 複合体は律速酵素を含む多くの解糖系酵素の転写を誘導する。興味深いことに，増殖因子のシグナル伝達は ChREBP タンパク質の発現を促進する。がん細胞のような増殖細胞では，ChREBP/Mlx 複合体は脂質やヌクレオチドの

新生に関連する遺伝子の発現を亢進させる。したがって，増殖因子のシグナル伝達は，次の2つの重要な役割を担っている：(1) グルコース吸収や解糖系を刺激してグルコース6-リン酸を産生する，(2) ChREBP を発現させる。

## 細胞内の代謝物によるシグナル伝達の調節

増殖因子のシグナル伝達や栄養によるシグナル伝達の調節に加えて，細胞内の代謝物はグリコシル化，アセチル化，メチル化，プレニル化などのタンパク質の翻訳後修飾を介して，シグナル伝達のフィードバック調節を行っている（図10.10）。これらの代謝物による共有結合修飾は標的タンパク質の活性，局在，または安定性を変化させる。翻訳後修飾の基質の産生に必要な，異なる経路を介した代謝フ

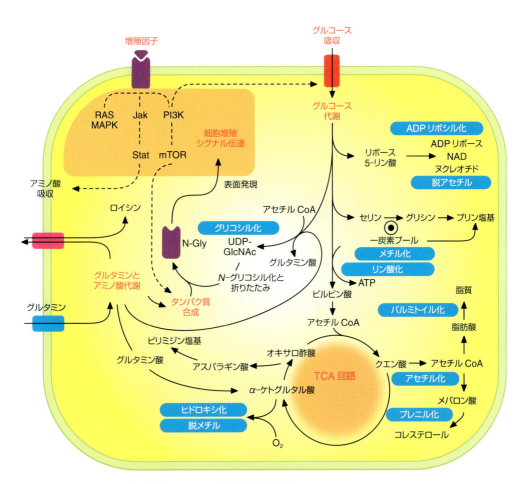

**図10.10　代謝経路はシグナル伝達経路を制御する。**
代謝経路は，シグナル伝達の調節のために翻訳後修飾として利用される基質を生成する。重要な翻訳後修飾として，グリコシル化，プレニル化，パルミトイル化，ヒドロキシ化，メチル化／脱メチル，リン酸化，アセチル化／脱アセチル，ADP リボシル化がある。（Metallo and Vander Heiden 2010 より許可を得て引用）

ラックスは，分化・増殖などの細胞の状態だけでなく細胞内の代謝物の供給状況に応じて変動する。

　多くの翻訳後修飾に影響する主要な代謝物はアセチル CoA である。第 7 章で述べたようにアセチル CoA は，パルミトイル化，ミリストイル化，プレニル化のための基質を供給する脂肪酸，コレステロール合成経路の前駆体である。アセチル CoA はまた，タンパク質，とりわけリシン残基のアセチル化の基質となる。アセチル化はアセチルトランスフェラーゼ，脱アセチル酵素によって調節されている。ミトコンドリア内で産生されるアセチル CoA は，細胞質へと輸送可能なクエン酸を合成するためにオキサロ酢酸と縮合する。続いて，ATP-クエン酸リアーゼ（ACLY）がクエン酸をオキサロ酢酸とアセチル CoA へと変換する。それゆえ，ミトコンドリアでの酸化的代謝は，タンパク質のアセチル化に利用されるアセチル CoA の主要な供給源である。その他の供給源としては消化管の細菌が産生する酢酸がある。酢酸は細胞質で ACECS1 によってアセチル CoA に変換される。ACLY と ACECS1 は哺乳類細胞の核と細胞質に存在する。ACECS2 はミトコンドリア型のアイソフォームである。すべての細胞が十分量の酢酸を利用できるわけではない。ACLY 依存性の反応は，哺乳類細胞では主要なアセチル CoA の供給源である。核，細胞質やミトコンドリアにおける異なる細胞条件下でのアセチル CoA の定量測定は，この分野において 1 つの挑戦である。

　細胞質におけるミトコンドリアからのアセチル CoA の供給は，同化や，細胞増殖，分化の状況下で増加する。一方で，休止期に産生されるミトコンドリア由来のアセチル CoA の大部分は，ATP を産生するために使用され細胞質には輸送されない。アセチル CoA の増加の結果，特定のリシン残基においてヒストンがアセチル化され，細胞の分化や増殖を促進する遺伝子発現を誘導するために，負に帯電した DNA とヒストン間の結合が緩みクロマチン構造が開く。細胞の増殖や分化のためのシグナルが存在しても，十分量のアセチル CoA を産生する代謝が誘導されないときには，ヒストンのアセチル化をしないことで分化や増殖を促進するような遺伝子誘導を停止する，フェイルセーフ機構が働く。もし細胞の代謝状態と遺伝子誘導が連携していなければ，細胞は増殖や分化のような代謝要求の多いプロセスを実行するのに十分な生合成や生体エネルギーの容量があるかどうかを確認せず，増殖・分化を開始してしまうだろう。代謝と遺伝子誘導の連携はさまざまな種でよく保存されているメカニズムである。酵母が増殖期に入ると，アセチル CoA 産生増加の結果，ヒストンのアセチル化が進むため，細胞増殖に関連した遺伝子の転写が誘導される。

　解糖系，脂肪酸酸化，TCA 回路などの多くの代謝酵素のリシン残基で，広くアセチル化が行われている。典型的にはこれらの酵素のアセチル化は，活性を低下させ，代謝を緩徐にする。これは本質的には，代謝がすでに亢進した状態にあり，それ以上亢進しないようにするための，高濃度のアセチル CoA によって産生された過剰な細胞内代謝物によるフィードバック機構である。一方で，代謝が異化状態にあるときはエネルギー産生が最優先であるため，アセチル化により代謝酵素を抑制する必要がない。すべてのタンパク質のアセチル化がアセチル CoA 濃度の

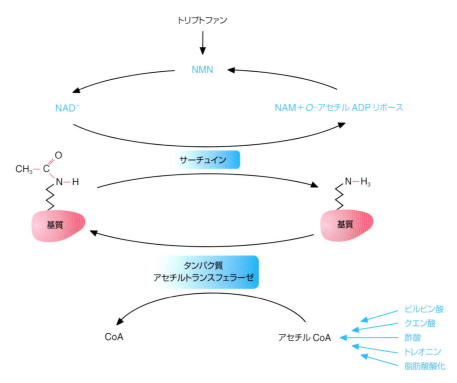

**図 10.11　代謝はアセチル化と脱アセチルを制御する。**
アセチル CoA はタンパク質アセチルトランスフェラーゼによって触媒されるアセチル化反応のためのアセチル基を供給する。脱アセチル酵素であるサーチュインファミリーはタンパク質からアセチル基を除去するために NAD$^+$ を使用する。NAM：ニコチンアミド，NMN：ニコチンアミドモノヌクレオチド。（Kaelin and McKnight 2013 より引用）

---

変化に敏感なわけではない。例えば，ヒストンのアセチル化を変化させるアセチル CoA 濃度の変化は，チューブリンのアセチル化には影響しない。ゆえに，種々のアセチルトランスフェラーゼはアセチル CoA のレベルに対して異なる $K_m$ 値をもつ可能性が高い（図 10.11）。

　脱アセチル酵素はタンパク質のアセチル化を制御するもう１つの重要な入力である。これらの酵素は，NAD$^+$ 非依存性，または依存性に脱アセチルを引き起こす。これらの酵素の中で，NAD$^+$ 依存性脱アセチル酵素ファミリーが，最も特徴的である。これらの酵素はタンパク質からアセチル基を除去する基質として NAD$^+$ を使用し，O-アセチル ADP リボースとニコチンアミド（NAM）を産生する。NAD$^+$ のレベルは再利用経路（サルベージ経路）または新生経路を介して緻密に制御されている。再利用経路では，ニコチンアミドホスホリボシルトランスフェラーゼ（NAMPT）が NAM をニコチンアミドモノヌクレオチド（NMN）へと変換し，続いてニコチンアミドヌクレオチドアデニリルトランスフェラーゼ（NMNAT）1 が NMN を NAD$^+$ へ変換する（図 10.12）。新生経路では，トリプトファンがいくつかのステップを経てニコチン酸モノヌクレオチドに変換され，続いて NAD$^+$ が産生される。

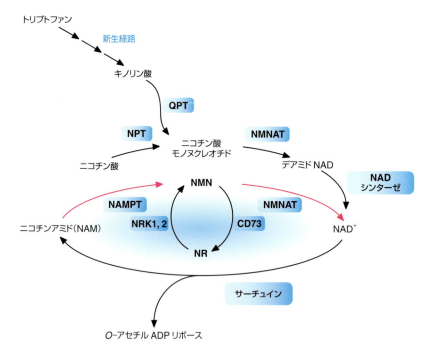

**図 10.12　哺乳類の NAD$^+$ 合成経路。**
トリプトファン，ニコチン酸，ニコチンアミド（NAM），またニコチンアミドリボシド（NR）はすべて NAD$^+$ の前駆体である。この経路の中の酵素はキノリン酸ホスホリボシルトランスフェラーゼ（QPT），ニコチンアミドヌクレオチドアデニリルトランスフェラーゼ（NMNAT）1，ニコチンアミドリボシドキナーゼ（NRK）1, 2，ニコチンアミドホスホリボシルトランスフェラーゼ（NAMPT），ニコチン酸ホスホリボシルトランスフェラーゼ（NPT）とエクト-5′-ヌクレオチダーゼ（CD73）である。（Imai and Guarente 2014 より Elsevier の許可を得て引用）

　サーチュインファミリーは 7 種類あり（SIRT1 ～ 7），細胞の異なる部分に局在し，それぞれ異なる機能をもつ。ミトコンドリアと細胞質のサーチュインは代謝酵素のアセチル化状態を制御し，一方で核のサーチュインは遺伝子の転写関連因子のアセチル化を制御する。これらの脱アセチルは，栄養供給が減少した状況への生物の適応を促す。サーチュイン活性は加齢とともに低下するため，加齢により発症する病態と関連している。前述のように，アセチル化は代謝酵素の活性を低下させる。一方で栄養が制限された状況下では，細胞はこれらの酵素を脱アセチルすることで，エネルギー産生に必要な解糖系や TCA 回路の代謝物を産生するための能力を最大限にする。栄養制限下ではまた，核内の特定のタンパク質をより脱アセチルできるよう AMPK が SIRT1 をリン酸化し，代謝適応に必要な遺伝子の活性化を可能にする。カロリー制限は，代謝適応のための酵素や遺伝子を活性化させる NAD$^+$ やサーチュインを調節する遺伝子の発現を増加させる。近年の課題は，疾病を改善するためにサーチュイン活性を促進する機序を解明することである。例えば，NAD$^+$ レベルを上昇させるための NMN の投与は，マウスにおいて食事や加齢による 2 型糖尿病の発症を防ぐことがわかっている。
　タンパク質（特にヒストン）と DNA のメチル化は，代謝によって制御される

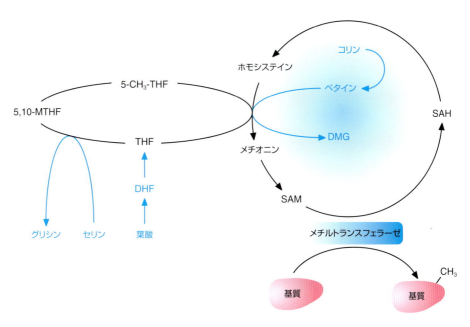

**図 10.13 代謝によるメチル化の制御。**
メチオニンはメチル基供与体となる S-アデノシルメチオニン（SAM）を産生する。メチルトランスフェラーゼは SAM を利用し，SAM は S-アデノシルホモシステイン（SAH）となり，続いてホモシステインに変換される。コリンまたは葉酸依存性反応由来の炭素を使用して，ホモシステインはメチオニンに再変換される。5,10-MTHF：5,10-メチレン THF，$CH_3$：メチル，DHF：ジヒドロ葉酸，THF：テトラヒドロ葉酸。(Kaelin and McKnight 2013 より引用)

もう 1 つの翻訳後修飾である。メチル化はメチルトランスフェラーゼと脱メチル酵素によって調節されている（図 10.13）。S-アデノシルメチオニン（SAM）は，ヒストンや DNA のメチル化にかかわる，大部分のメチルトランスフェラーゼによって使用されるメチル基供与体である。SAM はメチオニンに由来し，メチル基を供与して S-アデノシルホモシステイン（SAH）に変換する。SAH はホモシステインに変換され，葉酸またはコリンに由来する炭素を使用するビタミン $B_{12}$ 依存性の反応に再利用される。このように，メチルトランスフェラーゼはメチオニンの供給または葉酸プールへの炭素フラックスに依存している。

エピジェネティックな変化を促す例としては，マウス由来の高度に増殖を示す胚性幹細胞が，その多能性状態を維持するためにアミノ酸としてトレオニンを必要とするという例がある。マウスの胚性幹細胞はトレオニンデヒドロゲナーゼを強く発現しており，トレオニンを 2-アミノ-3-ケト酪酸へ異化する。続いて，2-アミノ-3-ケト酪酸リガーゼが補酵素 A を利用して，グリシンとアセチル CoA を産生する。グリシンは，最終的にはメチル化に必要な SAM を産生する。

代謝物もまた脱メチル酵素を制御する。リシン特異的脱メチル酵素（LSD）1 は $FADH_2$ へ還元される FAD に依存している（図 10.14）。FAD はミトコンドリアで産生され，LSD1 への FAD 供給の変化は，LSD1 活性を制御することになる。ジュモンジ C（JmjC）ドメインを含む脱メチル酵素ファミリーは，α-ケトグルタ

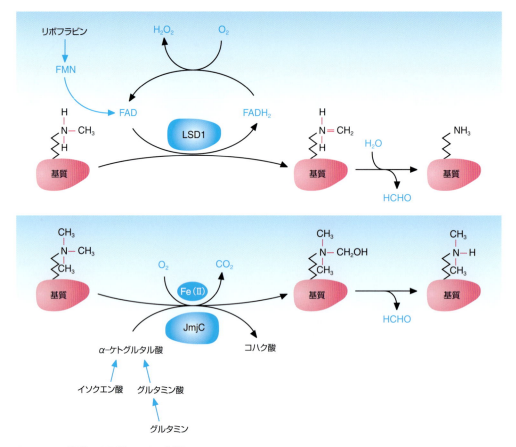

**図 10.14　代謝による脱メチルの制御。**
リシン特異的脱メチル酵素（LSD）はヒストンのメチル基の酸化を，FAD の $FADH_2$ への還元と共役させ，同時にヒストンの脱メチルと，ホルムアルデヒド（HCHO）の産生を行う。ジュモンジ C（JmjC）脱メチル酵素は α-ケトグルタル酸，Fe（Ⅱ），酸素を用いて，メチル化されたヒストンをヒドロキシ化し，脱メチルを行っている。

ル酸および $Fe^{2+}$ 依存性のジオキシゲナーゼファミリーのメンバーである。前述のPHD（プロリルヒドロキシラーゼ）と同様に，これらのタンパク質は酸素を消費し，α-ケトグルタル酸をコハク酸へ変換，補因子である $Fe^{2+}$ を再生するためにアスコルビン酸を必要とする。これらの代謝物の変化は JmjC 脱メチル酵素の活性に影響を及ぼすと考えられる。いずれ，生理的また病態生理学的な条件下において，メチル化，脱メチルに律速的な働きをする代謝物が存在するかどうかを解明することが重要となるだろう。例外は酸素で，高所へのぼるなどの生理的条件下，または虚血性疾患や慢性閉塞性肺疾患のような病態生理学的な条件下では酸素レベルは低下する。酸素レベルの低下は酸素依存性脱メチル酵素の調節により，細胞や生物のエピジェネティクスに影響を与えるということが明らかとなってきた。

　本章はシグナル伝達経路の活性化を介した，栄養素吸収における増殖因子の重要性の議論からはじまった。栄養素吸収の結果，特にグルコースとグルタミンに

おいては，増殖因子受容体の正確な折りたたみと，それらの細胞表面の局在に関して重要な増殖因子のグリコシル化を可能とする。第6章の図6.10で論じたように，UDP-N-アセチルグルコサミン（UDP-GlcNAc）を産生するための解糖系の側副路であるヘキソサミン経路を介して，グリコシル化はグルコース代謝に依存している。グルタミンはUDP-GlcNAc産生における窒素供与体として働く。増殖因子受容体のグリコシル化は，増殖因子のシグナル伝達に対するフィードバックの一例である。

　われわれの多くが研究室の壁に貼っている，巨大なシグナル伝達経路と代謝経路図から，それらが相互に関連していることは明らかである。現代では多くの病気が，食事や運動不足などの生活習慣の変化によって発症しているため，シグナル伝達と代謝の統合を理解することは重要である。代謝とシグナル伝達経路は，最終的に生物の表現型を変化させる転写ネットワークの調節に影響を与えるような食事や生活習慣の変化をいつでも察知することができる。代謝とシグナル伝達のクロストークを理解することは，新たな治療ターゲットをみいだすことにつながるだろう。その一例として，HIFを活性化させるためにPHDを阻害し，貧血の患者の赤血球形成を刺激する新薬の開発が行われている。われわれは現在，代謝とシグナル伝達を統合していく過程のはじまりにいる。

## 参考文献

Balligand JL, Feron O, Dessy C. 2009. eNOS activation by physical forces: From short-term regulation of contraction to chronic remodeling of cardiovascular tissues. *Physiol Rev* 89: 481–534.

Choi AM, Ryter SW, Levine B. 2013. Autophagy in human health and disease. *N Engl J Med* 368: 651–662.

Hardie DG, Alessi DR. 2013. LKB1 and AMPK and the cancer-metabolism link—Ten years after. *BMC Biol* 11: 36.

Havula E, Hietakangas V. 2012. Glucose sensing by ChREBP/MondoA-Mlx transcription factors. *Semin Cell Dev Biol* 23: 640–647.

Imai SI, Guarente L. 2014. NAD$^+$ and sirtuins in aging and disease. *Trends Cell Biol* pii: S0962–8924（14）000634. doi: 10.1016/j.tcb.2014.04.002.

Kaelin WG Jr, McKnight SL. 2013. Influence of metabolism on epigenetics and disease. *Cell* 153: 56–69.

Kaelin WG Jr, Ratcliffe PJ. 2008. Oxygen sensing by metazoans: The central role of the HIF hydroxylase pathway. *Mol Cell* 30: 393–402.

Laplante M, Sabatini DM. 2012. mTOR signaling in growth control and disease. *Cell* 149: 274–293.

Metallo CM, Vander Heiden MG. 2010. Metabolism strikes back: Metabolic flux regulates cell signaling. *Genes Dev* 24: 2717–2722.

Ward PS, Thompson CB. 2012. Signaling in control of cell growth and metabolism. *Cold Spring Harb Perspect Biol* 4: a006783.

## より深く知りたい人のための文献

Cai L, Tu BP. 2012. Driving the cell cycle through metabolism. *Annu Rev Cell Dev Biol* 28: 59–87.

Gowans GJ, Hardie DG. 2014. AMPK: A cellular energy sensor primarily regulated by AMP. *Biochem Soc Trans* 42: 71–75.

Manning BD, Cantley LC. 2007. AKT/PKB signaling: Navigating downstream. *Cell* 129: 1261–1274.

Mihaylova MM, Shaw RJ. 2011. The AMPK signalling pathway coordinates cell growth, autophagy and metabolism. *Nat Cell Biol* 13: 1016–1023.

Sehgal SN. 2003. Sirolimus: Its discovery, biological properties, and mechanism of action. *Transplant Proc* 35 Suppl 3: 7S–14S.

Semenza GL. 2012. Hypoxia-inducible factors in physiology and medicine. *Cell* 148: 399–408.

Thompson CB. 2011. Rethinking the regulation of cellular metabolism. *Cold Spring Harb Symp Quant Biol* 76: 23–29.

Wellen KE, Thompson CB. 2012. A two-way street: Reciprocal regulation of metabolism and signalling. *Nat Rev Mol Cell Biol* 13: 270–276.

Xiong Y, Guan KL. 2012. Mechanistic insights into the regulation of metabolic enzymes by acetylation. *J Cell Biol* 198: 155–164.

# 増殖細胞の代謝

　本書で解説されている複数の代謝経路の統合の具体例として，増殖細胞（T細胞，幹細胞，がん細胞など）の代謝要求を検討することは有益である。非増殖細胞（休止細胞または分化細胞など）と比較した増殖細胞の特徴は，2つの娘細胞に分裂するのに先立って，総バイオマスを倍増させるための活発な同化作用が認められることである。細胞代謝は再プログラムされ，栄養の取り込みを増加させ，これらの栄養は最終的に娘細胞の形成に必要な脂質，タンパク質，ヌクレオチドを産生するために必要な炭素，窒素，ATP，NADPH を供給する代謝経路に搬送される（図 11.1）。熱力学的に考えると逆向する同化反応の多くには ATP および NADPH が必要とされる。ATP および NADPH はハウスキーピング機能の維持も行う。そ

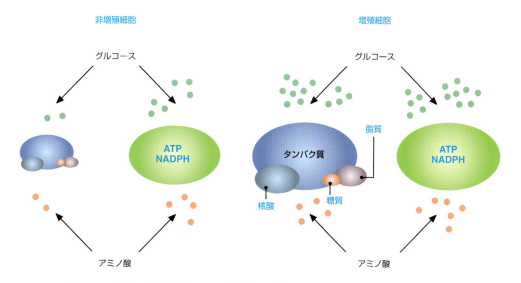

**図 11.1　異なる代謝要求を呈する増殖細胞と非増殖細胞。**
非増殖細胞では同化機能について過剰な要求がないため，栄養を異化して ATP や NADPH を産生し，ハウスキーピング機能を遂行する。反対に，増殖細胞は活発な同化作用によって脂質，タンパク質，ヌクレオチドを産生する。（Vander Heiden 2011 より Macmillan Publishers Ltd. の許可を得て引用）

れぞれ例えば，膜内外のイオン勾配の維持や抗酸化能の維持などである。一方で，非増殖細胞では同化機能に対する過剰な要求がないため，栄養を異化して ATP および NADPH を産生しハウスキーピング機能を果たす（図 11.1）。本章では，増殖細胞の代謝，特にそれぞれ正常細胞および悪性細胞の増殖の例として T 細胞ならびにがん細胞の増殖に焦点をあてている。

## 解糖およびミトコンドリアの代謝は細胞増殖を支持する中枢経路である

　1920 年代に，Otto Warburg は，腹水腫瘍が急速に増殖する際に大量の乳酸が産生されることを最初に認識した（第 3 章参照）。この現象は，ワールブルク効果または好気的解糖と呼ばれ，ある種の腫瘍や増殖 T 細胞，胚性幹細胞で認められている。Warburg の研究をはじめとする多くの研究では，増殖細胞はミトコンドリアの代謝にそれほど大きく依存せず，好気的解糖のみが増殖細胞の代謝表現型の特徴であると結論づけた。しかし，第 4 章で述べられているように，ミトコンドリアは脂質，タンパク質，および核酸に必要な代謝物を産生する。実際には，ほとんどのがん細胞が機能的なミトコンドリアの酸化的代謝を有している。現在，本領域で一致をみている見解は，増殖細胞は細胞外の栄養（グルコース，アミノ酸，酸素）を使用して，解糖やミトコンドリアでの代謝により，脂質，タンパク質，ヌクレオチドを産生するというものである（図 11.2）。

　増殖細胞は休止細胞に比べて多くのグルコースを取り込み，解糖系やそれに付随するペントースリン酸，ヘキソサミン，セリン，およびグリセロール生合成の経路などでさかんに代謝を行う。以前の章で述べたように，ペントースリン酸経路（PPP）はリボース 5-リン酸の前駆体としてグルコース 6-リン酸を使用してヌクレオチドを合成する。この経路は同化経路を活性化し抗酸化能を維持するために用いられる NADPH の供給源でもある（第 5 章参照）。ヘキソサミンの生合成経路では，フルクトース 6-リン酸を用いてタンパク質のグリコシル化の材料を合成するが，グリコシル化されるタンパク質には，増殖シグナル伝達の持続には不可欠な増殖因子受容体が含まれる（第 10 章）。解糖系の中間体である 3-ホスホグリセリン酸はセリンに続いてグルタチオン（GSH）とプリン合成の重要な前駆体であるグリシンを産生する。また，セリンは一炭素代謝経路に流入し，ヌクレオチドの合成に必要な NADPH や葉酸中間体を生成する（第 5 章参照）。解糖系の中間体であるグリセルアルデヒド 3-リン酸は，脂質生成に使用されるグリセロール 3-リン酸を産生する。

　解糖流量の増加には $NAD^+$ が一貫して供給されることが求められる。$NAD^+$ はグリセルアルデヒド-3-リン酸デヒドロゲナーゼによるグリセルアルデヒド 3-リン酸から 1,3-ビスホスホグリセリン酸への変換に不可欠である（解糖のステップ 6）。この反応の結果，$NAD^+$ は NADH となる。$NAD^+$ の再生は，NADH をシャトルによりミトコンドリアへ輸送してミトコンドリアの電子伝達系複合体 I に $NAD^+$ を産生させ，細胞質へシャトルを通して戻すか，あるいは $NAD^+$ を NADH から

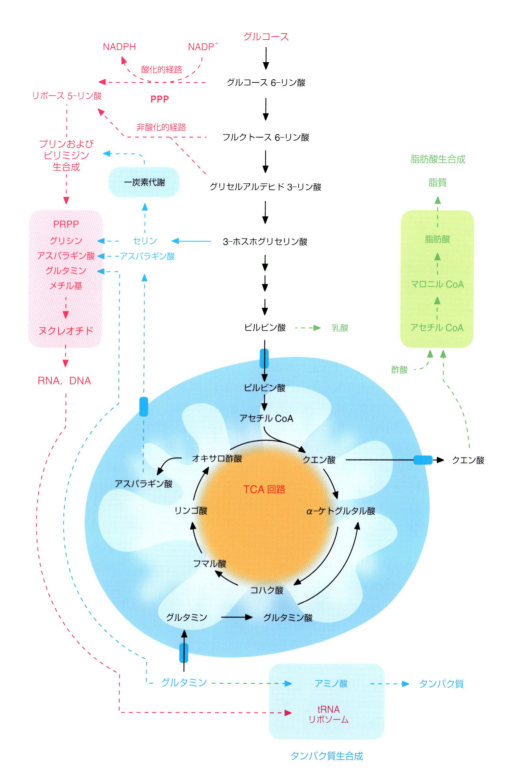

**図11.2 細胞の増殖には解糖およびミトコンドリアでの代謝が必要である。**
細胞増殖の際には細胞外の栄養（グルコース，アミノ酸，酸素）を使用して解糖系ならびにその付随する経路を活性化させる。これには，ペントースリン酸経路（PPP），一炭素代謝に加えて，脂質，タンパク質，およびヌクレオチドの産生のためのミトコンドリア代謝が含まれる。PRPP：ホスホリボシル 1-二リン酸。
（Deberardinis et al. 2008 より Elsevier の許可を得て引用）

再生する乳酸デヒドロゲナーゼA（LDH-A）により解糖系の最終産物であるピルビン酸を乳酸に変換することにより起こる。シャトルによるNADHのミトコンドリアへの輸送はゆっくりとしたプロセスである。増殖細胞はLDH-Aタンパク質を高レベルで発現し，細胞から分泌される乳酸を産生する。乳酸の放出や取り込みはモノカルボン酸輸送体（MCT）1および4を介して行われる。生理的なpHでは，乳酸イオン（$CH_3CH(OH)COO^-$）は$H^+$と解離している。しかし，MCTを介して輸送される際には，乳酸イオンは$H^+$と結合して乳酸となっている。したがって，MCTは乳酸イオンと$H^+$を1：1の比で膜輸送する。分泌された乳酸は炭素原子を含有する単なる廃棄物ではない。乳酸はコリ回路を通して再利用され，肝臓でグルコースを産生したり（第6章参照），神経細胞などのほかの細胞で燃料供給源として利用されたりする。乳酸デヒドロゲナーゼ（LDH）に触媒される反応は可逆反応であり，乳酸はピルビン酸に変換され，ピルビン酸はその後ミトコンドリア内へ輸送されATPを産生する。興味深いことに，乳酸や付随する$H^+$（細胞内のpH低下）は血管新生や細胞移動に影響することが示されているが，その機序は十分に理解されていない。

　解糖系およびその付随する経路は，増殖細胞の代謝要求を満たすには十分ではない。それらの要求を満たす別の代謝経路がミトコンドリア内に存在する。ミトコンドリアの一炭素代謝はNADPHを産生してミトコンドリア内で酸化還元バランスを保ち，葉酸中間体を産生してヌクレオチドを合成する。さらに，TCA回路の中間体は高分子合成の前駆体として利用される。例えば，TCA回路の中間体であるクエン酸は細胞質に輸送され脂質の合成に使われる（第7章）。2炭素のアセチルCoAと4炭素のオキサロ酢酸から6炭素のクエン酸が産生される。ピルビン酸デヒドロゲナーゼ（PDH）はピルビン酸を酸化してアセチルCoAを産生する。ピルビン酸は細胞質で解糖により，またはアラニンから産生され，ピルビン酸輸送体を介してミトコンドリアに輸送される。いったんミトコンドリア内にクエン酸が産生されると，TCA回路を通してオキサロ酢酸を産生し，オキサロ酢酸とアセチルCoAが縮合することで，新規のクエン酸を生み出す。しかし，増殖細胞は多くのクエン酸を細胞質へ輸送し，ATP-クエン酸リアーゼ（ACLY）により代謝されてアセチルCoAおよびオキサロ酢酸を生成する。アセチルCoAは脂肪酸シンターゼにより脂質の合成に利用される。したがって，グルコースの炭素は最終的に細胞質でアセチルCoAになり脂質を生成する。生成されたオキサロ酢酸はリンゴ酸またはアスパラギン酸を産生する。リンゴ酸は細胞質のリンゴ酸酵素によりピルビン酸に変換され，脂肪酸合成に利用されるNADPHを産生する。アスパラギン酸はヌクレオチドの新生合成に使用される。アスパラギン酸はミトコンドリア内でもオキサロ酢酸から産生され，細胞質へ輸送される。

　クエン酸に加えて，TCA回路のその他の代謝物も生合成反応に使用される。例えば，スクシニルCoAはヘム合成に使用される。TCA回路中間体の輸送により，代謝物サイクルや律速段階の代謝物であるオキサロ酢酸は消耗する。そのため，別のTCA回路代謝物を産生するために回路は補充されなければならず，それは結果として，オキサロ酢酸の生成につながり回路を引き続き機能させることにな

る。重要な補充の機序として，グルタミンのグルタミン酸への変換，続いて$\alpha$-ケトグルタル酸への変換（グルタミン分解）があげられる（第4章参照）。*in vitro* および *in vivo* の実験で，多くの増殖細胞が利用可能な他のアミノ酸に比べて実に大量のグルタミンを消費することが示されている。グルタミンは血漿中に最も豊富に認められるアミノ酸である。グルタミンは，プリン塩基とピリミジン塩基のいずれの新生合成にも必須の窒素供与体でもあり，律速段階であるグルタミン：フルクトース-6-リン酸アミドトランスフェラーゼ（GFAT）によって触媒され，$N$ および $O$ 結合型グリコシル反応の前駆体であるグルコサミン 6-リン酸を生成する。グルタミン酸は，グルタミン酸，システイン，グリシンからなるトリペプチドのGSHなどの産生に必要なアミノ酸の1つである。

　すべての増殖細胞がグルタミン分解を起こすわけではないことに留意することが重要である。例えば，マウスの胚性幹細胞はトレオニンを用いてTCA回路を活性化させる。さらに，増殖細胞の一部はピルビン酸を用いてPDHならびにピルビン酸カルボキシラーゼを介してアセチルCoAおよびオキサロ酢酸を産生するため，グルタミン分解の必要性が緩和される。酢酸もアセチルCoAを産生して脂質を合成する。TCA回路に入ることのできるアミノ酸は多い（第4章）。したがって，TCA回路からの代謝物が，高分子の形成のために流用されるに際し，TCA回路を補充するうえで不可欠なグルタミン以外の他のアミノ酸が生体内に存在する可能性がある。

　高分子合成のための代謝物の産生に加えて，解糖およびミトコンドリアの代謝によりATPが産生され，ギブスの自由エネルギーをもたらすATP/ADPとなり，熱力学的に逆行する同化反応が生じる。急速に増殖する細胞は解糖によりATPを産生すると一般には考えられている。しかし，過去10年の多くの研究で，増殖細胞における解糖およびミトコンドリアの代謝からのATP産生率が慎重に評価され，解糖はATP産生の一因とはなるものの，正常ならびに低酸素状態下ではほとんどの増殖細胞においてATPの多くがミトコンドリアの代謝由来であると結論づけられている。内皮細胞は顕著な例外で，解糖により相当な量のATPを産生する。TCA回路におけるミトコンドリアの酵素や電子伝達複合体が機能を果たす限り，増殖細胞はミトコンドリアの代謝を通して十分な量のATPを産生することができる。クエン酸のようなTCA回路の中間体は抜きとられて細胞質で高分子合成に利用されるが，グルタミンなどのアミノ酸による絶え間ないTCA回路代謝物の補充によりTCA回路が持続し，還元当量のNADHおよびFADH$_2$が産生される。NADHおよびFADH$_2$は電子伝達系に輸送され，酸化的リン酸化を通してATPを産生する。

## NADPHは同化作用を促進し，増殖細胞における酸化還元バランスを維持する

　エネルギー的に不利な細胞の同化反応の多くはNADPH/NADP$^+$と共役して進行するため，増殖細胞ではNADPH産生の要求は高い。NADPHは，増殖細胞

における抗酸化能を増強するためにも用いられる（第5章参照）。増殖細胞では，ミトコンドリアの酸化的代謝の促進や，小胞体でのタンパク質フォールディングの際の副産物として活性酸素種（ROS）が産生される。NADPH 産生には増殖細胞が細胞質およびミトコンドリア内で利用可能ないくつかの供給源がある。細胞質では PPP，イソクエン酸デヒドロゲナーゼ（IDH）1，一炭素代謝，およびリンゴ酸酵素が NADPH のおもな供給源となる。一炭素代謝は，ミトコンドリア由来の NADPH のおもな供給源である。増殖細胞によっては，細胞質とミトコンドリアの異なった NADPH の供給源に依存している。例えば，変異型 K-*ras* がん遺伝子を有するがん細胞では PPP の非酸化相でリボース 5-リン酸を産生するため，NADPH 産生反応がバイパスされている。これらの細胞では，グルタミン酸由来のリンゴ酸の産生が NADPH の主要な供給源として利用される。どの細胞でも NADPH の主要な産生部位は使用可能な基質やそれぞれの NADPH 生成反応の酵素レベルによって異なることに留意することが重要である。

## 輸送体を介した栄養素の吸収は増殖に不可欠である

　細胞増殖の代謝要求を考察する際に検討すべきことは，栄養素の取り込みである。アミノ酸および糖は極性分子であるため，溶質輸送体（SLC）ファミリーの膜輸送タンパク質がなければ細胞膜を通過できない（図 11.3）。グルコースなどの糖は，グルコース輸送体（GLUT）を介した促進拡散，あるいは，ナトリウム依存性グルコース輸送体（SGLT）を介した能動輸送により細胞膜を通過する。栄養素輸送体の多くには一般名があるが，特定の SLC 専門名もつけられている。例えば，GLUT1 は SLC2A1 である。11 の SLC ファミリーがアミノ酸輸送にかかわっている。細胞増殖に重要なこれらのアミノ酸輸送体には，4F2 重鎖（4F2hc，CD98，SLC3A2）を含んでいるものがある。4F2hc そのものは栄養素輸送体ではないが，LAT1（SLC7A5）や xCT（SLC7A11）などと二量体を形成し，輸送体のサブユニットとして働く。4F2hc/LAT1 複合体はグルタミンやその他のアミノ酸と交換に必須アミノ酸を細胞内に取り込み，強力なプロテインキナーゼである mTORC1（mechanistic target of rapamycin complex 1）を刺激する。$Na^+$ 依存性輸送体 ASCT2（SLC1A5）は 4F2hc/LAT1 にグルタミンを輸送基質として提供し，必須アミノ酸の取り込みに関与する。xCT は GSH の合成のために必要な細胞内システインへの変換のために，グルタミン酸を細胞外へ移動させ，シスチンを細胞内へ取り込む。SNAT1（SLC38A1）および SNAT2 はグルタミンを増殖細胞に輸送するが，EAAT2（SLC1A2）は他のアミノ酸に交換することなくグルタミン酸を輸送する。転写および転写後レベルでの糖およびアミノ酸輸送体の発現は，ホスファチジルイノシトール-3-キナーゼ（PI3K）シグナル伝達経路の増殖因子の活性化と栄養供給によって制御される（下記参照）。

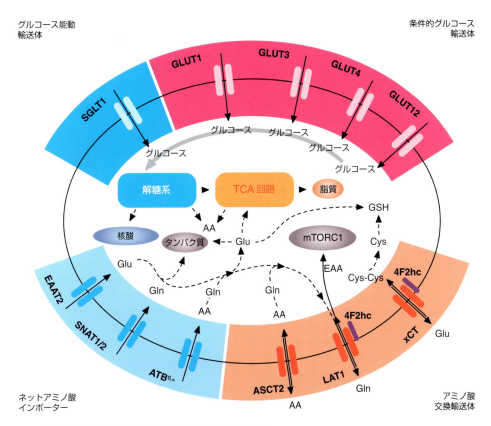

**図11.3　細胞増殖には栄養の輸送体が必要である。**
グルコースはナトリウム依存性グルコース輸送体（SGLT）またはグルコース輸送体（GLUT）を通して取り込まれ，解糖を刺激する。SNAT1，SNAT2，$ATB^{0,+}$ などのネットアミノ酸輸送体は TCA 回路にグルタミンを供給し，グルタチオン（GSH）合成のためのグルタミン酸を生成する。グルタミンや他のアミノ酸は，ASCT2，4F2hc/LAT1，4F2hc/xCT などの輸送体に対する交換基質としての機能を果たす。LAT1 は EAA を取り込み，mTORC1 を活性化する。シスチンは xCT を介して輸送され，GSH 産生の手助けをする。AA：アミノ酸，Cys：システイン，Cys-Cys：シスチン，EAA：必須アミノ酸，Glu：グルタミン酸，Gln：グルタミン。（McCracken and Edinger 2013 より Elsevier の許可を得て引用）

## T 細胞の代謝は正常な増殖細胞の例である

　T 細胞は抗原に反応するため，獲得免疫応答の制御の中心的な司令塔である。感染中に抗原に感作した場合，休止状態にある細胞ナイーブ T 細胞は直ちに活性化プログラムを発して，迅速な増殖を開始しエフェクター T 細胞に分化する（図11.4）。感染が終息すると，長寿命の抗原特異的記憶 T 細胞を残して，ほとんどのエフェクター T 細胞の細胞死が誘導される。同様の感染が生じると，記憶 T 細胞は再活性化し，迅速にエフェクター T 細胞へと分化して素早く感染を制御する。代謝は，T 細胞におけるこれらの異なる遷移を通して動的に変化する。休止状態の T 細胞は増殖を行わず，増殖期の T 細胞のような同化要求もない。休止状態の T 細胞には安定した解糖は認められず，グルコース代謝を用いてピルビン酸や脂肪酸酸化を起こすが，これらはいずれもミトコンドリアを刺激し ATP を産生して，

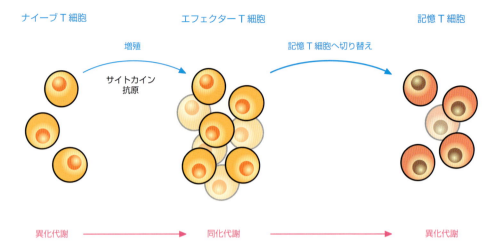

**図 11.4　T 細胞は機能によってさまざまなタイプの代謝に携わる。**
感染中に抗原への感作によって生じるナイーブ T 細胞は，迅速なエフェクター T 細胞増殖やサイトカイン産生を支持する同化代謝に携わる。感染終息後は，エフェクター T 細胞反応は減弱しわずかな抗原特異的記憶 T 細胞が残存するが，これは長期生存を維持するための栄養の異化に携わる。

形質膜イオン恒常性などのハウスキーピング機能を果たす。同様に，記憶 T 細胞は脂肪酸酸化を利用して生存を持続させる。

　休止細胞も記憶 T 細胞も増殖性の高い同化モードではない。T 細胞は同化モードに切り替わって，抗原による T 細胞受容体（TCR）の関与があれば，娘細胞生成に必要なバイオマス蓄積を増加させる。T 細胞は安定した解糖およびミトコンドリア代謝に携わり，同化要求を満たす。増殖 T 細胞では，解糖系および付随する生合成の経路が刺激される。ミトコンドリアの TCA 回路代謝により，高分子形成に使用される代謝物が産生され，グルタミンが TCA 回路中間体の補充に使用される。ミトコンドリアの電子伝達系は，T 細胞活性化や増殖に必要な ROS を産生する。TCR ライゲーションは，グルコースやアミノ酸輸送体のアップレギュレーションを促進し，栄養吸収を増加させる。同様に，転写因子 c-Myc およびエストロゲン関連受容体 α（ERRα）のアップレギュレーションも促進し，中間代謝にかかわる遺伝子の発現を増加させる。TCR 活性化以外に，T 細胞増殖には CD28（CD 抗原 28）の副刺激が必要で，これにより PI3K シグナル伝達経路を活性化して，第 10 章で考察した複数の同化経路と同様にグルコース代謝を促す。

　高速に増殖する $CD4^+$ T 細胞は，$T_H1$，$T_H2$，$T_H17$ または制御性 T 細胞系統（$T_{reg}$）といったさまざまなエフェクター T 細胞の系統へと分化する。$T_H17$ 細胞は，低酸素誘導因子（HIF）-1 の活性化に起因する強力な解糖表現型を呈し，解糖を遮断するとこれらの機能が損なわれる。$T_{reg}$ は解糖およびミトコンドリア由来の代謝表現型を呈する。今後の重要な課題として，代謝がこれらのさまざまな T 細胞表現型を決定しているのか，あるいは代謝が表現型の結果なのかを解明することがあげられる。

## シグナル伝達経路の異常な活性化により増殖がん細胞の同化代謝が増強される

　増殖がん細胞の代謝は，同様の転写因子，シグナル伝達経路，栄養を使って同様の同化代謝経路を促進するという点でT細胞の増殖に部分的にかなりよく似ている。これら2つの細胞のおもな違いは，がん細胞は細胞自律的に増殖する一方，T細胞は抗原により増殖が促されることである。増殖がん細胞は，上述したように，2つの娘細胞の生成に必要な大規模な同化作用プログラムを支持する代謝経路に携わっている。哺乳類細胞では，これらの代謝経路は増殖因子や栄養供給に制御されている（第10章参照）。がん細胞は，代謝を制御するこれらのシグナル伝達経路を異常な状態に追いやる。特に，がん遺伝子の獲得やがん抑制遺伝子の喪失はがん細胞のおもな特徴であり，代謝を同化作用プログラムに引き入れる。腫瘍の進展中，がん細胞は代謝的可塑性により，豊富な栄養から限定的な栄養までさまざまな微小環境に適応する。

　がんは不均一な疾患の集合体で，組織学的に同様の腫瘍間にゲノムの不均一性が認められる。したがって，がん細胞が代謝的不均一性を示し，腫瘍の増殖に必要な代謝変化を説明できる普遍的ながん代謝モデルが存在しなくても驚くことではない。しかし，さまざまな腫瘍の中で一貫しているものは増殖で，(1) 十分なエネルギー（ATPおよびNADPH），(2) 高分子形成のための構成要素，(3) ROSの高産生に起因する酸化還元バランス維持が必要である。がん細胞は多種の経路によりこれらの3つの重要な構成要素を利用して増殖を助ける。例えば，一部の腫瘍は，細胞外の環境から大量の脂肪酸を獲得し，それを用いて膜を産生したり，脂肪酸酸化を通してミトコンドリアの代謝を促したりすることがある。反対に，ある種の腫瘍は，グルコースやグルタミンを使用して新生脂質合成を行う。グルコースやグルタミンはがん細胞のおもなエネルギー源として関連付けられてきたが，広範な他のアミノ酸もまた，増殖に必要なエネルギーを産生するだけではなく，高分子形成に必要な炭素や窒素原子の重要な供給源でもあると考えられる。ミトコンドリアおよび解糖の2つはがん細胞におけるおもなATPの供給源であり，微小環境での栄養供給や遺伝子異常によってこれらの細胞はATP生成の経路のうちいずれかあるいは両方に携わる。前述したように，NADPHには複数の供給源があり，がん細胞はこれらのうちいずれかあるいは全部を使うことができる。

　最後に，がん細胞はNADPHオキシダーゼやミトコンドリアの電子伝達系を用いてシグナル伝達経路の多くを活性化された状態に維持するROSを産生する。がん細胞では小胞体に高いレベルのタンパク質フォールディングが認められ，この過程でROSを副産物として産生する。がん細胞における高率なROS産生は高率な抗酸化活性と均衡を保ち，酸化還元バランスを維持している（図11.5）。がん細胞ではROS産生率が異なり，大量の抗酸化タンパク質を誘導するため，抗酸化プロファイルや抗酸化能は不均一である。がん細胞がROSレベルを制御しないと，酸化ストレス誘発性の細胞死を起こしやすくなる。ROSに応答するシグナ

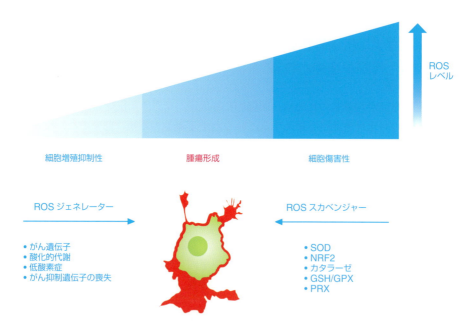

**図 11.5　がん細胞は酸化還元バランスを維持する。**
がん細胞では ROS 産生の増加がみられ，それにより，腫瘍形成に必要な近位のシグナル伝達経路が活性化される。ROS の高率な産生は高率な抗酸化活性と均衡を保ってがん細胞における酸化還元バランスを維持する。GPX：グルタチオンペルオキシダーゼ，GSH：グルタチオン，PRX：ペルオキシレドキシン。

ル伝達経路は ROS 生成個所に近く，がん細胞における全体的に高率な抗酸化活性（酸化ストレス誘発性の細胞死から保護する）にもかかわらず経路を活性化させる。

　腫瘍細胞は遺伝的および代謝的不均一性を示すが，代謝を利用して腫瘍の増殖を支援するいくつかの循環性経路に言及しておきたい（図 11.6）。正常な細胞では，増殖因子は，自身の受容体の関与を通して安定した同化作用プログラムを促進する PI3K およびその下流の経路である AKT および mTOR を活性化する（第 10 章参照）。腫瘍細胞では PI3K に機能獲得変異あるいは PTEN（PI3K の負の調節因子）に機能喪失変異がみられ，それにより増殖因子依存性シグナル伝達の必要性を緩和する。実際に，複数のがん遺伝子やがん抑制遺伝子が PI3K シグナル伝達経路のネットワークに同定されており，この経路の異常な活性は多様ながんでみられるうちで最も頻度の高い変異である。例えば，発がん性の K-*ras* は肺がん，結腸がん，膵臓がんで高頻度にみられ，PI3K 経路を使用して同化代謝を刺激し腫瘍の増殖を促す。発がん性の K-*ras* はまたがん原遺伝子産物 MYC を通して同化プログラムを促進し増殖を促す。MYC も多種のがんにおける染色体転座，遺伝子増幅，一塩基多型により異常に活性化される。MYC は，解糖，脂肪酸合成，グルタミン分解，セリンおよびグリシン代謝，栄養素輸送体，およびミトコンドリア由来の代謝など細胞増殖を促す同化経路にかかわる多くの遺伝子の発現を増強する。

シグナル伝達経路の異常な活性化により増殖がん細胞の同化代謝が増強される 199

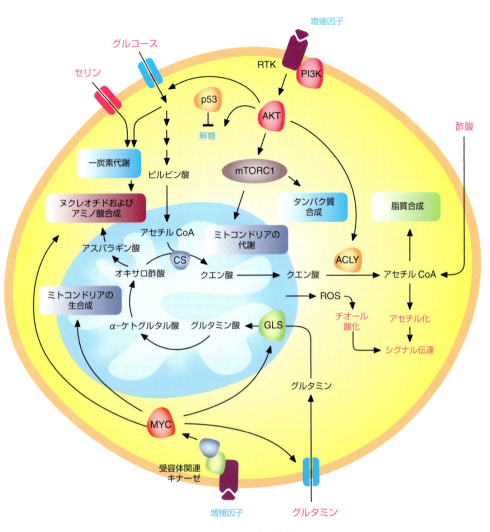

**図 11.6　がん細胞の代謝を制御するシグナル伝達経路。**
腫瘍細胞ではホスファチジルイノシトール-3-キナーゼ（PI3K）に機能獲得変異あるいは PTEN（PI3K の負の調節因子）に機能喪失変異が認められ，それらにより増殖因子依存性シグナル伝達の必要性が軽減される。MYC（さまざまながんで異常に活性化される）は細胞増殖を支援する同化経路に関与する多くの遺伝子の発現を増強する。代謝は，ミトコンドリア由来の ROS やアセチル CoA の産生を通してシグナル伝達もある程度制御する。ACLY：ATP-クエン酸リアーゼ，CS：クエン酸シンターゼ，GLS：グルタミナーゼ，RTK：受容体チロシンキナーゼ。（Ward and Thompson 2012 より引用）

　がん遺伝子のほかに，p53 転写因子やキナーゼ LKB1（肝キナーゼ B1）などの腫瘍抑制因子も代謝を制御する。p53 タンパク質をコードする遺伝子である *TP53*（腫瘍タンパク質 p53）はヒトのがんの 50％で変異もしくは欠失している。このことが最初に判明して以来，多くの p53 の腫瘍抑制機能が DNA 修復や細胞周期停止，老化，アポトーシスとの関連で研究されてきた。しかし，過去 10 年で，p53 の腫瘍抑制作用は代謝によるものであると考えられはじめた。p53 は解糖を通してグルコース流量を抑制する。現時点では，この代謝再プログラミングが p53 の

腫瘍抑制作用に役立っているかどうかは不明である。セリン-トレオニンキナーゼLKB1は特に肺腺がんで変異しており，この遺伝子の生殖系列細胞変異は，消化管でのポリープの成長を特徴とする常染色体優性遺伝疾患であるポイツ・ジェガース症候群に関連している。LKB1は確実に異化キナーゼであるAMP活性化プロテインキナーゼ（AMPK）を制御する（第10章参照）。したがって，LKB1の喪失によりAMPK活性化を促す能力が損なわれる。これにより，栄養が制限されている状態に適応するために必要とされる細胞の同化成長の減弱を抑制する。しかし，LKB1の腫瘍抑制機能がAMPK活性化を必要とするかどうかは明らかではない。AMPK活性化や阻害が，がんの状況によって腫瘍促進や腫瘍抑制となることを示した報告がある。

　がん細胞は代謝酵素ファミリーの特定のメンバーを発現し，代謝要求を満たす。これまでに選択的アイソフォーム発現について最もよく説明されている例は，ピルビン酸キナーゼのファミリーメンバー（PK）である。PKは解糖の最終不可逆的ステップやATP産生ステップを促進し，このステップではホスホエノールピルビン酸（PEP）がピルビン酸に変換される。哺乳類のPKファミリーには4つのメンバーが存在する。肝特異的PKLおよび赤血球特異的PKRは，*PK-LR*遺伝子にコードされるスプライスバリアントアイソフォームである。PKM1およびPKM2は，*PK-M*遺伝子にコードされるスプライスバリアントアイソフォームである。M1およびM2アイソフォームはエクソンが1つ異なり，アミノ酸レベルで約96％の配列相同性を示す。がん細胞を含むほとんどの増殖細胞は，M1スプライスバリアントではなく，M2アイソフォームを発現する。PKM2の代わりにPKM1を発現するように操作されたがん細胞では腫瘍形成能の減弱がみられ，がんの進行に対するPKM2の重要性が強調される。PKM2は触媒活性の弱い二量体と高活性の四量体の間を行ったり来たりする。しかし，逆説的にPKM2の酵素活性はPKM1の酵素活性の半分で，通常 *in vivo* では非活性である。これはある程度アイソフォームに特異的なチロシンリン酸化によるものであり，チロシンリン酸化は四量体集合を妨害することでその活性を阻害する修飾である（図11.7）。さらに，増殖細胞における細胞質のアセチルCoAの可用性が高まると，リシン305でのPKM2のアセチル化が起こり，活性はさらに抑制される。ROSは特定のシステイン残基でPKM2を酸化し，不活性状態となる。反対に，PKM1は構成的に活性化されており，ROSあるいはチロシンキナーゼのシグナル伝達で制御されない。PKM2ががん細胞に有利である理由を説明する1つのモデルは，PKM2は不活性状態と活性状態の間で変動して代謝を制御するが，それは栄養と増殖因子の可用性によって異なることである。栄養が制限されておらず，増殖因子依存性シグナル伝達経路が活性状態にある場合，PKM2は不活性状態で維持される。したがって，解糖中間体が集積され，ヘキソサミン経路，ペントースリン酸経路（PPP）およびセリン依存性一炭素代謝経路などの付随する経路に注ぎこみ，細胞増殖の手助けをする。栄養が制限されている，あるいは増殖因子のシグナル伝達が減衰する場合，細胞は同化から異化プログラムに切り替わり，PKM2を活性化してATPを産生する。PKM2の低活性を呈する増殖細胞が乳酸を産生すること

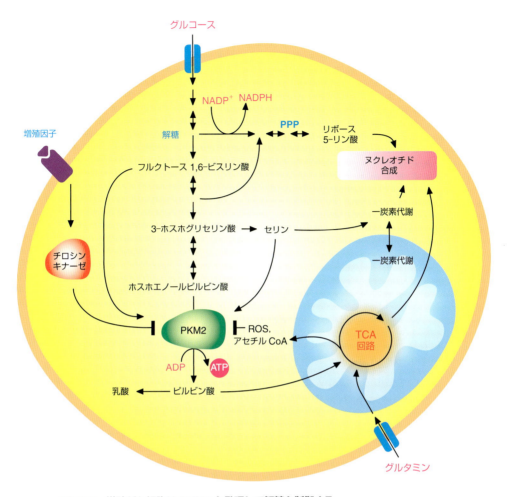

**図 11.7 増殖がん細胞は PKM2 を発現して解糖を制御する。**
PKM2 は触媒活性の弱い二量体と高活性の四量体の間を行ったり来たりする。増殖細胞では PKM2 活性が阻害されており，それは部分的に四量体集合を妨害することでその活性を阻害する修飾であるチロシンリン酸化によるものである。PKM2 内の特異的なリシン残基でのアセチル化およびシステイン残基での ROS 誘発性酸化もその活性を阻害する。栄養が限定されておらず，増殖因子依存性シグナル伝達経路が活性化されているとき，PKM2 は非活性の状態で維持される。したがって，解糖中間体が集積され，ペントースリン酸経路（PPP）およびセリン依存性一炭素代謝経路などの付随する経路に注ぎこみ，細胞増殖の手助けをする。栄養が制限されているあるいは増殖因子のシグナル伝達が減衰する場合，細胞は PKM2 を活性化して ATP を産生する。（Ward and Thompson 2012 より引用）

は理解しにくい。理論上は，減衰した PKM2 活性はピルビン酸ひいては乳酸の産生を減少させる。しかし，PK 活性のない状態で PEP が乳酸に変換される代替解糖系の発見により，PKM2 の低活性を呈する増殖細胞で乳酸が産生されることの説明が可能になる。この代替解糖系の詳細については現在研究が進められているが，この画期的な発見は，まだ発見されていない代謝経路があることのよい例となる。

　多くの腫瘍は 0〜2% の低酸素環境（低酸素症）に存在するという顕著な特徴

が認められる。これは，腫瘍細胞増殖率は多くの場合新血管形成（血管新生）率を超えるからである。低酸素状態への適応はHIF-1によって調節され（第10章参照），HIF-1はGLUT，解糖酵素，およびLDH-Aなどの代謝遺伝子を誘導する。HIF-1は，ピルビン酸デヒドロゲナーゼキナーゼ-1（PDHの負の調節因子）も誘導する。これによりミトコンドリアでのピルビン酸酸化が制限され，LDH高発現と同時にピルビン酸を転換し乳酸を産生する。このミトコンドリアでのピルビン酸の制限は必ずしもミトコンドリア代謝を減少させるわけではない。低酸素状態下でのがん細胞は脂質を細胞外の環境からかき集めるため，新生脂質合成に携わる必要はない。酸素濃度が0.3%だと，細胞呼吸は制限されはじめる。したがって，この閾値を超える低酸素の腫瘍細胞は脂肪酸酸化を行いATPおよびTCA回路代謝物を産生する。低酸素の腫瘍細胞はグルタミン依存性還元カルボキシ化にもかかわり，TCA回路代謝物（つぎのセクションで説明する）を産生する。最後に，正常酸素状態下でHIF-1およびHIF-2の構成的活性化を示す腫瘍が存在し，それは以下のようなさまざまな機序によるものである。(1) mTORの過剰活性化，(2) フォンヒッペル・リンダウタンパク質（pVHL）の喪失，(3) ROSの蓄積，および（4）それぞれコハク酸デヒドロゲナーゼ（SDH）またはフマル酸ヒドラターゼのがん特異的変異によるTCA回路代謝物であるコハク酸またはフマル酸の蓄積（つぎのセクションで説明する）。

小胞体において低酸素症，がん遺伝子の獲得，がん抑制遺伝子の喪失，および高率なタンパク質フォールディングの組み合わせが生じると，結果としてROS高産生につながる。上述の通り，がん細胞は抗酸化タンパク質を増やして酸化還元バランスを維持する。がん細胞が抗酸化タンパク質を増やすおもな機序は，転写因子である核内因子赤血球系転写因子2関連転写因子2（NRF2）を活性化することである。通常，NRF2はKelch様ECH結合タンパク質1（KEAP1）と相互に作用するため，NRF2はプロテアソームによる分解の標的となる。増加したROSはKEAP1におけるレドックス感受性のシステイン残基を酸化し，NRF2からKEAP1を分離させる。その後，NRF2は核に移行し，低分子タンパク質MAFとヘテロ二量体を形成する。さらに，複数の抗酸化遺伝子の調節領域内で抗酸化剤応答配列に結合する。ROS増加のほかに，ERK1/2 MAPキナーゼ経路やPI3Kなどのシグナル伝達経路がNRF2を活性化する。さらに，ある種の腫瘍細胞にはKEAP1変異が認められ，NRF2およびその標的抗酸化遺伝子の構成的活性化が生じる。がん細胞におけるNRF2の喪失により酸化ストレスが細胞死を引き起こすレベルにまで増加し，腫瘍形成が減衰する。この発見は，がん細胞で選択的に増強された酸化ストレスは実行可能な治療戦略となるかもしれないという考えにつながった。

## 特定の代謝酵素における遺伝子変異が腫瘍形成を促進する

近年，代謝酵素が遺伝学的にがん抑制遺伝子あるいはがん遺伝子としての役割を果たすことが認められてきている。がんを促進する代謝酵素における遺伝子変

異は，今世紀のはじめに，SDH およびフマル酸ヒドラターゼ（FH）における機能喪失型生殖系列のヘテロ変異の同定としてはじめて認識された。SDH のヘテロ接合性の消失は，ある種のパラガングリオーマ，褐色細胞腫，および平滑筋腫の FH，およびある種の腎細胞がんで生じる。FH および SDH の消失により TCA 回路の適切な機能が阻害され，それにより，細胞は ATP 生成を解糖に依存する。ATP 生成をもっぱら解糖に依存している腫瘍細胞にとって，これらの細胞はむしろ異例である。標準的な TCA 回路はこれらの細胞では機能していないが，SDH および FH 欠損腫瘍はグルタミンを利用して α-ケトグルタル酸を産生することが可能である。TCA 回路の逆反応では，α-ケトグルタル酸は IDH2 によって変換されイソクエン酸ひいてはクエン酸を産生する。その結果，クエン酸は細胞質に輸送されてアセチル CoA およびオキサロ酢酸を産生し，それぞれ脂質およびヌクレオチドの新生合成に使われる。本プロセスはグルタミン依存性還元カルボキシ化であり，$CO_2$ の炭素原子を基質（生成物ではない）として使用してクエン酸を産生する。電子伝達を欠損している細胞でも還元カルボキシ化が認められる。SDH および FH を有する腫瘍はそれぞれ高レベルのコハク酸およびフマル酸を産生し，それらは α-ケトグルタル酸依存性ジオキシゲナーゼを阻害する（図 11.8）。これらには，プロリルヒドロキシラーゼ（PHD），TET（ten-eleven translocation）DNA ヒドロキシラーゼ，およびジュモンジドメイン（JmjC）ヒストン脱メチル酵素がある。これらの酵素を阻害すると，DNA やヒストンの高メチル化と同様，HIF が増加する。SDH および FH を有する腫瘍細胞は，HIF の活性化や細胞増殖を促進する高レベルの ROS も産生する。フマル酸は GSH に直接結合して，ROS レベルを上昇させる。しかし，ROS レベルは，Keap1（NRF2 の負の調節因子）に結合するフマル酸により生存や増殖に適合する程度の範囲で維持される。これにより，FH 欠損細胞における酸化還元バランスが維持される。SDH および FH を有する腫瘍では，腫瘍細胞代謝的可塑性が認められ，代謝物が中間代謝における標準的役割を超えてどのように機能するかが示される。

　近年，全ゲノム解読により，急性骨髄性白血病，グリオーマ，軟骨肉腫の一部に細胞質の IDH1 およびミトコンドリアの IDH2 変異が同定された。これまでのところ，がんにつながるミトコンドリアの IDH3 の変異も同定されている。これら 3 種類の酵素はすべてイソクエン酸の酸化的脱炭酸反応を促進し，$CO_2$ および α-ケトグルタル酸を産生する。IDH1 および IDH2 は NADPH を産生する一方，IDH3 は ATP 生成に使用される NADH を産生する。IDH1 および IDH2 はホモ二量体で，IDH3 はヘテロ三量体である。

　IDH1 および IDH2 の変異は体細胞において獲得され，一方のアレルは野生型（WT）のままで，もう一方のアレルが単一の触媒アルギニンが変異したもの（MUT）となる。WT/MUT の組み合わせの IDH1 あるいは IDH2 二量体は α-ケトグルタル酸および NADPH を正常かつ迅速に産生するため，これらの変異 IDH がん細胞の代謝機能が乱されることはない。しかし，WT/MUT 二量体はゆっくりとした速度で NADPH を使用し α-ケトグルタル酸を 2-ヒドロキシグルタル酸の（$R$）-鏡像異性体（$R$-2HG）に変換し，最終的に $R$-2HG が高レベルで蓄積

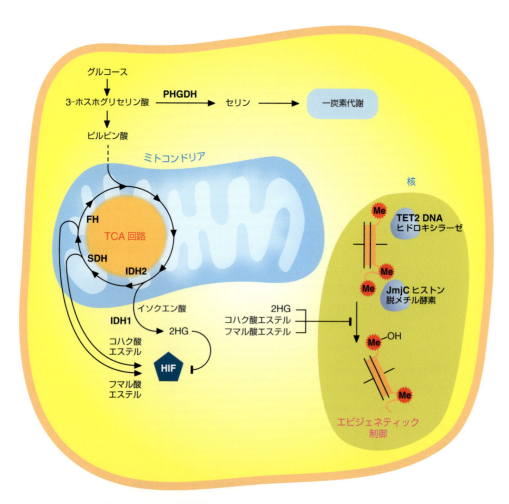

**図11.8　がんを促進するある種の代謝酵素の修飾。**
TCA回路酵素であるコハク酸デヒドロゲナーゼ（SDH）およびフマル酸ヒドラターゼ（FH）の変異はある種のがんで生じ，それぞれコハク酸およびフマル酸を蓄積させる。細胞質のイソクエン酸デヒドロゲナーゼ（IDH）1あるいはミトコンドリアのIDH2の変異がある種のがんで生じ，2-ヒドロキシグルタル酸（2HG）の蓄積の原因となる。コハク酸，フマル酸，および2HGはJmjCヒストン脱メチル酵素およびTET2 DNAヒドロキシラーゼを阻害する。コハク酸およびフマル酸は低酸素誘導因子（HIF）を活性化する一方，*R*-2HGはHIFを阻害する。ある種のがんにおける野生型ホスホグリセリン酸デヒドロゲナーゼ（PHGDH）の発現増強により，セリン生合成が刺激され，NADPH産生に必要な一炭素代謝やヌクレオチド合成に必要な葉酸中間体産生を促進する。Me：メチル基。(Cantor and Sabatini 2012よりAmerican Association for Cancer Researchの許可を得て引用)

される。*R*-2HGは正常な状態ではほとんど検出されない。*R*-2HGはエピジェネティクスの中心的調節因子であるα-ケトグルタル酸ジオキシゲナーゼ，TET2 DNAヒドロキシラーゼ，およびJmjC脱メチル酵素を阻害する。しかし，フマル酸およびコハク酸とは異なり，PHDを阻害せずむしろ刺激し，HIF活性の抑制につながる。新たに登場したモデルは，*R*-2HGを介したIDH変異が部分的にエピジェネティックな異常を介して腫瘍発生作用を調節するというものである。エピ

ジェネティックな異常以外に，R-2HG 依存性腫瘍形成を十分に説明する他の機序が存在する可能性がある．現在，2HG は疾病モニタリングのバイオマーカーとして使用されており，IDH1/2 特異的阻害薬に関する臨床試験が行われはじめている．興味深いことに，必ずしも IDH 変異がみられない乳房の腫瘍の一部や in vitro で低酸素状態に曝露された腫瘍細胞株では不明な機序を介した R-2HG 産生も認められている．

　代謝酵素の変異のほかにも，一部のがんでは代謝酵素の発現増強が認められている．これまでの最もよい例は，ホスホグリセリン酸デヒドロゲナーゼ（PHGDH）やグリシンデカルボキシラーゼ（GLDC）の発現増強である．PHGDH は，セリン生合成経路の最初のステップで 3-ホスホグリセリン酸の 3-ホスホヒドロキシピルビン酸への変換を促進する（図 11.8）．悪性乳がんや黒色腫の一部では PHGDH タンパク質の発現が増強しており，解糖から枝分かれしたセリン生合成経路を介してグルコース炭素流量の増加につながっている．セリンは NADPH 産生に必要な一炭素代謝（第 5 章参照，図 5.6）やヌクレオチド合成に必要な葉酸中間体産生（第 9 章参照，図 9.4），およびメチル化反応（第 8 章参照，図 8.11）を促進する．腫瘍細胞で PHGDH を抑制すると，高レベルの PHGDH が認められ，セリン合成および細胞増殖が減少する．GLDC の過剰発現は，非小細胞肺がん（NSCLC）の腫瘍始原細胞（TIC）の分子シグネチャーとして同定され（しかし大部分の NSCLC 細胞では見られない）腫瘍内の代謝不均一性の問題が改めて強調される．GLDC はグリシン分解を促進して葉酸中間体を産生するグリシン開裂系の一部である（第 5 章参照，図 5.6）．GLDC の発現が抑制されると，増殖および NSCLC TIC の腫瘍原性が減衰される．GLDC の発現が増強されると，ピリミジン生合成が刺激され，これらの細胞の低用量のメトトレキサート（葉酸代謝阻害薬）への感受性が高まることから（第 9 章参照，図 9.11），代謝プロファイリングが治療にどのような影響を与えるかが注目される．

## 代謝はがん治療の標的となる

　過去 10 年の間，がん治療の合理的な戦略として，代謝を標的とすることに期待がよせられてきた．しかし，このアプローチは新しいものではなく，20 世紀半ばに開発されたヌクレオチド合成を標的とする代謝拮抗薬が最初に広く成功した薬物であることを認識することが重要である．ピリミジン類似体（5-フルオロウラシルなど），プリン（アザチオプリンなど），抗葉酸薬（メトトレキサート）などが相当する．これらの薬物の一部は現在でも白血病，肺がん，乳がん，大腸がんなどの治療に使用されており，メトトレキサートやアザチオプリンは関節リウマチなどの炎症状態の治療にも使用されている．しかし，これらの薬物には有害事象が認められ，それはおもにこれらの薬物が過剰に増殖した正常細胞と新生ヌクレオチド合成を必要とするがん細胞を区別できないためである．そのため，これらの代謝拮抗薬が免疫系を抑制し，活発に入れ替わる組織に影響を及ぼすことは驚くことではない．

## BOX 11.1　メトホルミン：抗がん薬としても使用される抗糖尿病薬

多くのがん代謝治療試験において最近注目されている薬物は，抗がん薬としても使用される抗糖尿病薬であるメトホルミンである。メトホルミンは，2型糖尿病患者の治療に広く用いられている。メトホルミンは，肝臓における糖新生を抑制し，それによって，肝臓からのグルコースの放出を軽減する。最近行われたいくつかの後向き研究では，さまざまながんの患者において，メトホルミンの使用と腫瘍進行の減衰に関連が認められている（BOX 11.1, 図1）。これらのデータは100件を超える現在進行中の前向き研究のきっかけとなり，それらの試験ではメトホルミンの抗がん薬としての有効性が調査されている。しかし，メトホルミンが腫瘍の増殖を抑制する基本的な機序はようやく明らかにされはじめたところである。メトホルミンが腫瘍の増殖を減弱させる機序として，(1) 個体レベルでがん細胞にとって既知のマイトジェンである血中インスリンを低下させること，(2) 細胞自律的にミトコンドリア電子伝達系の複合体Ⅰを標的とすること，の2つの相反しない機序があげられる。生体的な機序は，一部のがん細胞がインスリン受容体を発現するという観察にもとづいている。これはPI3K経路の強力な促進因子である。したがって，

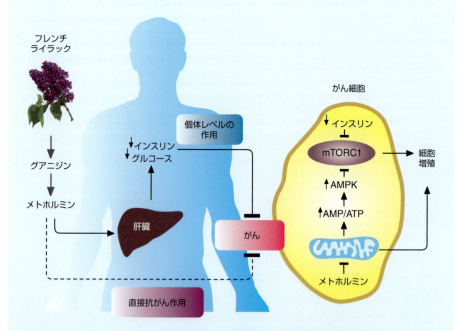

**BOX 11.1, 図1　メトホルミンはさまざまな機序により腫瘍形成を抑制する。**
ビグアナイド系のメトホルミン（グアニジン誘導体をモデルにしている）は最初フレンチライラックの *Galega officinalis* から単離された。現在，メトホルミンは2型糖尿病患者の治療に世界で最も広く用いられている薬物である。メトホルミンは肝臓の糖新生を抑制し，肝臓からのグルコース放出を低下させる。近年，メトホルミンは抗がん薬として使用されている。メトホルミンが腫瘍の増殖を減弱させる機序として，(1) 個体レベルでがん細胞にとって既知のマイトジェンである血中のインスリンを低下させること，(2) 細胞自律的にミトコンドリア電子伝達系の複合体Ⅰを標的とすること，の2つの相反しない機序があげられる。(Birsoy et al. 2012 より Macmillan Publishers Ltd. の許可を得て引用)

メトホルミンの血中グルコースを低下させる肝臓における糖新生阻害作用により，PI3K 経路のインスリン受容体活性化が弱まり，腫瘍の増殖が減弱すると考えられる。細胞自律的な機序は，がん細胞が有機カチオン輸送体（OCT）を発現してメトホルミンを細胞内へ促して複合体 I を阻害するかどうかで異なる。メトホルミンが，肝臓のような OCT を発現する正常な組織に蓄積することはまれなため，正常組織におけるメトホルミンの安全性プロファイルは良好である。一方で，ロテノンのような従来の複合体 I 阻害薬は正常な組織にもがん細胞にも容易に蓄積するため，毒性が高い。がん細胞でメトホルミンがミトコンドリアの複合体 I を阻害することで，さまざまな機序により腫瘍の増殖が減衰される可能性がある。それらは，例えば，マイトジェンのシグナル伝達に必要なミトコンドリアの ROS 生成の抑制，異化亢進キナーゼ AMP 活性化プロテインキナーゼ（AMPK）を活性化させる AMP レベルの上昇，腫瘍細胞のグルコース取り込みが制限され，解糖を通じて ATP の産生ができなくなった結果の細胞死などである。したがって，メトホルミンとグルコースの取り込みや解糖を低下させる PI3K 阻害薬を併用すると，メトホルミン単剤治療に比べて有効性が向上すると考えられる。がん細胞では幅広い OCT やインスリン受容体の発現がみられる。現在進行中の抗がん薬としてのメトホルミンに関する臨床試験では，腫瘍内の OCT やインスリン受容体の発現レベルを評価し，これらが最も多く発現している，すなわちメトホルミン感受性の高い腫瘍を同定すべきである。

　現在では，正常な増殖細胞と比較してがん細胞が高い依存性を呈する代謝酵素を見つけ出すための研究が行われている。正常な増殖細胞およびがん細胞の代謝には使用する代謝およびシグナル伝達経路に多くの類似性がみられるため，これは困難な作業である。これらの新しいがん代謝治療が悪性および良性細胞を見分けられない限り，従来の代謝拮抗物質でみられるのと同じ種類の毒性ががん代謝の治療標的を複雑にすると思われる。もう 1 つ考慮すべきことは，がん細胞が代謝的可塑性を呈することである。がん細胞は，代替アイソフォームの発現，代替経路のアップレギュレーション，脂肪細胞などの隣接細胞の使用を介して特定の代謝経路の阻害に対して抵抗を生じ，高分子の生合成に必要な前駆体を提供する。最後に，同様のサブタイプの腫瘍あるいは単一の腫瘍にすら認められる代謝の不均一性により，特定のがん代謝を標的にすることがさらに困難になる。

　それでは，がん治療の標的候補としてふさわしい代謝酵素は何なのか？　明らかな候補は，IDH1 または IDH2 遺伝子に変異をもつ腫瘍の変異 IDH1 または IDH2 酵素を標的とするものである。現在では，変異 IDH1 および IDH2 とそれぞれの WT を見分けることができる薬物が開発されている。しかし，これらはむしろ例外的である。というのは，代謝酵素に機能獲得変異がみられる腫瘍は実にわずかだからである。現在行われている研究では，正常細胞に比べてある種のがんに過剰発現している代謝酵素を検出するように計画されている。グルコース代謝を標的とした多くの研究が行われてきた。1 つの例として，多数の腫瘍にみられるヘキソキナーゼ（HK）II の過剰発現があげられる。HK は解糖の最初のステップを促進することから，潜在的に興味をそそる標的である。哺乳類には 4 種類の HK（HK I 〜 IV）が存在する。HK I は遍在性に発現するアイソフォームで，

HKⅡは筋肉や脂肪などのインスリン感受性の組織に発現する。前臨床試験では，HKⅡの阻害が有効ながん治療になることが示されている。同様に，グルタミン分解経路に過剰発現している酵素を標的にすることもがん治療として有望である。前臨床試験では，グルタミン分解の最初のステップであるグルタミナーゼを標的とすることがある種のがんに対して有効であることが示されている。グルコースとグルタミン代謝の両方を標的にすることは，いずれかの経路を標的にするよりも有効である可能性が高い。その理由は代謝的可塑性である。例えば，ピルビン酸カルボキシラーゼの過剰発現はグルコース由来のピルビン酸を TCA 回路に多く流入させ，オキサロ酢酸やアセチル CoA 生合成も刺激し，グルタミン分解阻害を代償する。解糖の阻害は，糖新生の前駆体として機能するグルタミン分解による TCA 回路代謝物の生成によって代償される。重要なことは，グルコースやグルタミンの代謝の抑制が，ヌクレオチド合成を標的とする従来の代謝拮抗物質と同様の毒性を生じずに，ある種のがんに対する有効な治療となるかどうかの解明が残されているということである。

　ある種のがん細胞におけるグルコースあるいはグルタミンの代謝を阻害すると，NADPH および GSH レベルの顕著な低下が認められ，いずれも抗酸化能を減弱させ，結果的に ROS レベルが劇的に上昇し，細胞死を誘発する。代謝増強の副産物として，がん細胞により ROS が増加する。ROS には，腫瘍原性の促進と維持における明確に定義された役割がある。それにもかかわらず，多くの臨床試験は，さまざまながんへの抗酸化物質投与の有益な効果を示すことができなかった。一部の試験では，むしろ抗酸化物質によるがんの促進が示された。この作用は，多くの治療用抗酸化物質は，シグナル伝達経路の近位で産生された低レベルのミトコンドリア由来の ROS（腫瘍形成に必要）を標的とすることが効果的ではないことに起因している可能性がある。

　より最近行われた試験では，あるがん細胞で選択的に抗酸化作用を無効にすることに焦点をあてているため，細胞死を誘発する閾値まで ROS レベルを上昇させている。前述したように，がん細胞は，部分的に NRF2 の活性化を介して数多くの抗酸化タンパク質を過剰に発現して，腫瘍化促進シグナル伝達経路が活性化できるものの細胞死を誘発しないレベルに ROS を維持する。実際に，試験では抗酸化を無効にする機序が，さまざまな種類のがんで ROS 媒介細胞死のきっかけとなることが示されている。非形質転換細胞が産生する ROS は少ないため，このような抗酸化作用への依存はがん細胞の「アキレス腱」を象徴しているかもしれない。したがって，非形質転換細胞の解毒への依存性は低い。NRF2 の喪失により複数の抗酸化防御システムが減衰し，多くの種類の ROS ががん細胞を傷害する閾値まで上昇することに留意が必要である。しかし，特定の抗酸化防御システムの喪失は，傷害の原因となるレベル未満まで ROS レベルを上昇させることがある。この場合，上昇した ROS レベルによりシグナル伝達経路が過度に活性化され，腫瘍形成が促される。これは，ペルオキシレドキシンⅠが喪失し腫瘍形成を促進させるときに認められる作用と同様である。それにもかかわらず，がん細胞における抗酸化能の減弱と従来の化学療法薬（ROS レベルを上昇させることも知られ

ている）にはシナジー効果があるように思われている．そのため，多くのがん患者が化学療法と併せて高濃度の抗酸化物質の投与を受け続け，化学療法の効果を減弱させるという矛盾が生じている．

　結論として，代謝は何十年も無視され続けてきたが，がん生物学においてその重要性を取り戻した．シグナル伝達経路，がん遺伝子，およびがん抑制遺伝子が代謝酵素を制御したという所見により，がん代謝がふたたび活性化した．がん代謝が再注目されるという喜ばしい結果は，炎症や幹細胞，細胞生物学など他の分野においても代謝の重要性が強調されるということである．メタボローム解析における近年の進歩（付録参照）により，新たな代謝経路の存在が明らかとなり，患者の腫瘍代謝についてのより包括的な評価が可能になった．さらに，がんにかかわる代謝酵素におけるある種の変異の発見は，代謝の変化は単に増殖細胞の結果ではなく，腫瘍形成における因果的役割を果たしているという考えを裏づけている．がん細胞増殖や生存に重要な代謝酵素ががん治療の標的になる可能性がある，という目覚ましいがん代謝に関する研究が最近行われている．将来は，腫瘍形成に必要な代謝酵素のいずれが望ましい治療指標を有するかを解明することが大きな課題である．

## 参考文献

Birsoy K, Sabatini DM, Possemato R. 2012. Untuning the tumor metabolic machine: Targeting cancer metabolism: A bedside lesson. *Nat Med* 18: 1022–1023.

Cantor JR, Sabatini DM. 2012. Cancer cell metabolism: One hallmark, many faces. *Cancer Discov* 2: 881–898.

Deberardinis RJ, Sayed N, Ditsworth D, Thompson CB. 2008. Brick by brick: Metabolism and tumor cell growth. *Curr Opin Genet Dev* 18: 54–61.

McCracken AN, Edinger AL. 2013. Nutrient transporters: The Achilles' heel of anabolism. *Trends Endocrinol Metab* 24: 200–208.

Vander Heiden M. 2011. Targeting cancer metabolism: A therapeutic window opens. *Nat Rev Drug Discovery* 10: 671–684.

Ward PS, Thompson CB. 2012. Metabolic reprogramming: A cancer hallmark even Warburg did not anticipate. *Cancer Cell* 21: 297–308.

## より深く知りたい人のための文献

Chandel NS, Tuveson DA. 2014. The promise and perils of antioxidants for cancer patients. *N Engl J Med* 371: 177–178.

Dang CV. 2012. Links between metabolism and cancer. *Genes Dev* 26: 877–890.

DeBerardinis RJ, Thompson CB. 2012. Cellular metabolism and disease: What do metabolic outliers teach us? *Cell* 148: 1132–1144.

Fan J, Kamphorst JJ, Mathew R, Chung MK, White E, Shlomi T, Rabinowitz JD. 2013. Glutamine-driven oxidative phosphorylation is a major ATP source in transformed mammalian cells in both normoxia and hypoxia. *Mol Syst Biol* 9: 712.

Gorrini C, Harris IS, Mak TW. 2013. Modulation of oxidative stress as an anticancer strategy. *Nat Rev Drug Discov* 12: 931–947.

Hardie DG, Alessi DR. 2013. LKB1 and AMPK and the cancer-metabolism link—Ten years after. *BMC Biol* 11: 36.

Israelsen WJ, Dayton TL, Davidson SM, Fiske BP, Hosios AM, Bellinger G, Li J, Yu Y, Sasaki M, Horner JW, et al. 2013. PKM2 isoform-specific deletion reveals a differential requirement for pyruvate kinase in tumor cells. *Cell* 155: 397–409.

Keith B, Johnson RS, Simon MC. 2011. HIF1$\alpha$ and HIF2$\alpha$: Sibling rivalry in hypoxic tumour growth and progression. *Nat Rev Cancer* 12: 9–22.

Klempner SJ, Myers AP, Cantley LC. 2013. What a tangled web we weave: Emerging resistance mechanisms to inhibition of the phosphoinositide 3-kinase pathway. *Cancer Discov* 3: 1345–1354.

Losman JA, Kaelin WG Jr. 2013. What a difference a hydroxyl makes: Mutant IDH, (R)-2-hydroxyglutarate, and cancer. *Genes Dev* 27: 836–852.

Patra KC, Wang Q, Bhaskar PT, Miller L, Wang Z, Wheaton W, Chandel N, Laakso M, Muller WJ, Allen EL, et al. 2013. Hexokinase 2 is required for tumor initiation and maintenance and its systemic deletion is therapeutic in mouse models of cancer. *Cancer Cell* 24: 213–228.

Pearce EL, Pearce EJ. 2013. Metabolic pathways in immune cell activation and quiescence. *Immunity* 38: 633–643.

Pollak M. 2013. Potential applications for biguanides in oncology. *J Clin Invest* 123: 3693–3700.

Yang M, Soga T, Pollard PJ. 2013. Oncometabolites: Linking altered metabolism with cancer. *J Clin Invest* 123: 3652–3658.

# 代謝研究への展望　12

## 食事および環境と代謝との統合

Navdeep S. Chandel
Northwestern Medical School, Chicago, Illinois

　本書の主要な目的は細胞代謝と細胞シグナル伝達の統合について強調することである。細胞代謝に関して行われた最近25年間の研究において最も魅力的と思われた側面は，代謝とシグナル伝達の間のクロストークとそれが増殖，分化，代謝適応といった生物学的結果にどう影響するかを理解しようとすることであった。本章では，同世代の研究者や友人たちに代謝研究において興味を抱いていることについて書いてもらった。彼らのエッセイの一貫したテーマは，代謝と生物学，生理学，病理学との統合を理解しようとすることである。

　私自身の興味は，急速に拡大し，興味深い，新しい細胞生物学的な側面と代謝との統合について理解を進めることにある。最近，特に私が魅了されてきた分野は代謝と特定の疾患の増加との関連である。この25年間，自己免疫疾患，アレルギー，糖尿病，肥満，慢性閉塞性肺疾患が増加しているので，これはとりわけ重要である。がんは近代化する国が増えるとともに驚くほど増加している。さらに，高齢者の増加に伴って神経変性疾患の増加が認められている。遺伝学者はさまざまな病態の発生原因となる遺伝子をみつけるために努力してきた。しかしながら，まだこれらの現代病の増加の多くは遺伝子変異では説明できていない。もしかしたら，ピーナツアレルギーが急速に増加した原因となる遺伝子が発見されるかもしれないが，私はこれには別の理由があると考える。

　私は，われわれの遺伝子の大部分は人類の進化の過程で食事，環境，行動に対して最適となるように選択されてきたと主張したい。変わったのはわれわれの遺伝子ではなく，食事（高フルクトース食の摂取），環境（汚染の増加），行動（喫煙，身体活動量の低下）である。結果として，われわれの遺伝子はわれわれが現在生きているすばらしい新世界と矛盾を来たすようになった。これに対する単純な解

決策は食事，環境，行動を改善することだろう．しかし，これは社会的，経済的，政治的に難しいだろう．そのため，食事，環境，行動の変化がどのように種々の疾患に現れる壊滅的な結果を引き起こすかを解き明かす必要がある．代謝ははじめに食事，環境，行動の変化を感知してバランスをとり，遺伝子発現の変化を誘導して，最終的には症状として現れる表現型の変化を起こす．つまり，現代の疾患を引き起こしているのは，代謝が主因で遺伝子は従の役割をしており，代謝を理解することで疾患の増加を緩和するための治療標的を発見することができるだろう．

## 代謝と老化

Anne Brunet
Stanford University, Palo Alto, California

　最近20年間で，インスリン-FOXO経路，AMP活性化プロテインキナーゼ（AMPK）経路，TOR（target of rapamycin）経路といった酵母から哺乳類に至るさまざまな生物種で保存されている代謝経路およびミトコンドリアの活動が老化の調節において果たしている明確な役割が確立してきた．この分野ではまた，これらの代謝経路がおもに老化を制御するように働く組織の同定と，いかにして異なる組織が互いに情報交換するのかということがわかりはじめている．将来に残された興味深い問題は，代謝状態の変化が生体に永続的な影響をもつかどうかということである．例えば，幼少期の栄養状態の変化がその後の人生，もしかすると生殖系列に影響してつぎの世代に変化をもたらすかもしれない．どのように代謝のスイッチが統合されて，細胞回路や安定したクロマチンの状態に永続的な変化をもたらすかを理解することは，この問題に新たな洞察をもたらすだろう．さまざまな戦略をもった細胞（分化した細胞，再生能をもつ体性幹細胞，「不死」の生殖系列細胞）が栄養状態の変化にいかに応答するか，どんな分子が非細胞自律的に細胞や組織の間での情報伝達に用いられるのかを明らかにすることも興味深い．同様に，代謝への「非生体自律的」影響を理解することは重要であろう．例えば，栄養吸収に重要であることが知られているマイクロバイオームは，どのように宿主の細胞機構と相互作用して生体の代謝や老化を制御するのだろうか．線虫やハエでは，オスとメスはフェロモンによるコミュニケーションを通じて互いの代謝と寿命に影響を及ぼすことが近年発見された．一方の性が他方の性の代謝や寿命の制御に与える影響を理解し，この現象がより高等な種においても保存されているかどうかをみきわめることは興味のあるところである．代謝による老化の制御が，生体の寿命を制御するとわかっている他の外的要因といかに相互作用するかを明らかにできるのは楽しみである．

## 細胞運命と機能のプログラミングにおける炭素基質の選択

Nika N. Danial
Harvard Medical School, Boston, Massachusetts

　細胞はその状態により，具体的な炭素基質を処理することによる同化・異化作用のニーズが異なる。ゲノムとプロテオームのハイスループット解析と組み合わせたメタボローム解析および代謝フラックス解析の最近の進展により，細胞の燃料選択および細胞運命と機能の制御に働く分子に関する知見が得られつつある。新たなエビデンスは，細胞の燃料選択は休止期と増殖期の間の切り換えに影響し，酸化ストレスへの抵抗や感受性を生じ，DNAや組織の修復を促進し，そして栄養の変化に代謝が適応できるようにすることを示している。さらに，特定の炭素基質の代謝は，プログラムにもとづいた遺伝子発現とエピジェネティックな修飾の変化を通して，細胞の同一性とその行動に影響を与えている。どのようにこれらの燃料スイッチがコントロールされるかを理解し，それが代謝に及ぼす影響を明確にすることは，正常な生理学的あるいは病理学的状況において細胞の機能を調節している分子発見のとっかかりを提供するだろう。特に，細胞の燃料選択の再プログラム化が，休止状態に入ったり，休止状態から出る細胞の遷移や，細胞の運命決定，細胞のストレスへの適応の原因なのか結果なのかを決めることが重要である。燃料選択の状況の中で，基質の供給と利用が，重要なコントロールポイントであろう。そしてそれは，代謝の区画化/輸送，高分子複合体の中の代謝酵素の空間的配置，ミトコンドリアの構造によって大きく影響される可能性がある。これらの関係におけるわれわれの分子的理解には現在限りがあるが，将来的な発見につながる大きな足掛かりである。なお，複数の燃料を利用できる場合に，遺伝的にコードされた代謝プログラムを越えて優先して特定の炭素基質を代謝する合図を与えることができる機構が存在するようである。この「燃料競争」の機構の解明は，細胞の燃料選択に対する重要な分子的知見をもたらすだろう。

## がん代謝の将来の展望

Eyal Gottlieb
Beatson Institute, Glasgow, Scotland, United Kingdom

　がんにおける代謝の変化は，関連する遺伝子やシグナル伝達経路と並んで，長年研究されてきたが，がん研究の分野の中ではさほど重要ではないと考えられてきた。しかし，この10年の間，実験技術の向上や薬理学的アプローチの進展によって，がん代謝研究が，がん研究の主要な部門におどりでる大きな波を，われわれは目撃した。その波は，おもにつぎの2つの事象が明らかになることによって引き起こされた。1つは，多くのがん化のイベントは直接代謝をコントロールすると

いうこと，2つ目は，いくつかの代謝酵素はがん遺伝子またはがん抑制遺伝子の産物だということである。われわれは，まだがん代謝研究の初期の段階にいるが，それでも，この分野は，腫瘍形成の理解，新しいがん治療の開発とデザインにおいて大いに期待されている。

　がん代謝は，医学研究の中で最も有望な分野の1つである。例えば，ハイスループットなメタボローム解析や代謝の数理モデルのような急激な技術の進歩は，がん細胞の増殖と生存の一因となる代謝適応と再構成の研究につながる。がんの診断のために，PET（positron emission tomography）を用いて代謝変化を評価することは，この領域が臨床応用できることのよい例となるが，この領域の臨床応用はようやく始まったばかりである。がん代謝学は，この数十年のがん遺伝子学にもとづくがん治療の進歩と肩を並べるようになる可能性がある。ここに新しい代謝治療標的と特定のがん細胞の脆弱性の迅速な同定，治療法の開発の大きな可能性がある。この領域はまた，既存の代謝薬を使用してがん治療として最良のアプローチをみつける機会を，そして予後と診断を改善するためにメタボローム解析技術を応用する機会を与えるのである。

## 電子の動きを追え！

Michael P. Murphy
Medical Research Council Mitochondrial Biology Unit,
Cambridge, United Kingdom

　米国の1970年代ウォーターゲート時代には，真実への道は「金の動きを追え」であった。同じように，代謝学の進歩につながる1本の道は，「電子の動きを追え」である。この2～3年，代謝は，思わぬ形で細胞の機能と運命に重要な役割を果たしていることが示された。われわれは以前，遺伝子や遺伝子産物を特定することに集中していたが，現在は代謝物やその流れの変化に目を向けている。活性酸素種（ROS）はレドックスシグナル伝達によって代謝を調節している。そして，それに並行して，アセチル化やチオール酸化などのタンパク質翻訳後修飾は，酸化還元対（NADH/NAD，GSH/GSSG，アセチルCoA/CoA）に応答している。しかし，代謝変化を理解するときに，われわれはこれまでにみつかっている経路に無理矢理当てはめ，そしてレドックスシグナル伝達，酸化還元対と，それと関連する翻訳後修飾における変化を別々のプロセスと考える。もちろん，それらはすべて密接に結び付いて相互依存している。

　そこで，有益な実験を行うためのこの結束と枠組みの仮説をどのように考えるのがよいであろうか？　私は，代謝を糖質や脂質からの電子の流れとしてとらえることが有用と考える。それは川の三角州のようであり，電子は複数の支流を通りぬけていく。おもな支流は，酸素を還元してATPを産生する解糖系とミトコンドリア呼吸鎖である。他の主要な経路は，ペントースリン酸経路や蛇行したTCA回路などの生合成経路を使って電子を流す。それによって，細胞の構成材料をつ

くったり，生合成のための電子を NADPH/NADP として保存したりしている。電子がこれらの主要な流路を流れて，NADH/NAD，アセチル CoA/CoA，ユビキノール / ユビキノンなどの，酸化還元対のレベルを変動させることは，フィードバックシグナルやタンパク質翻訳後修飾，ROS を生み出す電子の漏出によって，常に残りの代謝経路に影響を与えている。老化，がん，糖尿病において，これらの流路は破壊され，相互接続や流れはバランスを崩している。これは，これらの病気で，なぜ代謝や ROS の崩壊がしばしば起こるのかを説明している。したがって，複雑な代謝を解明し，それがどのように病態で変化するかを理解するうえで，電子が細胞の中を流れる際に「電子の動きを追う」ことを提案する。

## 代謝は免疫と炎症に関連している

Jeffery Rathmell
Duke University, Durham, North Carolina

　代謝経路は，生理学のあらゆる面において，燃料を提供し，支えとなっている。そして代謝研究の大きな変遷は，古典的な代謝組織は，細胞代謝による制御の中で孤立しているわけではないという認識であった。以前は，ほとんどの細胞は，消費，フィードバック抑制の解除，栄養の吸収にもとづいて必要とする分の栄養を獲得できると考えられていた。しかし現在では，それぞれの組織や細胞には，これらの要求が応じられることを保証するために，特定の代謝ニーズと調節機構があり，これらのプロセスは，はるかに複雑であるということが明らかになっている。代謝経路をコントロールするためのこれらの細胞や刺激に特有のメカニズムを理解すること，そしてそれらの経路がどのように他の細胞機能に影響していくかということが，将来の代謝研究にとって，大きな領域となる。

　これらの疑問にもとづく新しい領域の1つが，免疫代謝である。栄養失調症により感染や疾病が増加し，また，肥満は炎症を促進し，自己免疫に関連しているため，免疫システムにおける代謝の影響は，1世紀以上にわたり重視されてきた。免疫システムには，特定の機能や要求を有する多種多様な細胞がある。通常，病原体と接触すると，一連の規定された反応と代謝の再プログラミングが起こり，細胞は活性化され，防衛反応が起こる。しかしながら，どのように代謝の再プログラミングが制御され，何が免疫細胞に供給されるかは，わかっていない。重要なことは，代謝の再プログラミングは，異なる細胞では異なる意味をもつということである。最も炎症性の高い細胞と免疫抑制細胞はしばしば完全に逆のプログラムを使用している。これらの区別によって，炎症細胞と抑制細胞は異なるレベルの特定の酵素と代謝物を有し，それは直接的に生合成やエネルギー，非代謝的シグナル伝達機能でさえも利用して免疫機能に寄与している。免疫代謝の再プログラミングと機能のつながりはあまり明らかになっていないが，自己免疫疾患やがん，感染症の仕組みを解明し，治療につながる大きな可能性をもっていると思われる。

## 主人と使用人：代謝と細胞決定の相互調節

Jared Rutter
University of Utah School of Medicine, Salt Lake City, Utah

　私が生物学者になったとき，タンパク質ベースの制御システムがすべての重要な細胞決定を行うと思っていた。キナーゼ，Gタンパク質，転写因子がすべて互いに応答し合い，細胞の機能や運命が決定される。もちろん，私は代謝が重要であると信じていたが，従順な"使用人"であると思っていた。細胞の"頭脳"が決定を下すとき，必要な構成要素やエネルギー資源を確実に得るために代謝ネットワークが誘導される必要がある。しかしながら，細胞の代謝状態が細胞の意思決定機構に直接入力し，大部分の決定において能動的な役割を担っているということは，私の中でますます明らかになってきている。例えば，具体的に代謝プログラムを変更するためにくわだてられた操作は，発生や腫瘍形成時の細胞の運命に大きな影響を与える。幹細胞とがん細胞は，ほとんどの分化した非増殖細胞が使用するプログラムとは異なる代謝プロファイルを使うという点において共通性を示す傾向にある。この代謝機構は細胞の機能に対して最適化される。増殖細胞は非増殖細胞より，ヌクレオチドやアミノ酸，脂質など炭素系合成中間体への高い要求がある。したがって，増殖の決定を下した細胞が，要求に合うように代謝を適応させることは直感的に理解できる。しかしながら，最近の刺激的で予想外の結果から，代謝が少なくとも同程度に逆の決定を推進していると確信をもった。この主張を確証させる多くの例があり，そしてこれからも発見されるだろう。最後に，代謝入力がどのように細胞決定を制御しているのかを理解することは，治療的にそれらの決定を操る最高の機会を提供してくれるだろうと，私は信じている。

## 栄養センシング

David M. Sabatini
Whitehead Institute, Massachusetts Institute of Technology,
Cambridge, Massachusetts

　動物は，栄養レベルを感知して，ホルモンによって体内のすべての細胞にそれを伝える特殊な組織をもっている。そのようなホルモンのシステム（例えばグルコースによって誘導される膵臓からのインスリンの放出）により，動物は食事をとれているときと飢えているときに異なる器官の反応を調整することができるのである。われわれは，これらの非細胞自律的なメカニズムに加えて，ほとんどの細胞が栄養分とエネルギーのレベルを感知するための細胞自律的な手段をもっていると理解している。例えば，mTORC1（mechanistic target of rapamycin complex 1），AMPK，GCN2 キナーゼなどのいくつかの経路は，タンパク質合成やオートファジーのように，タンパク質の同化と異化のバランスを調節するため，アミノ酸，グルコース，エネルギーレベルの変化に反応する。AMPK と GCN2 は，それぞれの経路の中心というだけでなく，センサーである。AMPK は AMP/ATP 比を検出し，GCN2 はアミノ酸の枯渇時に蓄積するアミノ酸と結合していない転移 RNA を検出する。対照的に，mTORC1 は，栄養やエネルギーの充足を直接的に感知するのではなく，アミノ酸，グルコース，エネルギー，インスリンなどの環境要因を検出する，複雑なシグナル伝達系の下流となる。

　どのように mTORC1 がこれらの多様な入力を感知して，統合するかが，大きな関心の的となっている。そして最近の研究で，複雑なメカニズムが解明されはじめている。GTP アーゼ Rag と Rheb は，mTORC1 経路の活性化において，非常に重要な，異なる役割をもっている。Rag は mTORC1 の細胞内局在を指示し，Rheb はそのキナーゼ活性を作動させる。栄養分，特にアミノ酸は，Rag GTP アーゼを活性化させる。そして，Rheb が存在するリソソーム表面に mTORC1 を動員する。インスリンが分泌されなくなると，結節性硬化症がん抑制遺伝子産物はそこに移動し，そして Rheb を不活性化させて mTORC1 を阻害する。このように，Rag と Rheb の入力はリソソームに収束して一致検出器を構成し，両方とも活性化したときにだけ，mTORC1 が活性化するのを保証する。マルチサブユニットの Ragulator と液胞型 ATP アーゼを含むリソソーム関連複合体は，Rag GTP アーゼの上流であり，かつ，栄養による mTORC1 活性化の鍵となる。しかしながら，この複合体がどのように調節されているか，栄養分のセンサーが何であるかは，わかっていない。この基本的なシステムは，培養されたヒトの細胞では大部分が解明されているが，*in vivo* でどのように組織が栄養の種類やレベルに反応することができるように適応しているかは，まだわかっていない。アミノ酸が特定の組織で感知される仕組みについての情報は，臨床的有用性につながるであろう。例えば，高齢者では，骨格筋の mTORC1 によるアミノ酸の検知機能は低下している。これに抗うような治療は筋肉の同化作用を促進し，結果として，加齢に関連した筋肉量の喪失を遅らせるために，役立つであろう。

## ミトコンドリアの代謝シグナルが核遺伝子発現を調節する

Gerald S. Shadel

Yale School of Medicine, New Haven, Connecticut

　特殊化した細胞や組織は，それぞれの機能を実現する特有の代謝プロファイルによって定義できる。それらはまた，ステレオタイプの方法で，生理的要因や環境要因に反応する必要性と能力をそなえている。通常，このタイプのドライバーの特異性の根底にある鍵は，特有の転写性またはエピジェネティックなサインにもとづく特異的な核遺伝子の発現であると思われる。この方法で代謝や代謝応答を適合させ，細胞機能障害や細胞死に至る不適切な反応を避けるためには，代謝

とストレスの信号をリアルタイムに読みとる必要がある。ミトコンドリアは完璧にこの種の情報を供給し，そして近年の進歩において，これらの重要な細胞小器官が発する信号は，核遺伝子の発現に適合する変化をもたらすということが明らかになっている。

ミトコンドリアは，中間代謝，カルシウムホメオスタシス，ROS 産生の中心である。それらはまた，低酸素症・エネルギー欠乏・病原体感染に対する応答を含むストレスシグナル伝達経路のためのプラットフォームである。顕著な例は，出芽酵母や線虫のモデルシステムにおける長寿を促進するミトコンドリアの ROS シグナル伝達経路である。酵母では，これは，DNA 損傷感知キナーゼ ATM（酵母の Tel1p），テロメア隣接領域のクロマチンで特異的に起こるジュモンジヒストン脱メチル酵素 Rph1p の不活性化を介するミトコンドリア ROS シグナル伝達を含んでいる。線虫では，ミトコンドリアの ROS ストレスシグナルは，アポトーシスシグナル伝達カスケードを介して伝達され，ストレス抵抗性を増大させる。興味深いことに，いずれの場合も，ミトコンドリア ROS シグナルは，これらのストレスシグナル伝達経路を非標準的な方法で利用している（すなわち DNA 損傷またはアポトーシス促進反応の活性化によるのではない）。これらの例は，発展しつつある新しいパラダイムを明らかにしている。代謝シグナル伝達は，以前に同定されたストレス経路を介して作用するが，特定の核遺伝子の発現の結果を生むために独特な方法でそれらを使用している。

ROS のほかにも，核内の転写やエピジェネティックな変化を中継するさまざまなミトコンドリアのシグナルと代謝のシグナルが存在すると想像することができる。例えば，鉄，TCA 回路の中間代謝物（コハク酸やフマル酸など），$NAD^+$ のような酸化還元の補因子は，シグナル伝達の役割をはたす候補分子であるという強いエビデンスがすでに存在する。未来の代謝研究における重要な分野は，鍵となる分子メッセンジャーとシグナル伝達物質は何か，どのように病気や加齢に関係しているのかなど，ミトコンドリアの代謝シグナル伝達経路を完全に描写して理解することである。これらの経路が治療標的としての可能性をもつためには，われわれはミトコンドリアと関連するストレスシグナル伝達経路が特定の細胞や組織で，重要な発生期間中にどのように特異的に作用するかを理解する必要がある。

## がん代謝の再生：次の 10 年

Reuben J. Shaw
Salk Institute, La Jolla, California

われわれは現在，細胞の代謝経路の入り口となる，正確な分子どうしの関係や律速段階となるシグナル伝達現象を解明する，心が浮き立つような段階にいる。哺乳類細胞では，ほとんどの代謝酵素が古典的な代謝経路のチャートにみるような単一の酵素ではなく，むしろ，しばしば，遺伝子ファミリーを形成する複数の

遺伝子によってコードされている。そして，ほとんどが，酵素活性を調節する複数の選択的スプライシングバリアントをもっている。さまざまな代謝酵素のどのアイソフォームがある腫瘍タイプにとって最も重要か，どのリン酸化やアセチル化がそれらの酵素のアイソフォームにおいて優位な抑制もしくは活性化のマークとなるか，今まさに解明されつつある。異なったホルモンや栄養因子に応じて，キナーゼと脱アセチル酵素は5〜10の代謝過程の特定のステップの活性を迅速に微調整することにより，交差する代謝経路の活性を調整する。増殖に不可欠な代謝経路の代謝物の制御を関与する酵素の翻訳後修飾と重ね合わせる手法は，現在進行中の研究領域である。さらに，ミトコンドリアの分裂，融合，マイトファジー，アポトーシス決定を通して代謝を調節することを含む，より大規模な細胞生物学的プロセスとそれを統合することは，発展のためのもう1つの領域となるであろう。

いくつかの真の代謝酵素〔イソクエン酸デヒドロゲナーゼ（IDH）1, 2, FH, コハク酸デヒドロゲナーゼ〕ががん抑制遺伝子やがん遺伝子の産物であることが判明し，多数のがん遺伝子およびがん抑制遺伝子（myc，フォンヒッペル・リンダウがん抑制因子，mTOR，肝臓キナーゼB1/STK11）が代謝適応を主な生理学的機能の1つとしてもつという発見は，10年後にはがんでしばしば変異する遺伝子の載っていない細胞の代謝マップをもつことは正確でないことを意味している。反対に，ヒトのがん遺伝子の将来のチャートは細胞周期や増殖，生存経路と連携した中心的な過程の1つとして細胞代謝やエネルギー産生の調節を無視することはできないであろう。現在の目標は，さまざまなドライバー変異を有し，さまざまな組織に由来する腫瘍について，その生存や増殖に関連する律速段階となる代謝酵素の理解をさらに深めることとなるであろう。そして，それはしばしば，腫瘍が起こった組織に特異的な，多くの独特の代謝調節機構を有している。これらの代謝脆弱性の遺伝学的および薬理学的検証を行うために，マウスの遺伝的モデルを使うのは，つぎの段階となる。そして，腫瘍代謝学はふたたび，生化学の実験台から，腫瘍学の診療所に移る。

## 細胞代謝の現代的な理解をめざして

Matthew G. Vander Heiden
Massachusetts Institute of Technology, Cambridge, Massachusetts

20世紀前半に活躍した著名な科学者の研究によって，細胞代謝について現在知られていることのほとんどが明らかになった。これらの基礎的な発見の中には，細胞がどのようにして炭素を酸化して自由エネルギーをATPとして獲得するか，そしてどのように高エネルギーリン酸結合を加水分解して，起こりにくい生化学反応を引き起こして細胞のホメオスタシスを維持するか，といったことが含まれる。これらの基礎的な研究は，細胞がエネルギーを貯蔵し，すべての生物をつくりあげるために使用しているアミノ酸や脂質，核酸，糖質を産生する生化学経路についても明らかにした。これらの詳細のほとんどは，細胞と生物の遺伝子操作

を可能にした分子生物学の革命より以前に，そしてゲノム配列決定により細胞で利用される酵素の部品リストが手に入るよりもはるか前に発見された．結果として，細胞代謝に対するわれわれの理解は，不完全である．そして，きたるべき数十年は，細胞や組織，器官の中で，細胞代謝がどのように制御されているかという基本的な疑問に現代のツールを利用して答えるための相当な機会を提供するであろう．

　ほとんどの科学者は，彼らの経歴の中で生物学が事実的知識として提示されるような時期に代謝学を学ぶ．その後，多くの人々が，背景の機能として，シグナル伝達，遺伝子発現調節，増殖，分裂，運動のような，エネルギーや原料を複雑な生物学的現象に供給する機構をみる．しかしながら，過去10年間の研究で，代謝の調節は細胞生物学の無数の側面と密接にかかわっていることが示された．結果として，代謝研究は，ふたたび科学研究の主流に復帰することとなった．そして，きたるべき年には，代謝がどのように正常そして病気の生理学と結び付くかについて数多くの新しい知見が得られることは間違いない．このような研究は，また，食料生産を増やすために，バイオ燃料をつくるために，医療を改善するために，どのように細胞代謝を利用できるか，われわれに知らせてくれるであろう．

　ここ数年で答えが出るであろう細胞代謝に関する重要な課題は，代謝調節がどのように生理学的状態に適合し，異なる細胞機能を可能にするかをよりよく理解することである．教科書の代謝に関する記述の大部分は，分化した組織や定常期の微生物を用いた研究に由来している．その理由の1つは，古典的なアプローチを用いる生化学分析のために必要な多量の材料を容易に得られるためである．がん代謝に関する最新の研究では，中心炭素代謝は，増殖状態をサポートするために，異なって調節されることが示された．そしてこれらの知見が，どのように全身の生理学との関連で組織全体に適応されるかについて理解することにより，間違いなく新しい知見が得られるだろう．多くの関心が寄せられている他の領域としては，ATP以外の細胞代謝物がどのように制御されているかという問題がある．例えば，細胞の酸化還元バランスは，いまだにあまり理解されていないが，細胞の状態によって異なっており，厳しく制御され，細胞機能に重大な影響を及ぼす．最後にシステム生物学の進歩は，代謝ネットワークの以前よりもはるかに詳細な理解を可能にするだろう．過去の研究では，システムとしての代謝を解明するために赤血球や原核生物のような，単一コンパートメントシステムに焦点があてられた．それによって多くの生物学的結果を予測することができないことは，代謝ネットワークの理解が不完全であることを示している．コンパートメントに特有のプロセスや複雑系モデルを解明するための新しいアプローチは，この分野で多くの発見につながるだろう．細胞代謝の研究は，第2の黄金期に入っている．生物学全域にわたる最も基本的な疑問のいくつかに答えが得られることは確実である．

# がんの治療標的としての代謝

Kate Yen
Agios Pharmaceuticals, Cambridge, Massachusetts

　1924 年の Otto Warburg による，腫瘍細胞がみずからのエネルギー必要量に応じた好気的解糖を行っているという発見は，がん細胞で細胞の代謝が変化していることの最初の証拠であった。この再構成は，腫瘍細胞の代謝要求を満たすよう機能し，多くの研究により，遺伝子変異は細胞代謝に直接的および間接的な影響を与えることが示されている。IDH 酵素，IDH1，IDH2 の体細胞ホットスポット変異は最初に神経膠芽腫の全ゲノム変異解析により同定された。その後，これらの変異は急性骨髄性白血病（AML），胆管細胞がん，軟骨肉腫などさまざまな腫瘍系で発見された。これらの変異はイソクエン酸の $\alpha$-ケトグルタル酸（$\alpha$-KG）への変換を触媒する IDH1 と IDH2 の能力を損ない，$\alpha$-KG を代謝物である（$R$）-2-ヒドロキシグルタル酸（2HG）に還元するという新しい触媒活性機能の獲得をもたらす。高濃度の 2HG は，ヒストン脱メチル酵素や DNA 脱メチル酵素のような $\alpha$-KG 依存性デオキシゲナーゼを阻害し，細胞のエピジェネティックな再構成により，細胞分化の遮断や腫瘍形成を導く。最近，この新しい機能を抑制することで細胞分化の遮断がとり消され，同様に前臨床試験では腫瘍の増殖が抑制されることが示された。初期臨床試験では，腫瘍細胞の変化した代謝経路を抑制することが治療介入にとって有望な新しい道筋を示すかもしれないということを強調しつつ，変異型 IDH2 の選択的低分子阻害薬である AG-221 が AML と骨髄異形成症候群の患者に有効であることが示された。変異型 IDH を標的としたこれらの初期研究が有望であるにもかかわらず，がん代謝が腫瘍の増殖にどのような影響をもたらすかに関しての理解はいまだ初期段階である。他の代謝酵素で発見されているホットスポット変異の数は少なく，データ取得と解析の複雑さともあいまって，がんの他の代謝標的を同定するのを難しくしている。いずれは，がん遺伝学と代謝経路の依存を関連づけることで，うまくいけば先験的な標的代謝介入が最も効果がある患者を特定する助けとなり，治療成績が向上するだろう。

# 付録 生物システムにおける代謝の解析

Ralph J. DeBerardinis [1]
*Children's Medical Center Research Institute,*
*University of Texas, Southwestern Medical Center*

　生物システムにおける代謝物と代謝経路の活性を測定する手法にはさまざまなものがある。ヒト集団の全員を対象に，疾患に特有の関連代謝物をスクリーニングできるほど効率的な手法も存在する。また，組織や体液を採取する必要がなく，生体内の代謝を非侵襲的に評価できる手法もある。ここでは，そのような手法のいくつかについて紹介する。

　重要な点は，代謝活性にはいくつかの側面があるということを念頭において実験をデザインすることである。この意味では，代謝の解析は交通パターンの研究に似ている。交通の分析の出発点として考えられる単純な方法の1つは，ある特定の時点における車の総数と車種別にみた割合を調査することである。例えば，駐車場に駐まっているすべての車の詳細なリストを作り，時間とともにそのリストがどう変わっていくかを検討することが考えられる。これと同じように，膨大な数の代謝物の定常状態における存在量を詳細に測定し，それぞれの割合がさまざまな生物学的状況（例えば，正常組織と疾患時の組織）でどう変化していくかを調べることができる。このような定常状態における代謝の定量的解析は，メタボローム解析と一般的に呼ばれている。

　しかし，定常状態における存在量の測定では，ダイナミックなシステムの全体像をつかむことはできない。車が一般道や高速道路を走るように，代謝物も生化学的な経路に沿って変化していく。どちらの場合も，システムを理解するためには何らかの形で"動き"を評価する必要がある。ホスホエノールピルビン酸のような代謝物の存在量だけから，組織が解糖を行っているのか，それとも糖新生を行っているのかを判断することは難しい。したがって，代謝解析の2つ目の側面は，ある生物システムにおいてどの経路が活性なのかを明らかにすることである。これは最も一般的には，代謝活性に応じて下流の分子に伝えられていく同位体標識をした前駆体をシステムに導入することで可能である。標識期間終了後に代謝物

---

[1] Ralph.Deberardinis@UTSouthwestern.edu

を抽出し，標識物の存在量と存在部位を分析すれば，その情報を利用して経路の活性を推測できる。この種の解析は，同位体トレーサー法と一般的に呼ばれている。

これに関連した3つ目の解析法は，移動速度の測定である。交通の全体的なパターンが判明しても，これらの経路の速度は時々刻々と大きく変動している。例えば，同じ高速道路でもラッシュアワー時と深夜では交通量が全く違うことを考えてみればわかるだろう。それと同じように，代謝経路の活性は生物学的状態によって一桁以上も変動するため，活性な経路をすべて同定できたとしても，代謝を包括的にとらえることはできない。代謝フラックス解析（MFA）は，ネットワーク全体における代謝経路の絶対的もしくは相対的な速度を記述するための手法である。同位体トレーサー法と，それぞれの標識データ（理想的には各標的における同位体濃度と対象分子内の標識位置の両方）の計算論的モデル化を組み合わせて行われることが多い。

## 代謝研究に広く使われている2つの手法

代謝の解析に有用な手法に関する詳細な議論は，この付録の範囲を大きく超えている。しかし，最も広く使われている分析手法である核磁気共鳴分光法（NMR）と質量分析法（MS）について，その長所と限界を理解しておくことは重要である。これら2つの手法は，これまで議論してきた代謝の3つの側面すべての研究において，日常的に用いられている。いずれの手法も数多くの代謝物を定量でき，また，中間代謝の過程でさまざまな同位体（特に $^2H$, $^{13}C$, $^{15}N$）を追跡できる。しかし，この2つの手法には，いくつかの重要な点で違いがある。NMRがMSより優れている点は，おもに2つある。1つは，酵素によって触媒される代謝反応の活性やその代謝物を生体内で非侵襲的に検出できることである。これはMSでは不可能で，MSによる分析を行うためには組織や体液を採取する必要がある。NMRのもう1つの長所は，対象分子内における同位体トレーサーの位置情報が得られることである。2つの代謝経路を区別するために，代謝物分子内における1つあるいは複数の同位体の位置を正確に知る必要が生じる場合がある。同様の情報をMSにより得ることも不可能ではないが，方法が煩雑で現実的でないことが多い。逆に，MSがNMRより優れている点もいくつかある。第1に，代謝物の検出および同位体濃度の分析のいずれにおいても，MSの感度はNMRよりも一般的にはるかに高いことがあげられる。近年の高性能質量分析装置の感度はきわめて高く，微量の生体試料から数百ないし数千種類もの代謝物を個別に検出することが可能となっている。MSにはさまざまな技術があり，感度を重視するか質量精度を重視するか，あるいはその中間をとるかによって，最も適切な技術を選んで利用することができる。また，MSをさまざまなクロマトグラフィ装置と組み合わせることにより，複雑な生体試料から個々の代謝物を高精度で分離できる。NMRやMSを使用した代謝解析の例について以下で説明し，それぞれの手法の優れた点についてもふれる。

## 代謝物の存在量の測定

　メタボローム解析の実験を計画するには，まず測定する代謝物プールの範囲を定める必要がある．実験はその範囲により，「標的メタボローム解析」と「非標的（網羅的）メタボローム解析」に大きく分けられる．標的メタボローム解析では，あらかじめ選んだ代謝物群について高い特異度と感度で測定を行う．通常，2つないしそれ以上の生物学的状態（たとえば正常と疾患）を区別できるような，理想的には共通の経路由来の代謝物の同定を目的としている．MS，特にタンデムMSは，感度の高いことが特長であり，標的メタボローム解析で最もよく使われる手法である．1回の実験で数十ないし数百種類の代謝物を測定できる．標的メタボローム解析をうまく利用した例としては，Thomas WangとRobert Gersztenらの研究グループによる，2型糖尿病のリスクに関連する血漿中代謝物の同定がある（Wang et al. 2011）．2,000人以上の人を対象にアミノ酸やその他の極性代謝物のプロファイリングを行い，12年間にわたって観察した結果，芳香族アミノ酸および分枝アミノ酸のレベルがわずかに高いことが，今回の観察期間中に糖尿病を発症するリスクとして有意であることがわかった．

　標的メタボローム解析は特異度および処理能力が高いので，健康状態に直接的な関連がある代謝物のレベルの異常を迅速にスクリーニングする手段として利用できる．実際，毎年，何百万人もの新生児に対して，新生児スクリーニングプログラムの対象である数十種類の血漿中代謝物の検査が，MSを用いた標的メタボローム解析で行われている．このプログラムの目的は，先天代謝異常の子に症状が現れる前に異常を同定し，できるかぎり早期に治療を開始できるようにすることである．最初に集団スクリーニングの対象となった代謝性疾患は，アミノ酸のフェニルアラニンの異化が障害されるフェニルケトン尿症（PKU）である．フェニルアラニンから生成した副産物が異常蓄積して脳の発達を障害し，治療せずに放置すると重度の知的障害を発症することになる．しかし，生後数週間以内，つまり症状が現れる前に疾患を発見できれば，フェニルアラニン除去食を開始することができる．終生にわたってフェニルアラニン除去食を摂取するようにしていれば，患者の脳の発達は正常と変わらない．1990年代からはMSが使用されるようになり，生後約24時間で採取した数滴の血液を用いて多数の疾患を同時にスクリーニングすることが可能となっている．米国の多くの州では実質上すべての新生児を対象に数十種類の代謝物を定量し，およそ30種類の疾患の診断を行っている．これらの疾患はどれも治療法があり，時期をのがさずに治療を開始すれば長期的な健康状態の改善が可能である．

　MSを用いた網羅的メタボローム解析によるプロファイリングでは，実験に先だって標的代謝物群を定める必要はない．この方法の目指すところは，既知の代謝経路に帰属させることができない代謝物の割合が多くなってもかまわないので，できるだけ多くの代謝物に関する情報を得ることである．網羅的なプロファイリングをうまく利用した例としては，"がん代謝物"の発見につながった研究がある．

脳の腫瘍（グリオーマ）の多くで，代謝酵素であるイソクエン酸デヒドロゲナーゼの2つのアイソフォーム（IDH1，IDH2）のうちのどちらかをコードする遺伝子に変異が認められる。どちらの場合も，変異がみられるのはがん細胞に限られ，遺伝子の片方のアレルのみに存在するので，がん細胞は正常な（野生型）遺伝子と変異遺伝子を1コピーずつ発現することになる。この共通してみられる変異により，何らかの代謝異常が生じるものと推定されたが，当初は変異が酵素の機能をどのように変化させるのかについてはわかっていなかった。2009年，変異型と野生型のいずれかのIDH1タンパク質を発現するように操作したがん細胞を作製し，網羅的メタボローム解析によるプロファイリングで両者の違いを明らかにする研究が行われた（Dang et al. 2009）。解析の結果，変異型IDH1を発現する細胞では，2-ヒドロキシグルタル酸の（$R$）-エナンチオマー（$R$-2HG）が大量に蓄積していることがわかった。$R$-2HGは通常のがん細胞にはごくわずかしか存在しない代謝物であり，この知見は非常に興味深いものであった。なぜなら，2HGの（$S$）-エナンチオマーのレベルが高くなるまれな遺伝性疾患の患者は，脳腫瘍のリスクが高いことが知られていたからである。メタボローム解析によるこの発見をうけて，$R$-2HGの腫瘍誘発性に関する非常に多数の研究が行われ，また変異型のIDH1またはIDH2をそれぞれ特異的に阻害する薬物の開発が進められている。

極端ではあるが，臨床上きわめて有効な標的代謝物検出の例として，磁気共鳴スペクトロスコピー（MRS）がヒトの脳腫瘍で$R$-2HGを非侵襲的に測定するのに使われている。変異型のIDH1またはIDH2を発現する脳腫瘍でミリモルレベルの$R$-2HGが存在すれば，MRSを用いてプロトンを検出することでこの分子を定量することができる。この技術は磁気共鳴画像法（MRI）とよく似た方法で，組織の採取も代謝プローブの投与も必要ない。MRSによる$R$-2HGの検出は，変異型のIDH1またはIDH2の存在と事実上100％相関すると言ってよい（Andronesi et al. 2012；Choi et al. 2012；Pope et al. 2012）。この技術は，がん治療中の$R$-2HGレベルのモニターに使えるだろう。

## 代謝経路の追跡

生体における代謝反応の研究では古くから同位体が利用されている。当初は放射性同位体が使われており，放出される放射線のエネルギーを検出していた。鉛とビスマスの放射性同位体を植物および動物の研究で最初に使用したGyörgy de Hevesyは，1943年にノーベル化学賞を授与された。代謝についてわれわれが知っていることの多くは放射性同位体を用いた研究から得られたものであり，研究室では放射性同位体がまだ広く用いられている。ヒトの患者の代謝イメージングにもトレーサーとして微量の放射性同位体が用いられており，その検出には陽電子放射断層撮影法（PET）が用いられる。しかし，大量の標識が必要な場合や，複数の経路を同時に解析する必要のある実験の場合は，放射性同位体を使った研究のかなりの部分が安定同位体に置き換えられている。放射性同位体と異なり，安定同位体は自発的崩壊を起こさないことから，動物やヒトの研究で放射性同位体

を使用する際に生じる安全性への懸念を回避することができる。

　代謝系における安定同位体の移動は，NMRとMSのどちらを使っても検出できる。陽子または中性子の数が奇数の同位体はスピンがゼロでないので，NMRによる検出が可能である。炭素の天然同位体のうち最も存在比の高い $^{12}C$ は，スピンがゼロなのでNMRでは検出できない。2番目に存在比の高い $^{13}C$ は，$^{12}C$ よりも中性子が1つ多く，NMRで検出できる。炭素原子のおよそ1.1%が $^{13}C$ であるので，標識していない試料であっても天然の $^{13}C$ のためにNMRで検出することができる。$^{13}C$ を濃縮したさまざまな標品が市販されており，NMRでの検出が100倍近く容易になる。このことを利用して，分子内の1つないしは複数の炭素を $^{13}C$ とした栄養素（例えばグルコース）を導入すれば，代謝ネットワークにおける標識炭素の移動をNMRを使って追跡することができる。

　MSを使って代謝経路での同位体の移動を追跡する手法は，同位体組成の異なる2種類の代謝物を，質量分析装置により容易に識別できることを利用している。たとえば，天然に存在するグルコースの整数質量は180である。グルコース分子の6つの炭素原子のそれぞれは，およそ1.1%が $^{12}C$ の代わりに $^{13}C$ となっており，すべてのグルコース分子のうち分子質量が181の分子の割合は計算可能である。炭素原子の1つが $^{13}C$ に置換されている純粋なグルコース標品では，ほとんどの分子の分子質量が181で，一部の分子は他の位置に天然に含まれる $^{13}C$ の存在により分子質量が182であるものも存在するだろう。NMRであれMSであれ，代謝の解析を行うにあたっては同位体の天然の存在比を考慮することが必須である。

　安定同位体を用いた代謝物の追跡は，考え方としては単純である（図A.1）。前駆体（たとえばグルコース）のプールを，安定同位体で一部ないしは全部標識する。培養細胞でよく用いられる実験のやり方では，組織培養液中の非標識グルコースを分子内の1つないしは複数の炭素を $^{13}C$ とした標識グルコースで置き換え，この標識培養液で細胞を培養する。培養期間終了後に細胞から代謝物を抽出し，$^{13}C$ の濃縮を分析する。こうした実験から得られる情報は非常に豊富で，それぞれの代謝物のうち標識されたものが占める割合，複数の標識が取り込まれた代謝物の種類，代謝物の分子内に取り込まれた標識の位置などがある。これらすべてのパラメーターから，培養期間中に活性のあった代謝経路についての情報が得られる。

　同位体トレーサー法はきわめて用途の広い技術で，複数のトレーサーを同時に1つの生物システムに用いることもできる。複数の同位体トレーサーを使用してNMRとMSの両方で解析を行った例として，がん細胞株における代謝の基質選好性および代償経路の解明がある（Cheng et al. 2011）。中間代謝の主要経路の解析に最も広く用いられている同位体は $^{13}C$ であるが，それ以外の同位体，特に $^{2}H$ や $^{15}N$ も非常に有用である。最近では，トレーサーとして $^{2}H$ を用いた研究により，がん細胞がレドックス（酸化還元）恒常性の維持や還元的生合成反応のためのNADPHをどのように産生しているかについて，新たな知見が得られた（Fan et al. 2014）。

　同様の原理は生きている動物やヒトを対象とした実験にも応用できる。Teresa FanとAndrew Laneらの研究グループは，肺がん患者に［U-$^{13}C$］グルコースを

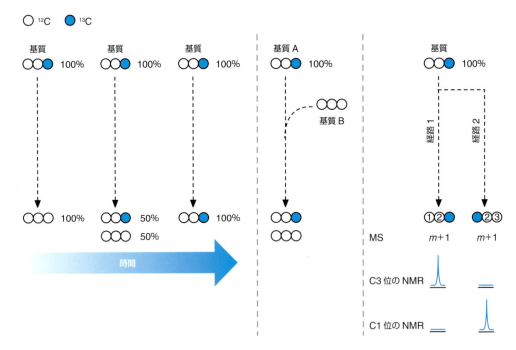

**図 A.1　同位体トレーサー法の原理。**
同位体トレーサー法による実験では，基質を標識した原子の代謝産物への移行を追跡する。ここに示した例では，3つの炭素を含む基質から3つの炭素を含む産物への炭素原子の移行を追跡している。標識されていない炭素（白い丸）の原子量は12（$^{12}C$），標識された炭素（青い丸）の原子量は13（$^{13}C$）とする。実験を開始した時点では，基質の100%が標識されており，標識された産物はない。時間が経過するとともに $^{12}C$ が $^{13}C$ に置換された産物が徐々に増えてくる。図の左側に示したような非常に単純な系では，標識された基質が産物にとって唯一の炭素源であり，最終的には産物の100%が $^{13}C$ で標識されたものになる。中央に示した，より複雑な系では，第2の基質（基質B）も産物にとって炭素源となる。この場合，産物の100%が標識されたものになることは永久にない。$^{13}C$ を含む産物の割合は，2種類の基質の寄与の比率によって決まる。さらに複雑な系を右側に示している。ここでは標識された基質は2つの経路に分かれて進み，いずれの経路も産物に $^{13}C$ を渡すが，それぞれ標識の入る位置が異なる（経路1ではC3位，経路2ではC1位）。質量分析法（MS）では質量が1だけ増加して $m+1$ になったことは検出できるが，追加の情報がない限り，経路が2つあることはわからない。これとは対照的に，NMR では $^{13}C$ の2種類の位置を直接区別することが可能であり，したがって2つの経路が同時に働いていることを容易に知ることができる。

急速静注してから腫瘍切除術を行い，腫瘍組織ならびに周囲の正常な肺組織から抽出した代謝物について，$^{13}C$ 濃縮を NMR と MS で分析した（Fan et al. 2009）。この研究により，ヒトの腫瘍が生体内の微小環境で増殖する際の中間代謝物についてはじめての知見が得られた。個々の代謝経路の速度は測定されなかったが，同位体トレーサー法により，多くの代謝物について腫瘍組織では正常肺組織に比べて $^{13}C$ 標識レベルが増強していることが明らかにされた。これらの代謝物は，解糖系，TCA 回路，アナプレロティック反応といったいくつかの異なる代謝経路に由来していた。つまり，これらすべての経路は正常肺細胞よりもがん細胞において活性化していることが示されたのである。

## 同位体トレーサーを用いた代謝フラックスの定量

　代謝を正確に記述するためには，個々の代謝経路のネットワーク内での速度に関する量的情報を得ることが必要である。同じ細胞内であっても，個々の経路の速度には大きな違いがある。2つの経路を考えたとき，特定の条件下でいずれも活性があるという情報は有用であるには違いないが，活性が非常に高い経路はどちらか，あまり働いていない経路はどちらか，ということを明確にしたくなるはずである。個々の経路の速度は生物学的な状態によっても変化する。代謝経路の活性化や抑制によって生物の重要な機能が支えられているからである。例えば，T細胞の解糖系は，刺激を受けていないT細胞では速度が遅いが，分裂促進シグナルによる刺激を受けると速度は大きく上昇する。解糖系の活性化によって，細胞の増殖に必要なエネルギーや高分子の産生が可能になるのである。このように，刺激の有無にかかわらず解糖系の活性はあるのだが，分裂促進シグナルによる刺激が代謝に与える効果として最も顕著なものの1つは，代謝フラックスの増大である。

　MFAは複雑なネットワークにおける代謝経路の速度をコンピュータを用いて導き出す方法である。典型的には，バイオマスの同化速度，栄養物の消費速度，前駆体から産物への同位体の移行速度といった入力パラメーターのセットを用いて，ネットワークにおける代謝フラックスが計算される。つぎに，実際のデータに最も適合する式によって代謝フラックスを定義する。検証する仮説や入力パラメーターの数に応じてモデルを調整し，メタボローム全体のうち解析の対象とする範囲を広くしたり狭めたりする。MFAは比較的新しい手法で，データの報告や検証の方法についてはさまざまな意見があるが，代謝フラックスの定量的な理解が生物医学研究に大きな影響を与えるであろうことは明らかである。これは疾患の理解を目的とした研究では特にいえることで，定量性の低い技術では代謝状態の変化を十分に把握することはできない。

　培養細胞モデルはMFAで非常に扱いやすいので，現在のところ，代謝フラックスの定量的測定はほとんどの場合，微生物か培養哺乳類細胞で行われている。チャイニーズハムスター卵巣（CHO）細胞で基本的に異なる2つの生物学的状態を記述するのにMFAが用いられた（Ahn and Antoniewicz 2011）。CHO細胞はヒトの治療薬として用いる組換えタンパク質の生産に製薬業界で広く用いられているので，その代謝をきちんと理解することは生産効率の最適化に役立つはずである。CHO細胞には指数関数的に増殖する時期と増殖速度が減少する時期があるが，それぞれの増殖期における代謝ネットワークを$^{13}$C-グルコースと$^{13}$C-グルタミンを用いて解析する実験が並行して行われた。解析の結果，増殖がプラトーに達した細胞におけるバイオマス要求量の減少に伴う代謝の変化の様子が詳しく記述された。こうした変化の中に，CHO細胞について従来より知られていた生物学的知見からは予測できないものがあったことは重要である。この成果は，新しい代謝経路や代謝制御モデルを発見するためのツールとしてMFAが有望である

ことを明確に示している。

　代謝フラックスの定量的評価は生体内でも可能である。ヒトの代謝活性を定量化する試みは，ほとんどの場合，少数の経路に着目しており，代謝ネットワーク全体を包括的に記述しようとするものではない。その意味では，こうした試みはMFAによる一般的な記述ではなく，重点的な代謝フラックス測定と言ったほうがよいだろう。とはいえ，安定同位体を用いた同位体トレーサー法はヒトの疾患に関連することが明らかになっている経路について，その定量化を可能にする。たとえば，非アルコール性脂肪性肝疾患（NAFLD）というありふれた疾患は，アルコールへの慢性的曝露なしに肝臓のトリアシルグリセロール量が増加するという特徴を示す。この疾患は肥満とインスリン抵抗性を伴うが，先進国ではその両方が主要な死亡原因となっている。NAFLDではミトコンドリアの代謝状態が変化していることが多くの研究により報告されているが，変化の詳細や，ミトコンドリアの代謝経路の速度に対する影響は明らかになっていない。ある研究では肝脂肪の蓄積がみられる，またはみられない患者を対象に，$^{13}C$と$^2H$をトレーサーとして用いてミトコンドリア経路の速度が調べられた。解析対象を限定した式を用いて特定の代謝出力群を解析することにより，NAFLDが肝臓における酸化的代謝の速度の上昇に関連していることが示された（Sunny et al. 2011）。これによりNAFLDの病態に関する新たな知見が得られ，肝脂肪の異常な蓄積を予防するための新しい方法が示唆されたのである。

　特定の酵素によって触媒される代謝反応の活性を生体内で定量することも可能であり，例えば疾患組織での活性を直接測定するといったことが行われる。すでに概略を述べたように，$^{13}C$は有用なトレーサーとして代謝研究で利用されている。しかし，その存在比は低く，また磁気回転比がそれほど高くないので，通常は生体イメージングのための核として用いられることは少ない。超高速の分光計を用いれば，$^{13}C$の"過分極"を利用してこれらを非侵襲的に検出することができる。$^{13}C$核は過分極により複数のエネルギーレベルの間で一時的に再分布して非平衡状態となり，これにより磁気共鳴シグナルの強度は著しく（多くの場合1万倍以上に）増大する（Ardenkjaer-Larsen et al. 2003）。このシグナル強度の増大は急速に（通常は2〜3分以内に）消失するが，一時的にせよシグナルが増強されれば，$^{13}C$の濃縮された基質やその下流の代謝物を秒単位の時間分解能で検出するのには十分である。過分極を利用したこのような研究からは代謝ネットワークの詳細な定量的情報は得られないが，疾患状態に関連する特定の代謝活性を低侵襲的に調べることができ，正常組織と疾患組織での代謝速度を半定量的に比較することが可能になる。たとえば，本書の別の章で述べられているように，がん細胞ではワールブルク効果として知られる代謝の変化がしばしばみられ（第3章参照），多くのグルコースが乳酸に代謝される。腫瘍によっては，乳酸デヒドロゲナーゼの活性が亢進し，ピルビン酸から乳酸への変換が促進されて腫瘍組織に大量の乳酸プールが生じるようになる。過分極させた$^{13}C$の生体内での検出を利用して，良性および悪性の前立腺病変を鑑別する方法が開発されている。前立腺がんの疑いのある患者に過分極させた［1-$^{13}C$］ピルビン酸を投与しながら，前立腺組織のNMR

スペクトルを取得する。悪性の前立腺がん組織ではピルビン酸から乳酸への変換が亢進している可能性があり，この方法により腫瘍組織における乳酸デヒドロゲナーゼ活性の動態について新たな知見を得ることができる（Nelson et al. 2013）。

## メタボローム解析の将来

代謝はきわめて複雑な過程であり，ヒトの疾患にも非常に深い関連がある。生物医学研究において代謝を調べる際には，(1) どの代謝物が存在するか？ (2) どの経路が活性であるか？ (3) それぞれの経路の速度はどのくらいか？ という3つの項目について理想的にはすべて調べ，それから健康な人と患者の間で比較を行うべきである。NMR，MS，そして特に安定同位体の生物システムへの使用は，代謝研究における発見の速度を大幅に加速させ，代謝の変化がヒトの健康に及ぼす影響について膨大な新知見をもたらしてきた。

今後の研究の展開が楽しみである。ヒトを対象にした同位体トレーサーの使用が増えてきたことにより，今後10年間で疾患研究は大きく進展するだろう。MSにおける技術の進歩により，これまで以上に微量の生体試料からも非常に多くの代謝物のプロファイリングができるようになり，特定の細胞集団における代謝の詳細な理解が着実に進むはずである。生体組織における代謝物や代謝活性の局在を解析することも急速に可能になりつつあり，代謝の局所的な側面が重視されるようになってきている。それを受けて，将来的にはさらにまた別の重要な側面から代謝を理解することができるようになるだろう。

## 参考文献

Ahn WS, Antoniewicz MR. 2011. Metabolic flux analysis of CHO cells at growth and non-growth phases using isotopic tracers and mass spectrometry. *Metab Eng* 13: 598–609.

Andronesi OC, Kim GS, Gerstner E, Batchelor T, Tzika AA, Fantin VR, Vander Heiden MG, Sorensen AG. 2012. Detection of 2-hydroxyglutarate in *IDH*-mutated glioma patients by in vivo spectral-editing and 2D correlation magnetic resonance spectroscopy. *Sci Transl Med* 4: 116ra4.

Ardenkjaer-Larsen JH, Fridlund B, Gram A, Hansson G, Hansson L, Lerche MH, Servin R, Thaning M, Golman K. 2003. Increase in signal-to-noise ratio of >10,000 times in liquid-state NMR. *Proc Natl Acad Sci U S A* 100: 10158–10163.

Cheng T, Sudderth J, Yang C, Mullen AR, Jin ES, Mates JM, DeBerardinis RJ. 2011. Pyruvate carboxylase is required for glutamine-independent growth of tumor cells. *Proc Natl Acad Sci U S A* 108: 8674–8679.

Choi C, Ganji SK, DeBerardinis RJ, Hatanpaa KJ, Rakheja D, Kovacs Z, Yang XL, Mashimo T, Raisanen JM, Marin-Valencia I, et al. 2012. 2-hydroxyglutarate detection by magnetic resonance spectroscopy in *IDH*-mutated patients with gliomas. *Nat Med* 18: 624–629.

Dang L, White DW, Gross S, Bennett BD, Bittinger MA, Driggers EM, Fantin VR, Jang HG, Jin S, Keenan MC, et al. 2009. Cancer-associated IDH1 mutations produce 2-hydroxyglutarate. *Nature* 462: 739–744.

Fan TW, Lane AN, Higashi RM, Farag MA, Gao H, Bousamra M, Miller DM. 2009. Altered regulation of metabolic pathways in human lung cancer discerned by $^{13}$C stable isotope-resolved metabolomics (SIRM). *Mol Cancer* 8: 41.

Fan J, Ye J, Kamphorst JJ, Shlomi T, Thompson CB, Rabinowitz JD. 2014. Quantitative flux analysis reveals folate-dependent NADPH production. *Nature* 510: 298–302.

Nelson SJ, Kurhanewicz J, Vigneron DB, Larson PE, Harzstark AL, Ferrone M, van Criekinge M, Chang JW, Bok R, Park I, et al. 2013. Metabolic imaging of patients with prostate cancer using hyperpolarized [1-$^{13}$C] pyruvate. *Sci Transl Med* 5: 198ra108.

Pope WB, Prins RM, Albert Thomas M, Nagarajan R, Yen KE, Bittinger MA, Salamon N, Chou AP, Yong WH, Soto H, et al. 2012. Non-invasive detection of 2-hydroxyglutarate and other metabolites in *IDH1* mutant glioma patients using magnetic resonance spectroscopy. *J Neurooncol* 107: 197–205.

Sunny NE, Parks EJ, Browning JD, Burgess SC. 2011. Excessive hepatic mitochondrial TCA cycle and gluconeogenesis in humans with nonalcoholic fatty liver disease. *Cell Metab* 14: 804–810.

Wang TJ, Larson MG, Vasan RS, Cheng S, Rhee EP, McCabe E, Lewis GD, Fox CS, Jacques PF, Fernandez C, et al. 2011. Metabolite profiles and the risk of developing diabetes. *Nat Med* 17: 448–453.

## より深く知りたい人のための文献

DeBerardinis RJ, Thompson CB. 2012. Cellular metabolism and disease: What do metabolic outliers teach us? *Cell* 148: 1132–1144.

Lutz NW, Sweedler JV, Wevers RA. 2013. *Methodologies for metabolomics: Experimental strategies and techniques*. Cambridge University Press, New York.

# 索引

欧文（数字，ギリシャ文字，アルファベット），和文の順とした。
bはBOX，fは図，tは表を示す。

## 欧文索引

### ●数字

1,3-ビスホスホグリセリン酸　　23f
$^{18}$F-フルオロデオキシグルコース（FDG）　　32f
2,3-オキシドスクアレン　　123f
2,3-ビスホスホグリセリン酸　　24
2,4-ジニトロフェノール（DNP）　　49
2型糖尿病　　206b
2-デオキシリボース　　149f
2-ヒドロキシグルタル酸　　204f，221，226
2-ホスホグリセリン酸　　23f
3-ヒドロキシ-3-メチルグルタリル CoA レダクターゼ　　173
3-ヒドロキシアシル ACP デヒドラターゼ　　109f
3-ヒドロキシアシル CoA デヒドロゲナーゼ　　114f
3-ホスホグリセリン酸　　23f，130f
3-ホスホグリセリン酸デヒドロゲナーゼ　　130f
4F2hc　　194
5,10-メチレンテトラヒドロ葉酸（THF）　　71，161f
5-フルオロウラシル　　160，205
5-ホスホリボシル 1-アミン　　155f
5-ホスホリボシル 1-二リン酸（PRPP）　　153f，155f
5-ホスホリボシル 1-二リン酸シンテーゼ　　158b
5-メチルテトラヒドロ葉酸　　143f
6-ホスホグルコノラクトナーゼ　　65f
6-ホスホグルコノラクトン　　65f
6-ホスホグルコン酸　　65f
6-ホスホグルコン酸デヒドロゲナーゼ　　65f
6-ホスホフルクト-2-キナーゼ，分解による解糖系の調節　　66

### ●ギリシャ文字

α-ケトグルタル酸　　40f，42f，59f
α-ケトグルタル酸デヒドロゲナーゼ　　40f，43f
α酸化　　118b
α-プロテオバクテリア　　35
β-アミノイソ酪酸　　164f
β-アラニン　　164f
β-ケトアシル ACP　　109f
β-ケトアシル ACP シンテーゼ　　109f
β-ケトアシル ACP レダクターゼ　　109f
β-ケトアシル CoA　　114f
β-ケトアシル CoA チオラーゼ　　114f
β-ケトアシル CoA トランスフェラーゼ　　117b
β酸化　　110，114f
β-ヒドロキシ酪酸　　116f
γ-アミノ酪酸（GABA）　　138
γ-アミノ酪酸シャント　　139f
γ-グルタミルキナーゼ　　131，132f
δ-アミノレブリン酸　　131f
δ-アミノレブリン酸シンターゼ　　131f
δ-ピロリン-5-カルボン酸　　131

### ●A

$A_{2A}$ 受容体　　166b
ACLY（ATP-クエン酸リアーゼ）　　53，54f，69
ACP アセチルトランスフェラーゼ　　109f
ACP マロニルトランスフェラーゼ　　109f
activated complex　　10
adenine nucleotide transporter　　37
ADP, TCA 回路の調節　　43f
ADP リボシル化，シグナル伝達経路の制御　　181f
AG-221　　221
albinism　　142
AMP, AMPK の活性化　　173f
AMP 活性化プロテインキナーゼ（AMPK）　　60，172，173f，174f，200，207b
AMP デアミナーゼ　　158f
anaplerosis　　42
ANT　　51
APRT（アデノシンホスホリボシルトランスフェラーゼ）　　156，157f
ATG13　　175
ATG101　　175
Atkinson, Daniel　　16
ATP
　解糖系の調節　　30
　共役反応　　14f
　グルコースの完全酸化により産生される分子数　　53
ATP/ADP 比　　14
ATP 回収・精算期　　27
ATP-クエン酸リアーゼ（ACLY）　　53，54f，69，107f

ATP 結合カセット輸送体 D サブファミリータンパク質　118b
ATP シンターゼ　44
ATP 投資期　27

● B
Beclin 1　175

● C
$C_{14}$-アシル CoA　114f
CD39　163
CD44 受容体　99
CD73　163
Chance, Britton　55
ChREBP　179, 180f
c-Myc　196
coenzyme　17
Cori, Carl　90b
Cori, Gerty　90b
Crick, Francis H. C.　147

● D
D-3-ヒドロキシアシル ACP　109f
de Duve, Christian　173
DNA　147
DNP（2,4-ジニトロフェノール）　49
D-グルクロン酸　98
D-グルコース　14f
D-グルコース 6-リン酸　14f

● E
E3 ユビキチンリガーゼ　178
Embden, Gustav　22b
endergonic　10, 11f
endoergic　10
energy charge　16
exergonic　10, 11f
exoergic　10

● F
$F$（ファラデー定数）　15b
$F_1$-ATP アーゼ　47
$FADH_2$　44
familial hypercholesterolemia　125
FCCP（カルボニルシアニド-$p$-トリフルオロメトキシフェニルヒドラゾン）　48b, 49
FDG（$^{18}F$-フルオロデオキシグルコース）　32f
FH（フマル酸ヒドラターゼ）　204f

fialuridine　61
FIP200　175
Fischer, Hermann Emil　165b
FKBP12　169
$F_oF_1$-ATP アーゼ　47
Franklin, Rosalind　147
Furchgott, Robert F.　144

● G
G6PD 欠損症　66, 68b
GABA（γ-アミノ酪酸）　138
GABA シャント　138, 139f
*Galega officinalis*　206f
GalNAc（$N$-アセチルガラクトサミン）　97
GAPDH（グリセルアルデヒド-3-リン酸デヒドロゲナーゼ）　53f
Gibbs, Josiah Willard　9
GlcNAc（$N$-アセチルグルコサミン）　97
GLUT　194
GLUT5　99b
glycolysis　21
GPX（グルタチオンペルオキシダーゼ）　79

● H
$H^+/Ca^{2+}$ 交換輸送体　57f
$H_2O_2$　50, 73f
HGPRT（ヒポキサンチン-グアニンホスホリボシルトランスフェラーゼ）　156, 157f, 158b
Hhat　119
HIF　177f
HIF-1　168f
Hill, Archibald Vivian　22b
HK-Ⅳ　30
HMG-CoA シンターゼ　123f
HMG-CoA レダクターゼ　121b, 122, 123f

● I
IDH1　203, 207, 226
IDH2　203, 207, 226
IDH3　203
Ignarro, Louis J.　144

● J
J（ジュール）　9
JmjC　185, 186f
Johnson, William　37

## ●K

Keap1　203
$K_m$（ミカエリス定数）　18
Kornberg, Arthur　150
K-*ras*　198
Krebs, Hans　5, 37, 40, 135b

## ●L

L-3-ヒドロキシアシル CoA　114f
LDH，$NAD^+$再生　28f
L-DOPA（ジヒドロキシフェニルアラニン）　140, 141f
Le Chatelier's principle　12
Leloir, Luis Federico　86f
LKB1　172, 199
Lohman, Karl　22b
L-トリプトファンヒドロキシラーゼ　138

## ●M

MELAS（ミトコンドリア脳筋症・乳酸アシドーシス・脳卒中様発作症候群）　61
metabolic flux　16
Meyerhof, Otto Fritz　22b
Michaelis constant　18
Michaelis-Menten equation　17
Mitchell, Peter　45, 46b
ML236B　121b
Mlx　179, 180f
Moncada, Salvador　144
Mondo　180f
MondoA　179
MPC1　51
MPC2　51
MRS（磁気共鳴スペクトロスコピー）　226
MS（質量分析法）　224
MTHFD（メチレンテトラヒドロ葉酸デヒドロゲナーゼ）　72
mTOR　169
mTORC1　168f, 170, 170f, 216
mTOR シグナル伝達　170f
Murad, Ferid　144
MYC　169, 198

## ●N

$Na^+/Ca^{2+}$交換輸送体　57f
$NAD^+$　15b
　　合成経路　184f
$NAD^+$再生　28f
NADH　28, 44
　　TCA 回路の調節　43f
$NADH^+$　15b
NADPH　63, 79f, 193
　　ROS の解毒　78
　　イソクエン酸デヒドロゲナーゼによる生成　69f
　　代謝における多様な役割　64f
　　リンゴ酸酵素による生成　70f, 71f
NADPH オキシダーゼ，ROS の生成　77f
$NH_4^+$　133f
NMR（核磁気共鳴分光法）　224
NO，生成　144, 145f
NOX ファミリー　76
NO シンターゼ　144, 145f
NRF2　202
NSAIDs（非ステロイド性抗炎症薬）　120
N-アセチルガラクトサミン（GalNAc）　97
N-アセチルグルコサミン（GlcNAc）　97
N-アセチルシステイン　80
N-パルミトイル化　119, 119f
N-ミリストイル化　117, 119f

## ●O

$O_2^-$　50
Ochoa, Severo　150
O-GlcNAc トランスフェラーゼ　97
OMP デカルボキシラーゼ　162f

## ●P

$P_2$ プリン受容体　163
$P_{2X}$ 受容体　163, 165f
$P_{2Y}$ 受容体　163, 165f
p53　199
*Paracoccus denitrificans*　35
Parkin　49
Parnas, Jakub　22b
Pasteur, Louis　29
Pauling, Linus　81
*Penicillium citrinum*　121b
PET（positron emission tomography）　32f, 214
PI3K（ホスファチジルイノシトール-3-キナーゼ）　168f, 198, 199f
PINK1（PTEN-induced putative kinase 1）　49
PKM1　200
PKM2　200, 201f
PKU（フェニルケトン尿症）　225
pmf（プロトン駆動力）　44
Porcn　119
positron emission tomography（PET）　32f

PPP（ペントースリン酸経路）　190，191f
prosthetic group　17
PRPP（5-ホスホリボシル 1-二リン酸）　153f
PRX（ペルオキシレドキシン）　78
PTEN　198，199f
PTEN-induced putative kinase 1（PINK1）　49
pVHL（フォンヒッペル・リンダウタンパク質）　177f

● R

*R*-2HG　226
RAG　171
Raptor　173
RAS　169
Ras homolog enriched in brain（RHEB）　171
relaxed state　18
RHEB（Ras homolog enriched in brain）　171
*Rickettsia prowazekii*　35
ROS（活性酸素種）　72f，194，197
RTK（受容体チロシンキナーゼ）　168f
R 状態　18

● S

saccharide　85
sarco/endoplasmic reticulum $Ca^{2+}$-ATP アーゼ（SERCA）　57f
SCAP（SREBP cleavage-activating protein）　122
SDH（コハク酸デヒドロゲナーゼ）　203，204f
Sehgal, Suren　171b
SERCA（sarco/endoplasmic reticulum $Ca^{2+}$-ATP アーゼ）　57f
SGLT　194
SIRT1　184
SLC　194
SLC25A1　52，54f
SLC25A11　52f
SOD（スーパーオキシドジスムターゼ）　73
SOD2　50
SREBP（sterol regulatory element-binding protein）　124
SREBP cleavage-activating protein（SCAP）　122
sterol regulatory element-binding protein（SREBP）　124
*Streptomyces hygroscopicus*　171b

*S*-アデノシルホモシステイン　185f
*S*-アデノシルメチオニン　143f，185f
*S*-ニトロソチオール　144，145f
*S*-パルミトイル化　118，119f
*S*-プレニル化　119，119f

● T

TCA 回路　22，37，40f
　　NADPH の産生　66
　　アミノ酸の合成　129
　　アミノ酸の分解　133f
　　生合成のハブとしての　41f
　　調節　43，43f
　　補充　42
tense state　18
THF（テトラヒドロ葉酸）　71
trans-sulfuration　143f
triparanol　121b
TSC1　171
TSC2　171，173
turn-over rate　16
T 細胞　195，196f
T 細胞受容体　196
T 状態　18

● U

UDP ガラクトース-4-エピメラーゼ　98f
UDP-*N*-アセチルガラクトサミン（UDP-GalNAc）　98f
UDP-*N*-アセチルグルコサミン（UDP-GlcNAc）　98f
UDP-*N*-アセチルグルコサミンピロホスホリラーゼ　98f
ULK1（UNC-51-like kinase 1）　175
UNC-51-like kinase 1（ULK1）　175

● V・W

VDAC（電位依存性陰イオンチャネル）　37，51
*Vicia faba*　68b
Warburg, Otto　22b，32，190
Watson, James D.　147
Wilkins, Maurice　147
Williams, G. R.　55

## 和文索引

### ●あ
アコニターゼ　40f
アザチオプリン　205
アシル CoA デヒドロゲナーゼ　114f
アスパラギン酸　41f, 159
アスパラギン酸アミノトランスフェラーゼ　130, 132f
アスパラギンシンターゼ　132f
アスピリン　120
アセチル ACP　109f
アセチル CoA　7, 8f, 40f, 109f, 182
アセチル CoA カルボキシラーゼ（ACC）　109f, 172
アセチル化　183f
　　　シグナル伝達経路の制御　181f
アセチルサリチル酸　120
アセトアセチル CoA チオラーゼ　123f
アセト酢酸　116f
アセトン　116f
アデニル酸キナーゼ　154f
アデニロコハク酸シンターゼ　158f
アデニロコハク酸リアーゼ　158f
アデニン　148
アデニンヌクレオチド輸送体　37, 38f
アデノシン，シグナル伝達分子としての　165f
アデノシン三リン酸 → ATP
アデノシン受容体　166b
アデノシンホスホリボシルトランスフェラーゼ（APRT）　156, 157f
アドレナリン　140
アナプレロティック反応　42
アポ酵素　17
アミノ酸　127
　　　神経伝達のための　138
　　　代謝の概要　128f
　　　分解　132, 133f
アミノ酸交換輸送体　195f
アラキドン酸　120
アラニン　24
　　　糖新生の基質　92f
アラニンアミノトランスフェラーゼ　132f
アルギナーゼ　137f
アルギニノコハク酸シンターゼ　137f
アルギニノスクシナーゼ　137f
アルギニン，NO の生成　145f
アルドラーゼ　23f
アルドラーゼ B　87f
アロステリック酵素　18

アロステリック調節　30
アロステリック部位　19
アロプリノール　156f
アンチマイシン　48b

### ●い
硫黄転移　143f
異化　1, 2f, 7
イースター島　171b
イストラデフィリン　166b
イソクエン酸　40f
イソクエン酸デヒドロゲナーゼ　40f, 43f, 69f, 204f
イソペンテニル 5-ピロリン酸　123f
イソペンテニルピロリン酸イソメラーゼ　123f
一炭素代謝　25f, 70, 71f, 191f, 192
遺伝子変異，代謝酵素の　202
イノシトールトリスリン酸受容体（InsP$_3$R）　57f
イノシン一リン酸　153f, 154f, 155f
インスリン　95b, 168, 206f

### ●う
ウラシル　148
ウリジンヌクレオチド　161f
運動エネルギー　8

### ●え
エイコサノイド　119, 119f
栄養，取り込みと利用の調節　168
栄養センシング　216
エクト-5′-ヌクレオチダーゼ　184f
エストロゲン関連受容体α　196
エネルギー　7
エネルギー充足率　16
エノイル ACP レダクターゼ　109f
エノイル CoA ヒドラターゼ　114f
エノラーゼ　23f
エピジェネティクス　142
エフェクター T 細胞　195, 196f
エムデン・マイヤーホフ・パルナス経路 → 解糖系
エリトロース 4-リン酸　65f
エロンガーゼ　110
塩基
　　　核酸——　148
　　　構造　149f
炎症，代謝との関連　215
エンタルピー　9
遠藤章　121b
エントロピー　9

## ●お

オキサロ酢酸　40f, 91f
オキシドレダクチン1　76, 78f
オートファゴソーム　174, 175f
オートファジー　171, 173
　　概略　175f
　　調節因子　176f
オフターゲット効果　61
オリゴマイシン　48b
オルニチン　130
オルニチンアミノトランスフェラーゼ　130, 132f
オルニチンカルバモイルトランスフェラーゼ　137f
オロチジン–リン酸（OMP）デカルボキシラーゼ　162f

## ●か

回転速度　16
解糖
　　――と糖新生の間の相互的な調節　94f
　　がん細胞での制御　201f
解糖系　21, 23f
　　各反応ステップでの自由エネルギー変化　26t
　　調節　29, 31f
解糖中間体　24, 25f
外膜，ミトコンドリアの　36, 38f
化学浸透圧説　46b, 47
核磁気共鳴分光法（NMR）　224
過酸化水素（$H_2O_2$）　72, 73f
家族性高コレステロール血症　125
褐色脂肪細胞　48
活性化エネルギー　12f, 17
活性化複合体　10, 11f
活性酸素種（ROS）　50, 72f, 194
カテコールアミン　138, 140
果糖 → フルクトース
カフェイン　165b
ガラクトキナーゼ　86f
ガラクトース　21, 85
　　異化　86f
ガラクトース 1–リン酸　86f
カルシウム
　　AMPK の活性化　173f
　　恒常性の調節　56, 57f
カルニチン-アシルカルニチントランスロカーゼタンパク質　112f
カルニチンアシルトランスフェラーゼ　112f
カルニチンシャトル　112f
カルバモイルリン酸　159

カルバモイルリン酸シンターゼⅠ（CPS Ⅰ）　137f
カルバモイルリン酸シンターゼⅡ（CPS Ⅱ）　162f
カルボニルシアニド-$p$-トリフルオロメトキシフェニルヒドラゾン（FCCP）　49
カロリー　9
がん
　　好気的解糖の亢進　32
　　代謝の変化　213
　　治療標的としての代謝　221
がん遺伝子　202
肝キナーゼB1　199
環境，代謝との統合　211
還元型グルタチオン　150f
還元的カルボキシ化　58, 59f
がん細胞　197
　　解糖の制御　201f
　　酸化還元バランス　198f
　　シグナル伝達経路　199f
がん代謝　218
がん治療　205
がん抑制遺伝子　202

## ●き

記憶T細胞　196f
キサンチル酸　154f, 155f
キサンチン　148
キサンチンオキシダーゼ　156f
キサントシン–リン酸　154f, 155f
キシルロース 5–リン酸　65f
基礎呼吸　48f
キノリン酸ホスホリボシルトランスフェラーゼ　184f
ギブズの自由エネルギー　9
ギブズの自由エネルギー変化，各解糖反応での　26f
吸エルゴン反応　10, 11f
休止細胞　196
競合阻害　18, 19f
共役，発エルゴン反応との――　13
共役呼吸　48, 48f
共役反応，ATP の――　14f
共役レドックス反応　15b

## ●く

グアニル酸キナーゼ　154f
グアニン　148
クエン酸　40f
クエン酸回路 → TCA 回路
クエン酸シンターゼ　40f, 43f, 107f
クエン酸輸送体　52, 54f

クラブトリー効果　29
グリコーゲン　24, 25f, 83
　　代謝　95, 96f
グリコーゲンシンターゼ　96f
グリコーゲンホスホリラーゼ　96f
グリコシド化合物　68b
グリコシル化, シグナル伝達経路の制御　181f
グリシン　130f
　　ヘム合成の前駆体　131f
グリシンデカルボキシラーゼ（GLDC）　205
クリステ　36, 38f
グリセルアルデヒド　87f, 100f
グリセルアルデヒド 3-リン酸　23f, 65f
グリセルアルデヒド-3-リン酸デヒドロゲナーゼ
　　（GAPDH）　23f, 53f
グリセロール, 糖新生の基質　92f
グリセロール 3-リン酸　24, 25f, 104f
グリセロール-3-リン酸デヒドロゲナーゼ　110
グリセロールリン酸シャトル　52, 53f
グルカゴン　95b
グルコキナーゼ　23f, 30
グルコサミン 6-リン酸　98f
グルコサミン-6-リン酸-N-アセチルトランスフェラーゼ　98f
グルコース　21, 23f, 85
　　酸化により産生される ATP の数　55f
　　転写ネットワークの調節　176
グルコース 1-リン酸　90b, 96f
グルコース-6-ホスファターゼ　89f
グルコース 6-リン酸　23f
グルコース-6-リン酸デヒドロゲナーゼ（G6PD）　68b
グルコース恒常性　95b
グルコース能動輸送体　195f
グルコース輸送体　194
グルタチオン　80f, 144
　　デオキシヌクレオシドの産生　150f
グルタチオンジスルフィド　78f, 80f
グルタチオンペルオキシダーゼ（GPX）　79
　　過酸化水素の解毒　80f
グルタミナーゼ　132f, 208
グルタミン　136f
　　糖新生の基質　92f
グルタミン酸　41f, 136f
　　多種のアミノ酸の生成　132f
グルタミン酸デカルボキシラーゼ　138
グルタミン酸デヒドロゲナーゼ　132f
グルタミンシンターゼ　130, 132f
グルタミン-フルクトース-6-リン酸アミノトランスフェ
　　ラーゼ　98f
グルタミン分解　42f, 193
クレブス回路 → TCA 回路

●け

血管新生　202
血糖値　88
ケトーシス　117b
ケトン体　116b
ゲラニルゲラニル基　119
ゲラニルゲラニルピロリン酸シンターゼ　123f
ゲラニルピロリン酸　123f
嫌気条件　21
嫌気的解糖　29

●こ

五員環　148
好気的解糖　32, 190
抗酸化物質　81
酵素　12f, 16
酵素反応速度論　17
酵母, 発酵　29
古細菌　35
コハク酸　40f
コハク酸デヒドロゲナーゼ（SDH）　40f, 204f
コリエステル　90b
コリ回路　88
コレステロール　120
　　生合成経路　123f
コレステロール値, 調節　122
コンパクチン　121b
コンビシン　68b

●さ

最大呼吸　48f
細胞決定　216
細胞呼吸, 調節　55
細胞増殖, 必要な代謝経路　191f
サーチュイン　183f, 184
サッカライド　85
サリチル酸　120
サルベージ経路　155
酸化型グルタチオン　150f
酸化還元電位　15b
酸化的リン酸化　44, 45f
酸素, 転写ネットワークの調節　176
酸素依存性分解ドメイン　178
酸素消費速度, 測定　48b, 48f

酸素レベル　177f

●し

ジアシルグリセロールアシルトランスフェラーゼ　110
磁気共鳴スペクトロスコピー（MRS）　226
シグナル伝達　167
　　栄養の取り込みと利用の調節　168
　　がん細胞での活性化　197
　　代謝の制御　168f
　　ミトコンドリアによる――　58
シクロオキシゲナーゼ　120
脂質　103
　　異化　110
　　合成　111f
　　構造　106f
　　シグナル伝達　119f
　　生成　105
　　代謝の概要　104f
脂質産生　24
自食作用 → オートファジー
シスタチオニン　143f
シスタチオニンβ-シンターゼ　143f
システイン，生成　143f
疾患
　　代謝の変調と疾患の関連　4f
　　ミトコンドリアと――　60
質量作用の法則　12, 39
質量分析法（MS）　224
シトクロム $bc_1$ 複合体　44
シトクロム $c$　44
シトクロム $c$ オキシダーゼ　44
シトシン　148
シトルリン　137f, 145f
ジヒドロキシアセトンリン酸　23f, 87f
ジヒドロキシフェニルアラニン（L-DOPA）　140, 141f
脂肪　103
脂肪酸　41f, 105
　　合成経路　109f
　　構造　106f
　　同化と異化の調節　113, 115f
脂肪酸酸化　118b
脂肪酸シンターゼ　104f, 110
シャトル機構　28
シャペロン介在性オートファジー　174
自由エネルギー変化，各解糖反応ステップでの　26t
ジュモンジC　185, 186f
受容体チロシンキナーゼ（RTK）　168f
ジュール（J）　9

条件付き必須アミノ酸　127
条件的グルコース輸送体　195f
小胞体，ROSの産生　76, 78f
食事，代謝との統合　211
触媒　16
ショ糖 → スクロース
シロリムス　171b
神経伝達物質　138
新生児スクリーニングプログラム　225

●す

スクアレン　123f
スクシニルCoA　40f
スクシニルCoAシンテターゼ　40f
スクロース　21, 85
スタチン系薬物　121b
ステロイドホルモン　122
ステロール　41f
ステロール調節エレメント結合タンパク質　124
スーパーオキシド（$O_2^-$）　72, 75f
スーパーオキシドジスムターゼ（SOD）　73
スフィンゴ脂質　119f, 120
スルフィン酸　74
スルフェン酸　74
スルホン酸　74

●せ

生成物　7
絶食　116b
摂食–絶食サイクル　95b
セドヘプツロース7-リン酸　65f
セリン　24, 130f
セリン-トレオニン特異的プロテインキナーゼ　169
セリンヒドロキシメチルトランスフェラーゼ　130f
セルロース　83
セロトニン　138, 140f
遷移状態　11f

●そ

増殖因子　168f
増殖細胞　189
　　代謝要求　189f
阻害，酵素活性の　18
速度定数　12
ソラマメ中毒　68b

●た

代謝　2f

解析方法　223
　　　がん治療の標的として　205
　　　基本的機能　7
　　　単純糖質の　85
代謝経路，シグナル伝達経路の制御　181f
代謝酵素，がんを促進する修飾　204f
代謝物　7
　　　存在量の測定　224
　　　――による解糖系の調節　31f
　　　――によるシグナル伝達の調節　181
代謝フラックス　16, 20
　　　定量　229
代謝フラックス解析　224
脱アセチル　181f, 183f
脱アセチル酵素　183
脱メチル
　　　シグナル伝達経路の制御　181f
　　　制御　186f
多糖類　83
単純糖質　83, 85
炭素基質　213
単糖類　83
　　　構造　85f
タンパク質アセチルトランスフェラーゼ　183f
タンパク質ジスルフィドイソメラーゼ　76, 78f

● ち
チオール基　74
チオール酸アニオン　73f, 74
チオレドキシン　78, 79f
チオレドキシンレダクターゼ　78, 79f
チミジル酸シンターゼ阻害薬　160
チミン　148
チミンヌクレオチド　161f
中間体
　　　TCA 回路の　58
　　　解糖系の　25f
調節係数　56
チロシナーゼ遺伝子　142
チロシン
　　　カテコールアミンおよびメラニンの生成　141f
　　　カテコールアミンの前駆体　140
チロシンヒドロキシラーゼ　141f

● つ
痛風　157b

● て
低酸素　178, 179f
低酸素環境　201
低酸素症　201
低酸素誘導遺伝子　50
低酸素誘導因子（HIF）　168f, 177f, 179f
デオキシヌクレオシド二リン酸　150f
デオキシヌクレオチド　150
デサチュラーゼ　110
鉄–硫黄クラスター　36
テトラヒドロ葉酸（THF）　71, 153f, 159
電位依存性陰イオンチャネル（VDAC）　37, 38f
電子，代謝経路での流れ　214
電子伝達系　38f, 44, 75f
電子伝達系複合体　45f
デンプン　83

● と
同位体　226
同位体トレーサー　229
同位体トレーサー法　224, 228
同化　1, 2f, 7
糖質　83
　　　シグナル伝達との接点　97
　　　代謝の概要　84f
糖質応答配列　179, 180f
糖新生　88, 89f
　　　経路に入る基質　92f
　　　調節　93
糖タンパク質　97
糖尿病，2 型――　206b
ドーパキノン　140
ドーパミン　140
トランス-$\Delta^2$-エノイル ACP　109f
トランス-$\Delta^2$-エノイル CoA　114f
トランスアルドラーゼ　65f
トランスケトラーゼ　65f
トリアシルグリセロール（TAG）　25f, 104f, 106f
トリオースリン酸イソメラーゼ　23f
トリプトファン，セロトニンの生成　140f
トロンボキサン　120

● な
内皮由来弛緩因子（EDRF）　144
ナイーブ T 細胞　196f
内部共生説　35
内膜，ミトコンドリアの　36, 38f
ナトリウム依存性グルコース輸送体　194

●に
ニコチンアミド　183
ニコチンアミドヌクレオチドアデニリルトランスフェ
　　ラーゼ1　184f
ニコチンアミドホスホリボシルトランスフェラーゼ
　　184f
ニコチンアミドリボシドキナーゼ　184f
ニコチン酸ホスホリボシルトランスフェラーゼ　184f
二糖類　83，85f
乳酸　15b，21，23f，29f
　　糖新生の基質　92f
乳酸デヒドロゲナーゼ　15b，28f，192
乳糖 → ラクトース
尿酸　152，156f，157b
尿素回路　128f，132，134，135b，136f，137f
尿素分子　136f

●ぬ
ヌクレオシド三リン酸　154f
ヌクレオシド二リン酸　150f
ヌクレオチド
　　代謝の概要　147f
　　──とシグナル伝達　163，165f
ヌクレオチド受容体　163

●ね
熱力学　8
熱力学の第1法則　9
熱力学の第2法則　9

●の
ノーベル賞，代謝経路の重要な発見に与えられた──
　　3b
ノルアドレナリン　140

●は
バイアグラ　144
パーキンソン病　140
麦芽糖 → マルトース
白皮症　142
パスツール効果　29
発エルゴン反応　10，11f
発酵，哺乳類と酵母における──　29f
パラコッカス・デニトリフィカンス　35
パルミチン酸　104f，105
パルミトイル CoA　114f
パルミトイル化，シグナル伝達経路の制御　181f
パルミトイルチオエステラーゼ　109f

反応速度　18f
反応物　7

●ひ
非アルコール性脂肪性肝疾患（NAFLD）　230
ヒアルロン酸　98
非競合阻害　18，19f
非共役呼吸　48，48f
ビシン　68b
非ステロイド性抗炎症薬（NSAIDs）　120
ヒストン脱メチル酵素　142
ヒストンメチルトランスフェラーゼ　142
非増殖細胞，代謝要求　189f
ビタミン C　81
必須アミノ酸　127
ヒドロキシ化，シグナル伝達経路の制御　181f
ヒドロキシルラジカル（OH・）　72
非必須アミノ酸，産生する代謝経路　129
非標的メタボローム解析　224
ヒポキサンチン　148
ヒポキサンチン-グアニンホスホリボシルトランスフェ
　　ラーゼ（HGPRT）　156，157f，158b
非ミトコンドリア呼吸　48f
標的メタボローム解析　224
ピリミジン塩基　148，149f
ピリミジン環
　　異化　164f
　　生合成　160f
ピリミジン合成，調節　162f
ピリミジンヌクレオチド
　　異化　162
　　生合成　159
ピリミジン類似体　205
ピルビン酸　15b，21，23f，28，40f，91f
ピルビン酸カルボキシラーゼ　89f，91f
ピルビン酸キナーゼ　23f，30，200
ピルビン酸デヒドロゲナーゼ　40f，43f
ピルビン酸輸送体　51
ピロリン-5-カルボン酸レダクターゼ　131，132f

●ふ
ファラデー定数（$F$）　15b
ファルネシル基　119
ファルネシルピロリン酸　123f
ファルネシルピロリン酸シンターゼ　123f
フィードバック阻害　18
フェオメラニン　141
フェニルアラニンヒドロキシラーゼ　142

フェニルケトン尿症（PKU） 141f, 142, 225
フォンヒッペル・リンダウタンパク質（pVHL） 177f
不可逆反応
　　TCA 回路の　43
　　解糖系における　29
複合体Ⅰ　44
複合体Ⅰ阻害薬　207b
複合体Ⅱ　44
複合体Ⅲ　44
複合体Ⅳ　44
複合体Ⅴ　45
複合糖質　83
　　生成経路　98f
ブドウ糖 → グルコース
不飽和脂肪酸　105
フマラーゼ　40f
フマル酸　40f, 158f
フマル酸ヒドラターゼ（FH）　203, 204f
フラックス制御　19
フリーラジカル説，老化の　81b
プリン，合成経路　153f
プリン塩基　148
　　異化　156f
　　異化の異常　157b
　　構造　149f
　　再利用経路　157f
プリン環　156f
プリン作動性神経　163
プリン生合成，調節　155f
プリンヌクレオチド
　　再利用経路　155
　　産生　154f
　　生合成と分解　152
プリンヌクレオチド回路　158
フルクトキナーゼ　87f
フルクトース　21, 85, 99b
　　代謝　87f
　　トリアシルグリセロールの生成　100f
フルクトース-1,6-ビスホスファターゼ　89f, 94f
フルクトース 1,6-ビスリン酸　23f
フルクトース 1-リン酸　87f
フルクトース-2,6-ビスホスファターゼ 3，分解による解
　　糖系の調節　66
フルクトース 2,6-ビスリン酸　93
フルクトース 6-リン酸　23f, 65f
プレニル化，シグナル伝達経路の制御　181f
フレンチライラック　206f
プロスタグランジン　120

プロテインキナーゼ B　169
プロテオグリカン　98
プロトン回路　47
プロトン駆動力（pmf）　44
プロトンポンピング　44, 45f, 46b
プロトンリーク　48
プロリルヒドロキシラーゼ　177f

●へ

平衡定数　12
ヘキソキナーゼ　23f, 30, 207
ヘキソサミン経路　25f, 84f, 98f
ヘキソサミン生合成系　24
ヘッジホッグアシルトランスフェラーゼ　119
ヘム　36, 41f, 131f
ペルオキシソーム　118b
ペルオキシレドキシン（PRX）　78
　　過酸化水素の除去　79f
ペントースリン酸経路（PPP）　24, 25f, 64, 65f, 67f,
　　190, 191f

●ほ

補因子　17
放射性同位体　226
飽和脂肪酸　105
ポーキュパイン　119
補欠分子族　17
補酵素　17
ホスファチジルイノシトール　119f, 120
ホスファチジルイノシトール-3-キナーゼ（PI3K）
　　168f, 199f
ホスホアセチルグルコサミンムターゼ　98f
ホスホエノールピルビン酸　23f, 41f, 91f
ホスホエノールピルビン酸カルボキシキナーゼ　89f,
　　91f
ホスホグリセリン酸キナーゼ　23f
ホスホグリセリン酸デヒドロゲナーゼ（PHGDH）
　　205
ホスホグリセリン酸ムターゼ　23f
ホスホグルコースイソメラーゼ　23f
ホスホセリンアミノトランスフェラーゼ　130f
ホスホセリンホスファターゼ　130f
ホスホフルクトキナーゼ 1　23f, 30, 94f, 98f
ホスホメバロン酸キナーゼ　123f
ホスホリボシル 1-二リン酸　191f
母性遺伝　35
発疹チフスリケッチア　35
ポテンシャルエネルギー　8

ホモシステイン　　185f
ホモ乳酸発酵　　29
ポリユビキチン化　　178
ポリン　　37
ポルフィリン　　41f
ホルムアルデヒド　　186f
ホロ酵素　　17
翻訳後修飾　　7, 181

● ま
マイクロバイオーム　　212
マイトファジー　　49
膜間腔, ミトコンドリアの　　36
膜電位　　44
マクロオートファジー　　174
マトリックス　　36, 38f
マラリア　　68b
マルトース　　85
マロニル ACP　　109f
マロニル CoA　　109f, 115

● み
ミオアデニル酸デアミナーゼ　　157
ミカエリス定数　　18
ミカエリス・メンテンの式　　17
ミクロオートファジー　　174
ミトコンドリア　　35
　　$NAD^+$再生　　28f
　　核遺伝子発現の調節　　217
　　カルシウムの恒常性の調節　　56, 57f
　　代謝の概要　　38f
　　本質的な性質　　36
　　──と疾患　　60
　　──によるシグナル伝達　　58
ミトコンドリア DNA　　36
ミトコンドリアカルシウム単輸送体　　56, 57f
ミトコンドリア電子伝達系, ROS の生成　　75f
ミトコンドリア脳筋症・乳酸アシドーシス・脳卒中様発作症候群（MELAS）　　61
ミトコンドリア病　　60
ミトコンドリア膜透過性遷移孔　　56
ミリストイル CoA　　114f

● め
メタボローム解析　　224
メチオニン, 代謝　　142, 143f
メチオニンアデノシルトランスフェラーゼ　　143f
メチル化　　185

　　シグナル伝達経路の制御　　181f
　　　　制御　　185f
メチレンテトラヒドロ葉酸デヒドロゲナーゼ（MTHFD）　　72
メトトレキサート　　205
メトホルミン　　206b, 206f
メバロン酸　　123f
メバロン酸-5-ピロリン酸デカルボキシラーゼ　　123f
メバロン酸キナーゼ　　123f
メラニン　　141, 141f
免疫, 代謝との関連　　215

● も
網羅的メタボローム解析　　224
モノカルボン酸輸送体　　192

● ゆ
有機カチオン輸送体　　207b
輸送体　　194, 195f
　　ミトコンドリアの　　51
ユビキノール　　44
ユビキノン　　44
ユーメラニン　　141

● よ
葉酸代謝阻害薬　　205
溶質輸送体　　194

● ら
ラクトース　　21, 85
ラクトース不耐症　　86
ラノステロール　　123f
ラパ・ヌイ島　　171b
ラパマイシン　　169, 171b

● り
リシン特異的脱メチル酵素　　186f
リソソーム　　174
リピン　　110
リブロース 5-リン酸　　64, 65f
リブロース-5-リン酸-3-エピメラーゼ　　65f
リボース　　149f
リボース 5-リン酸　　65f
リボース-5-リン酸イソメラーゼ A　　65f
リボース糖　　160f
リボヌクレオチドレダクターゼ（RR）　　150f, 151, 161f
リンゴ酸　　40f

リンゴ酸-アスパラギン酸シャトル　52, 52f
リンゴ酸酵素　70f
リンゴ酸デヒドロゲナーゼ（MDH1）　40f, 52f
リン酸化，シグナル伝達経路の制御　181f
リン脂質　104f
リンパ腫　32f

●る
ルシャトリエの原理　12
ルロアール経路　86f

●れ
レッシュ・ナイハン症候群　158b

レドックス感受性ホスファターゼ　74
レドックスシグナル伝達　72
レドックス反応　14

●ろ
ロイコトリエン　120
老化　81b, 212
六員環　148
ロテノン　48b, 207b

●わ
ワールブルク効果　190

### 代謝ナビゲーション
ミトコンドリアを中心とする代謝ネットワーク

定価：本体 4,800 円＋税

2017 年 9 月 29 日発行　第 1 版第 1 刷 ©
2018 年 11 月 28 日発行　第 1 版第 2 刷
2021 年 1 月 15 日発行　第 1 版第 3 刷

著　者　ナヴディープ S. チャンデル

監訳者　大竹　明（おおたけ　あきら）

　　　　岡崎康司（おかざき　やすし）

　　　　村山　圭（むらやま　けい）

発行者　株式会社 メディカル・サイエンス・インターナショナル
　　　　代表取締役　金子　浩平
　　　　東京都文京区本郷 1-28-36
　　　　郵便番号 113-0033　電話 (03)5804-6050

印刷：日本制作センター／装丁：岩崎邦好デザイン事務所

ISBN 978-4-89592-900-4　C 3047

本書の複製権・翻訳権・上映権・譲渡権・貸与権・公衆送信権（送信可能化権を含む）は㈱メディカル・サイエンス・インターナショナルが保有します。
本書を無断で複製する行為（複写，スキャン，デジタルデータ化など）は，「私的使用のための複製」など著作権法上の限られた例外を除き禁じられています。大学，病院，診療所，企業などにおいて，業務上使用する目的（診療，研究活動を含む）で上記の行為を行うことは，その使用範囲が内部的であっても，私的使用には該当せず，違法です。また私的使用に該当する場合であっても，代行業者等の第三者に依頼して上記の行為を行うことは違法となります。

JCOPY〈出版者著作権管理機構 委託出版物〉
本書の無断複写は著作権法上での例外を除き禁じられています。
複写される場合は，そのつど事前に，出版者著作権管理機構
（電話 03-5244-5088，FAX 03-5244-5089，info@jcopy.or.jp）
の許諾を得てください。